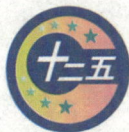

全国中医药行业高等教育"十二五"规划教材

全国高等中医药院校规划教材（第九版）

中药资源学

（供中药资源与开发、中药学等专业用）

主　编　段金廒（南京中医药大学）
　　　　周荣汉（中国药科大学）
副主编　王良信（佳木斯大学）
　　　　黄必胜（湖北中医药大学）
　　　　张　辉（长春中医药大学）
　　　　唐于平（南京中医药大学）
　　　　钟国跃（江西中医药大学）
　　　　丁　平（广州中医药大学）

中国中医药出版社
·北　京·

图书在版编目（CIP）数据

中药资源学/段金廒，周荣汉主编 . —北京：中国中医药出版社，2013. 11（2021.8 重印）
全国中医药行业高等教育"十二五"规划教材
ISBN 978 -7 -5132 -1355 -4

Ⅰ . ①中… Ⅱ . ①段…②周…　Ⅲ . ①中药材 -资源学 -中医药院校 -教材
Ⅳ . ①R284

中国版本图书馆 CIP 数据核字（2013）第 015901 号

中 国 中 医 药 出 版 社 出 版
北京经济技术开发区科创十三街 31 号院二区 8 号楼
邮政编码　100176
传真　010 64405721
廊坊市晶艺印务有限公司印刷
各地新华书店经销

*

开本 787 ×1092　1/16　印张 16. 125　彩插 0. 25　字数 367 千字
2013 年 11 月第 1 版　2021 年 8 月第 9 次印刷
书　号　ISBN 978 -7 -5132 -1355 -4

*

定价 48. 00 元
网址　www. cptcm. com

全国中医药行业高等教育"十二五"规划教材
全国高等中医药院校规划教材（第九版）
专家指导委员会

全国中医药行业高等教育"十二五"规划教材
全国高等中医药院校规划教材（第九版）

《中药资源学》编委会

主　编　段金廒（南京中医药大学）
　　　　周荣汉（中国药科大学）

副主编　王良信（佳木斯大学）
　　　　黄必胜（湖北中医药大学）
　　　　张　辉（长春中医药大学）
　　　　唐于平（南京中医药大学）
　　　　钟国跃（江西中医药大学）
　　　　丁　平（广州中医药大学）

编　委　（按姓氏笔画排序）
　　　　马　淼（新疆石河子大学）
　　　　方建国（华中科技大学医学院）
　　　　田建平（海南医学院）
　　　　白吉庆（陕西中医学院）
　　　　冯　煦（江苏省中国科学院植物研究所）
　　　　乔俊缠（内蒙古医科大学）
　　　　李隆云（重庆中药研究院）
　　　　严　辉（南京中医药大学）
　　　　陈　君（中国医学科学院药用植物研究所）
　　　　张重义（福建农林大学）
　　　　张　艺（成都中医药大学）
　　　　周铜水（复旦大学药学院）
　　　　赵润怀（中国药材公司）
　　　　晋　玲（甘肃中医学院）
　　　　徐　红（上海中医药大学）
　　　　郭兰萍（中国中医科学院中药资源中心）
　　　　路金才（沈阳药科大学）
　　　　熊耀康（浙江中医药大学）

前　言

　　全国中医药行业高等教育"十二五"规划教材是为贯彻落实《国家中长期教育改革和发展规划纲要（2010－2020年）》、《教育部关于"十二五"普通高等教育本科教材建设的若干意见》和《中医药事业发展"十二五"规划》，依据行业人才需求和全国各高等中医药院校教育教学改革新发展，在国家中医药管理局人事教育司的主持下，由国家中医药管理局教材办公室、全国中医药高等教育学会教材建设研究会在总结历版中医药行业教材特别是新世纪全国高等中医药院校规划教材建设经验的基础上，进行统一规划建设的。鉴于由中医药行业主管部门主持编写的全国高等中医药院校规划教材目前已出版八版，为便于了解其历史沿革，同时体现其系统性和传承性，故本套教材又可称"全国高等中医药院校规划教材（第九版）"。

　　本套教材坚持以育人为本，重视发挥教材在人才培养中的基础性作用，充分展现我国中医药教育、医疗、保健、科研、产业、文化等方面取得的新成就，以期成为符合教育规律和人才成长规律，并具有科学性、先进性、适用性的优秀教材。

　　本套教材具有以下主要特色：

　　1. 继续采用"政府指导，学会主办，院校联办，出版社协办"的运作机制

　　在规划、出版全国中医药行业高等教育"十五"、"十一五"规划教材时（原称"新世纪全国高等中医药院校规划教材"新一版、新二版，亦称第七版、第八版，均由中国中医药出版社出版），国家中医药管理局制定了"政府指导，学会主办，院校联办，出版社协办"的运作机制，经过两版教材的实践，证明该运作机制符合新时期教育部关于高等教育教材建设的精神，同时也是适应新形势下中医药人才培养需求的更高效的教材建设机制，符合中医药事业培养人才的需要。因此，本套教材仍然坚持这个运作机制并有所创新。

　　2. 整体规划，优化结构，强化特色

　　此次"十二五"教材建设工作对高等中医药教育3个层次多个专业的必修课程进行了全面规划。本套教材在"十五"、"十一五"优秀教材基础上，进一步优化教材结构，强化特色，重点建设主干基础课程、专业核心课程，加强实验实践类教材建设，推进数字化教材建设。本套教材数量上较第七版、第八版明显增加，专业门类上更加齐全，能完全满足教学需求。

　　3. 充分发挥高等中医药院校在教材建设中的主体作用

　　全国高等中医药院校既是教材使用单位，又是教材编写工作的承担单位。我们发出关于启动编写"全国中医药行业高等教育'十二五'规划教材"的通知后，各院校积极响应，教学名师、优秀学科带头人、一线优秀教师积极参加申报，凡被选中参编的教师都以积极热情、严肃认真、高度负责的态度完成了本套教材的编写任务。

　　4. 公开招标，专家评议，健全主编遴选制度

　　本套教材坚持公开招标、公平竞争、公正遴选主编原则。国家中医药管理局教材办公室和全国中医药高等教育学会教材建设研究会制订了主编遴选评分标准，经过专家评审委员会严格评议，遴选出一批教学名师、高水平专家承担本套教材的主编，同时实行主编负责制，为教材质量提供了可靠保证。

　　5. 继续发挥执业医师和职称考试的标杆作用

　　自我国实行中医、中西医结合执业医师准入制度以及全国中医药行业职称考试制度以来，第七版、第八版中医药行业规划教材一直作为考试的蓝本教材，在各种考试中发挥了权威标杆作用。作为国家中医药管理局统一规划实施的第九版行业规划教材，将继续在行业的各种考试中发挥其标杆性作用。

　　6. 分批进行，注重质量

　　为保证教材质量，本套教材采取分批启动方式。第一批于2011年4月启动中医学、中药学、针灸推拿学、中西医临床医学、护理学、针刀医学、中药资源与开发7个本科专业124种规划教材。2012年下半年启动其他专业的教材建设工作。

　　7. 锤炼精品，改革创新

　　本套教材着力提高教材质量，努力锤炼精品，在继承与发扬、传统与现代、理论与实践的结合上体现了中医药教材的特色；学科定位准确，理论阐述系统，概念表述规范，结构设计更为合理；教材的科学性、继承性、先进性、启发性及教学适应性较前八版有不同程度提高。同时紧密结合学科专业发展和教育教学改革，更新内容，丰富形式，不断完善，将学科、行业的新知识、新技术、新成果写入教材，形成"十二五"期间反映时代特点、与时俱进的教材体系，确保优质教育资源进课堂，为提高中医药高等教育本科教学质量和人才培养质量提供有力保障。同时，注重教材内容在传授知识的同时，传授获取知识和创造知识的方法。

　　综上所述，本套教材由国家中医药管理局宏观指导，全国中医药高等教育学会教材建设研究会倾力主办，全国各高等中医药院校高水平专家联合编写，中国中医药出版社积极协办，整个运作机制协调有序，环环紧扣，为整套教材质量的提高提供了保障机制，必将成为"十二五"期间全国高等中医药教育的主流教材，成为提高中医药高等教育教学质量和人才培养质量最权威的教材体系。

　　本套教材在继承的基础上进行了改革与创新，但在探索的过程中，难免有不足之处，敬请各教学单位、教学人员以及广大学生在使用中发现问题及时提出，以便在重印或再版时予以修正，使教材质量不断提升。

国家中医药管理局教材办公室

全国中医药高等教育学会教材建设研究会

中国中医药出版社

2012年6月

编写说明

1987年8月由国家教育委员会决定在高等医药院校设置中药资源学专业。2002年经教育部批准设置中药资源与开发专业，2008年7月由中国自然资源学会天然药物资源专业委员会提出编写一套中药资源与开发专业系列教材。经过多方反复调研，最终确定本套教材的编写计划，并纳入国家"十二五"行业规划教材系列之中。本套教材是在国家中医药管理局的统一规划和指导下，由全国高等教育研究会、全国高等中医药教材建设研究会具体负责，由南京中医药大学段金廒教授担任总主编，为我国中药及天然药物资源学等相关专业本科生提供了第一套包含12门课程的系列规划教材。

本系列教材的主要编写单位有南京中医药大学、中国药科大学、中国中医科学院中药研究所、中国医学科学院药用植物研究所、山东中医药大学、长春中医药大学、北京中医药大学、黑龙江中医药大学、中国科学院昆明植物研究所、南京农业大学、沈阳药科大学、复旦大学、天津中医药大学、广东药学院、河南中医学院、湖北中医药大学、上海中医药大学、江西中医药大学、浙江中医药大学、安徽中医药大学、甘肃中医学院、湖南农业大学、陕西中医学院、海南医学院等。

中药资源是我国中医药事业发展的基础，也是彰显中医药国际竞争力的优势所在。随着GAP、GMP等规范的推进和实施，我国中药材规范化生产、中药资源的可持续利用等被提到新的水平，在国民经济和人类健康事业中越来越显示出其重要性和迫切性。同时，对人才培养的需求也逐渐由单纯的应用型、实用型转变为创新型、创业型，因此中药资源与开发专业的人才培养必须进行突破性的改革和创新。应运而生的中药资源学科和中药资源与开发专业，在已取得长足发展的基础上，也面临着理论和实践有待突破、充实和提高，专业人才供不应求等问题。

中药资源学是研究中药资源的形成、种类构成、质量与数量组合、地理分布、时空变化规律、开发与综合利用，以及保护和管理的科学。根据"中药资源与开发"专业的培养目标和课程设置，中药资源学是一门总论性质的课程，它主要授予学生有关中药资源学的科学性质、任务和发展，有关方面的基本理论、基本知识、基本技能等，特别是与药材产量与质量、可持续利用、新资源的寻找与开发利用等有关方面应重点研究与阐述。为了加深对理论部分的理解，教材介绍了一些实例（各论），突出介绍它们的某些特色，各校可根据本地区特点选择讲授。对于资源调查部分，同学可以结合野外实习，在实践中训练，在内业整理中加以提高。

本教材共计九章，第一章由周荣汉、段金廒编写，第二章由段金廒、周荣汉编写，第三章由段金廒、周荣汉、赵润怀编写，第四章由段金廒、唐于平、周铜水编写；第五章由王良信、周荣汉、钟国跃、郭兰萍编写，第六章由段金廒、张辉、丁平编写，第七章由周荣汉、段金廒、黄必胜编写，第八章由周荣汉、段金廒编写，第九章中药资源植物部分代表性品种分别由冯煦、陈君、李隆云、熊耀康、张艺、路金才、马淼、徐红、乔俊缠、严辉、白吉庆、张重义、晋玲、田建平等编写，动物药部分代表性品种由张辉、严辉等编写。全书由段金廒、周荣汉统一审定。

由于编写水平有限，加之时间仓促，书中可能存在不少缺点和差错，请广大师生给予批评与指正，以便再版时修改。

《中药资源学》编委会

2013 年 10 月

目　录

第一章　绪　论

第一节　自然资源与中药资源

资源（resources）是人类生存和社会发展的物质基础。随着世界人口的激增，人们对资源的需求量日益增加，全球范围内资源供需矛盾日益突出，资源的短缺已成为制约社会与经济发展的瓶颈，甚至危及人类自身生存与发展。

资源科学（resources science）是研究资源复合系统中自然资源与劳动力资源之间、资源经济系统与资源生态系统之间相互关系的一门综合性学科。基本任务是研究资源复合系统的形成、演化、结构、功能及其物质转化与能量传递的基础理论；研究资源的调查、分类、评价的原理与方法；研究如何科学合理的开发利用和保护资源、有效配置和科学管理资源，以提高资源的生产和利用效率，实现资源的可持续利用和经济社会的可持续发展。

一、自然资源的概念与类型

资源是创造人类社会财富的源泉。马克思在《资本论》中引用威廉·配第的话：劳动是财富之父，土地是财富之母。恩格斯在《自然辩证法》中提出：劳动和自然界一起才是一切财富的源泉，自然界为劳动提供材料，劳动把材料变成财富。

自然资源（natural resources）是指自然界一切可利用的、自然生成的物质和能量。自然资源不等于财富，只有自然资源与劳动力资源相结合时才能创造社会财富，未经结合的自然资源和劳动力资源，只能是潜在的资源和潜在的资源要素。

依据分类标准不同，自然资源的分类有多种不同的方法。按照资源的性质及其与人类的经济关系，自然资源可划分为四类：

1. 环境资源　如太阳光、地热、空气和天然水等，这类资源比较稳定，不会因利用而明显减少，如能合理开采利用，精心保护能永续为人类所利用。

2. 生物资源　如植物、动物、森林、草场等，这类资源人类使用之后可以通过自身的繁殖再生产出来，如能合理开发利用，科学经营管理，也能为人类持续利用。

3. 土地资源　包括农用土地、城市土地等，它是人类赖以生存的最基本的生产资料和劳动对象。

4. 矿产资源 包括能源、各种矿物等，它是经过漫长的地质年代形成的，其储量有限，开发利用后不能再生，随着开发利用资源逐渐减少，直至枯竭。

按照资源是否具有再生能力的性质，又可分为可再生资源和不可再生资源。前者如植物资源、水资源等；后者如矿产资源等。从自然资源数量变化的角度，又可分为耗竭性自然资源、稳定性自然资源和流动性自然资源等，矿产、太阳能和生物资源分别属于上述三类。通常所说的自然资源主要包括气候、生物、水、土地和矿产等 5 大门类。

二、自然资源的基本属性

属性是事物固有的性质、特点，是区别于其他事物的主要依据。自然资源的属性可分为两类：自然属性和社会属性，前者如资源组成、结构、质量、性能等，后者如资源价值、开发利用、管理等。

1. 可用性与多用性 自然资源具有满足人类多种需求的性能，物质的、精神的和生态的等等。由于资源生物种类繁多，药用部位不同，新陈代谢产物多样，因而不仅可药用，也可能作为化妆品、保健品、调味品、生物农药制造的原料；天然药物资源的开发也是多层次的，可以是药物原材料开发，可以是有效部位提取，也可以是活性单体的分离以至化合物结构的改造与修饰等。随着科学技术的进步，资源的有用性在不断扩大和加深，自然资源的价值和使用价值也在不断提高。

2. 质和量的规定性 任何资源都有质和量的规定性。质是指资源成分、含量、性质和价值；量是指资源数量、规模、潜力、丰度等。资源质与量是相互依存的，资源的质以一定的量为依存条件，即没有量就不可能有质，没有量，再好质的资源也无开发价值；反之，没有好的质，资源量再大也无利用意义。资源只有在质和量组合上达到一定要求，才能显示其价值和使用价值。没有量的观点不是资源学的观点。资源的质和量是资源评价主要依据之一。

3. 分布的区域性 恒定资源和可再生资源的分布有明显区域性。恒定性资源是指那些取之不尽、用之不竭的自然资源，亦称非耗竭资源，如太阳能、风能、光能等，它与可更新资源土地、水、生物等，在空间的分布上有一定类似性。这主要有两方面原因，一是由于太阳位置、地球本身运动、海陆分布差异所造成的；二是由于资源生物在地球上发生和演化，繁衍与散布有一个漫长的历史过程，包括时间过程和空间过程。地表各类自然资源受水热条件支配，其分布按自然地带规律分布，有纬度地带性、经度地带性、高度地带性和非地带性分布。纬度地带性是指自然资源沿纬线方向延伸分布，如气候、土壤、生物群落等；经度地带性是指海陆作用、降水等因素，引起生物资源从沿海向内陆的变化；高度地带性是指地壳隆起达一定高度的高原和山体，由于海拔升高，环境、气候变化，生物资源呈垂直分布，如青藏高原、东北长白山植物资源垂直分布等。有些局部地区，由于地质、地貌等因素的影响，引起该地区生物类群与分布不同于所在地区地带性规律，如草甸生物资源、沼泽生物资源、水生生物资源及荒漠中的绿洲等，这些属于非地带性分布。资源分布既然有明显的区域差异，人们在开发利用地区资源时，必须强调因地制宜，发挥地区资源优势，调整资源配置，强调区划生产，争取最大的经济效益与生态效益。

4. 稀缺性 资源的稀缺性是经济学概念，它是指在一定时空范围内能够被人们利用的自然资源是有限的，而人们对物质需求欲望是无限的，这两者矛盾构成了资源的稀缺性。这种矛盾的存在是永恒的。资源稀缺性可以推动资源科学的进步，推动资源节约、资源替代和积极寻求新资源、资源再生。资源的稀缺性也是资源评价重要指标之一。

5. 可更新性 一般有生命或有新陈代谢功能的资源实体，如各种动物、植物、菌物等均具有这种特性，另一种资源实体——土壤也具有此种特性，前者是以繁殖、生长、发育等生理过程来保证该特性的实现，后者是以土壤综合体中有生命的实体组分（如土壤动物、土壤菌物）与无生命的实体组分相互作用，相互组合而实现其资源利用性状的复原与更新的。

各种不同可更新资源在更新速率上存在差异，生物资源可更新速率取决于其世代交替的长短，如菌物的更新速率大于高等动植物；一年生草本植物大于多年生草本植物；草本植物大于木本植物；一般高等哺乳动物的生命周期长于低等动物或昆虫，所以更新速率缓慢得多。生物的繁殖与更新往往受基因控制，如果基因遗传资源一旦被灭绝，将永远无法再生和复原，所以自然资源的可更新性，既是富有生命力的，也是十分脆弱和可能解体的，因此需要强调对自然资源的保护原则。人们应当学会掌握各种资源的更新能力，适量、适时遵照最大持续产量原则利用中药资源。同时，也应采用人工引种驯化、人工抚育和养殖方法扩大药用动植物资源的数量和规模。

6. 整体性 各种自然资源不是孤立存在的，而是相互联系、相互影响、相互制约、相互依存的，形成一个完整的自然资源耦合系统。人类在利用、改变一种资源时，不可能不影响系统内的结构状况和系统外的环境状况。如森林砍伐，在失去郁闭条件和水分涵养条件下，一些林下阴生药用植物人参、槲蕨就会死亡，一些阳生植物就会繁殖蔓延，不仅改变了林木植被和地表状况，同时也必然引起土壤和径流的变化。例如对草原过度放牧，可能引起草场退化，一些植物群落被破坏等。

三、资源科学的学科分支

资源科学是以资源及其管理为对象，研究资源形成、数量、质量、结构、功能及其开发利用和保护管理的学科，一方面研究资源的基本属性，另一方面研究人类活动和行为对资源的影响，即研究人与资源这一对矛盾在社会生产力发展过程中彼此矛盾统一的过程、表现形式和规律。资源科学是一个综合的现代学科群，"资源及其管理"是该学科群的共同属性。可将其分为自然资源、社会资源、经济资源和知识信息资源等分支学科，其理论基础是：地球科学（资源地理学、资源地质学）、生态科学（资源生态学、资源生物学）、经济科学（资源经济学）以及其他资源管理学、资源法学、资源信息学等等。中药资源学归属于自然资源学，其基础理论同上，但它是复合型的资源学科，牵涉范围更广。它的发展要借助于该学科体系中其他学科的研究与发展。资源科学的三维网络结构如图 1－1：

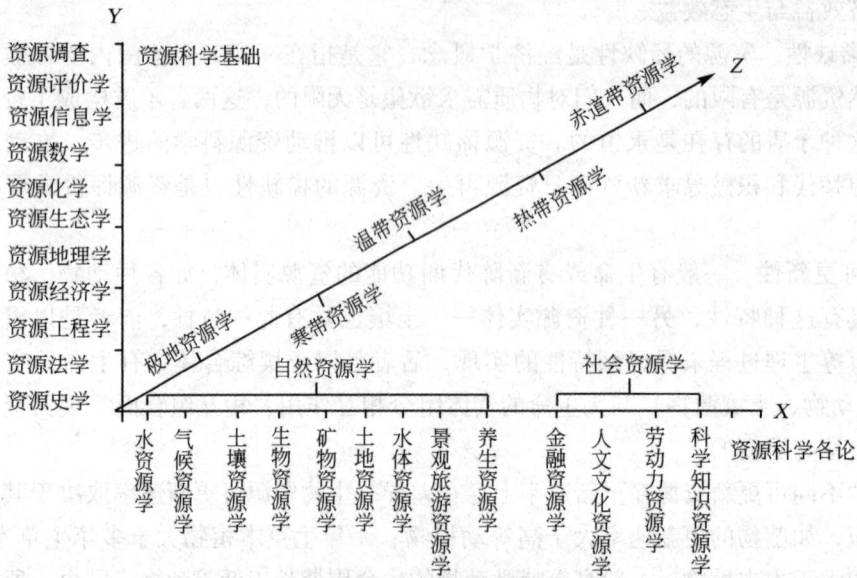

图 1－1　资源科学三维网络结构

[源自沈长江. 自然资源学版 . 2001, 16（2）: 172]

三维坐标的 3 个轴（X，Y，Z），Y 轴列出资源学科的基础理论；X 是按照各部门分支学科的特殊性划分；Z 轴是地理区划，采用地域分异分类。在三维网络结构中，任一个二维或三维交叉的节点都可以形成资源科学中的一个分支。

资源科学是一个综合性和实践性都很强的学科门类，涉及的范围广泛。要建设与发展资源科学，必须依赖与培养掌握坚实资源学科理念与技术的人才。对这些人才的培养，则要仰赖资源科学教育事业的发展。而资源科学教育改革，如果没有对资源及其学科体系的新认识，就不可能提出新的科学与课程设置，也不可能推出创新理念的教材，因此必须认真地总结过去，研究现在，探讨未来，探索资源科学的生长点，不断充实资源科学新知识，新思维和新理论，推动资源科学向前发展。

四、中药资源的范畴与特点

自然物中可供预防、诊断、治疗人类疾病，并规定有适应证、用法和用量的物质称为天然药物（natural medicines）。中华民族依据传统中医理论治病疗疾的药物称之为中药（tranditional chinese medicines）。能提供中药的天然资源称之为中药资源（chinese medicinal material resources）。

中药资源是自然资源的一部分，依其自然属性可分为：植物药资源、动物药资源、菌物药资源和矿物药资源，前三者合称为生物药资源，属于可再生性资源（renewable resources）；后者为非生物药资源，属于不可再生性资源（nonrenewable resources）或称耗竭性资源。广义中药资源还包括人工栽培和养殖的药用植物、菌物和动物，以及利用生物技术繁殖的生物群和产生的有效物质等。

分析研究中药资源的特点有助于了解中药资源的数量、质量及存在的问题，有助于提出合理开发利用和保护、管理的途径与措施。中药资源的特点可归纳为以下几个方面：

1. 有限性和可解体性

中药资源的蕴藏量是有限的。由于客观因素的限制，人类利用资源的能力也是有限的。中华人民共和国成立初期，由于人口少，生产力水平低，中药资源的有限性表现得不明显。随着人口剧增，中药资源的消耗量增加，其有限性日益突出。多年来，由于人们利用中药资源往往只顾短期效益，忽视了保护和管理，以致许多中药资源日趋衰退，有些种类甚至到了濒临灭绝的境地，优良种质正在逐步消失。按照遗传学观点，每种生物都有其本身的遗传特征，不同的遗传特征即为不同的种质。数以万计的物种经过漫长岁月的自然演化生存下来，是因为本身具备了适应生存环境的能力，如有些种类具有抗病、抗虫及抗逆的能力。这些固有的种质特性对于培育优良品种是极为重要的。种质中蕴藏着巨大的生产潜力，运用优良种质资源就可以培育出高产、优质的品种。种质存在于每个生物种的种群中。由于人类干扰或自然灾害的影响，自然种群中的个体减少到一定数量时，某些种类的种质就有丧失的危险，从而导致某些再生性中药资源种类的解体。这就是中药资源的解体性。种类的解体即资源的解体。种类灭绝之后，资源就不可再生。认识到中药资源的有限性和可解体性，应当注意开发利用和保护管理的结合，即在加强保护管理的前提下，进行合理的开发利用。对野生中药资源不能采挖或猎取过度，要加强保护和人工抚育，积极研究再生技术，使有限的资源为人类永续利用。此外，还应注意保护、栽培优良种质，并加以推广和发展。

2. 可再生性

中药资源有自然更新和可人为扩大繁殖能力的特性，称为再生性。药用植物和药用动物均具有这种再生性。但资源的再生、增殖不是无限制的，而是有一定限度的。利用中药资源要合理掌握资源再生的特点，保护资源不断更新的能力，资源的开发利用必须与资源的再生、增殖、换代、补偿能力相适应。在利用量小于或等于再生量时，不致损害资源；在利用量超过再生量时，就会造成中药资源的减少或枯竭，以至某些种类的灭绝。此外，还要采用引种栽培、人工抚育和养殖等方法来扩大中药资源的数量。例如，变野生中药材为家种、家养。这方面已经有了相当的基础，据统计，到1989年我国家种药材总面积已接近550万亩，突出的如天麻，已从无性繁殖达到成功地有性繁殖；野麝则经人工驯化后，已达到家养繁殖并活体取香的水平。我国已对200多种药用生物进行了家种、家养的技术研究，已形成生产能力的有100多种。

3. 地域性

中药资源的又一个突出特点就是具有明显的地域性。我国地域辽阔，得天独厚的地理、气候条件为各种中药资源的生长繁衍提供了适宜的环境。我国从北到南横跨8个气候带。由于各气候带的水热条件和生长期不同，分布的药用植物和动物种类也有很大差异，反映了中药资源的纬向地带性分布规律。我国从东到西，由于距海远近而出现的干湿条件差异，可分为湿润、半湿润、干旱等不同地区，各地分布的中药资源种类有明显不同，反映了经向地带性分布规律。不同海拔高度分布的中药资源种类也有不同，又反映了中药资源垂直分布的差异。

中药资源的地理分布不是单一种群或优势种群的集中分布，而是分布在不同的植物和动物群落中。从整体看，中药资源有较强的地域性；从局部看，则又有广泛的散生性，很少见有集中、成片的大面积分布。虽然有些药用生物具有集群性，但作为资源来分析，还是比较分散的。由于不同地域的社会经济条件和技术水平有较大的差别，中药资源开发利用的广度和深度也存在着相应的地区差异。中药资源的不少种类，在生长过程中，为适应当地的自然环境，逐渐形成了对当地气候和地理条件的特殊要求。由于环境的影响，某些药用种类的内在质量发生了变化。所谓"地道药材"就是在一定地域内形成的质量好、疗效高的药用种类，如川黄连、秦归、云木香、广藿香等都是显示出地域特点的地道药材。

在药用动物资源中，任何动物种类都具有一定的地区适应性。我国蒙新高原和青藏高原的自然环境对动物种类分布的影响，分别表现出湿润、干旱和高寒三种不同气候条件的作用。我国地貌的三大阶梯面促使动物三大地理生态类群的形成，反映了不同动物种群对大区域自然条件的适应性和地理分布的区域性特点。因此，药用动物同样具有明显的地域性。

矿物类中药资源虽然不是再生资源，但由于地壳演变，在特定地区和岩层内生成的矿石和化石，其分布也有一定的地域性。

中药资源的地域性是进行种群繁殖、扩大分布区和提高品种质量的主要因素，也是做好中药区划的重要依据。只有根据中药资源的地域分布差异，才能做到因地制宜、合理布局，在不同地域内发展优势种类。

4. 多用性

中药资源往往具有多种用途，既可直接入药，又能从中提取制药的原料，有的还有利于保护环境和维持生态平衡。有些中药资源除主要供药用外，还可用于食品、保健、日用化工、轻工、农林、园艺等方面。药用动物或植物的不同部位又往往具有不同的成分和功效。对中药资源实施多方位、多目标的立体开发，进行综合利用研究，是开发利用的重要内容。

5. 国际性

中药资源分布地区广泛，往往遍及同一气候带的不同国家；另一方面，各不同国家对相同或近似的药用种类各自进行着多方面、不同深度的学术和技术探索。由此可见，中药资源的分布和研究均超出了国界而带有国际性。我国每年向国外出口大量药材，也进口一些国外药材，这些属于国际经济交流的范畴。目前对中药资源的研究已引起了海内外的广泛重视，并逐步开展了国际技术合作和交流。因此，在研究中药资源时既要立足国内，也要面向国外，了解世界各国特别是邻近国家对中药资源研究的进展，对中药的需求现状和前景，以便制定合理的开发对策。

第二节 中药资源学的形成与发展

一、中药资源学的发展及学科体系的形成

（一）中药资源学的源起与发展

人类历史就是一部认识、开发与利用自然资源的历史。自然条件和自然物质是自然界的客观存在，只是人类社会在发展过程中，逐步认识其价值并创造利用其价值的技术，从而使之成为人类社会财富的源泉。所以说，人类认识和开发资源的种类、数量、规模、范围以及利用的程度都取决于人口数量、技术水平，即整个人类社会的发展状况。

原始社会人类生存最主要的活动是觅食求生，保存种族，繁衍后代。当时人口有限，生活水平不高，年均消耗资源量小于资源再生量，因而人类社会与资源的矛盾不突出。随着人类社会的发展，人们在生活实践中不断从自然生物资源中发现和积累了利用植物、菌物、动物和矿物等以治病疗疾的相关知识，先贤们将其进行归纳整理，逐步形成了不同历史阶段的本草医籍，成为后世医家遵从应用和传承发展的理论基础。应该说，中医药的发展史也反映了中药资源的利用史。正如恩格斯所说"人本身就是自然界的产物，是在他们的环境中并且和这个环境一起发展起来的"。

为了稳定地获取食物，促进资源的不断扩大和利用，人们在了解动植物属性的基础上，开始小规模地种植植物和驯养动物，并逐步发展农牧业。由于生产工具的改革，劳动效率增高，生产力发展使产品有了剩余价值，促成私有制和阶级的产生，后期也出现了人类更大的联合体——国家。人们在开发利用资源中，已经产生了保护资源的意识。《荀子·王制》记载："草木荣华滋硕之时，则斧斤不入山林，不夭其生，不绝其长也。"这说明我国古代在保护与利用生物资源方面，一是要按照生物生长发育的规律适时采取，以便"不夭其生"；二是要适量采取，以使"不绝其长"。

进入18世纪，在科学发展的推动下，煤炭开发利用，蒸汽机运转，纺纱机发明，完成了机器代替手工劳动的革命。工业革命带来物质文明发展的同时，也促进资源开发利用程度不断扩大与加深，并从地面资源扩展到地下矿藏，从陆地延伸到海洋，从近海扩展到远洋，各种矿藏以及石油、天然气的开采与加工，带来了矿物学、岩石学等地质科学的发展，土地资源的开发利用形成土地学，水资源的开发利用，积累了大量水文学、水利学的知识，动植物资源的开发利用积累了大量动物学、植物学以及生态学的知识。在这一时期，美国和俄国已开始关注本国自然资源的开发问题，1891年美国发布森林保护法，1933年设立自然资源委员会；俄国在1915年成立了自然生产力委员会，从事本国矿产等资源方面的考察研究；中国在1935年成立"资源委员会"，其任务是开发与管理重要资源，筹划基本工业的发展及资源研究；澳大利亚、加拿大也开展本国的自然环境与自然资源的调查。1948年国际自然保护联盟成立，1949年联合国召开了

"世界资源保护与利用的科学大会"。在工业发展的同时，全球人口也由 1650 年的 6.45 亿，1850 年的 10 亿，1950 年的 25 亿，到现在已达 60 余亿。发展所需的不可再生资源正在迅速被耗竭，可再生资源和生态环境遭到严重破坏，诸如水土流失、荒漠化、酸雨、森林破坏，生物多样性减少等，人类开始遭到大自然的无情惩罚，人们逐渐认识到把经济、社会和环境割裂开来谋求发展只能给地球和人类社会带来毁灭性的灾难。

第二次世界大战以后，资源科学逐步形成和蓬勃发展，1948 年国际自然与自然资源保护联盟成立，1949 年联合国经济和社会理事会召开了第一次自然资源利用大会（纽约），出版 8 卷论文集；20 世纪 60 年代以来，随着资源与环境问题的日益尖锐化，国际合作得到更大发展。1972 年 6 月 5～16 日在瑞典斯德哥尔摩召开的"联合国人类环境会议"，通过人类环境宣言，提出"只有一个地球"口号，把资源、环境与人类生存最紧密联系的问题提到全世界人民的面前。1980 年《世界自然保护法大纲》问世，它把资源开发与保护结合起来，提出了在 10 个方面开展国际联合行动。1987 年，世界环境与开发委员会发表了"我们共同的未来"报告，首次提出可持续发展的科学论点。近 20 年来，生态学原理被引入资源科学，并与系统工程管理相结合，对生产、环境和资源利用进行科学的生态管理，以取得最大的社会效益与生态效益。

随着人与自然之间矛盾的日益激化，人们对于人与资源关系的认识也日益深刻，人们不得不考虑如何善待自然，善待环境，善待资源。我国古代早有"天人合一"的观点。资源伦理或生态伦理（ecological ethics）的提出是从更深层次揭示人类与自然的关系。伦理的原意是人伦之理，是理解和处理人与人之间的关系和行为的准则，现在扩大的资源伦理、生态伦理是指出人类不仅不是自然的主宰者而是"共同体"的成员，从道德上负有保护自然环境的义务。从这种角度出发，必须制定人与自然交往的道德标准和行为规范，承认其他生物特别是濒危生物的生存权利，保护地球上的生命和生态系统。要求人类活动约束在生态许可的限度内。伦理的觉悟才是人类彻底的觉悟，它是保护环境持久的精神支柱。

新中国成立后，社会生产力迅速发展，人口膨胀，自然资源家底亟待摸清，1956 年国家成立了自然资源综合考察委员会，对全国，特别是边远地区进行了各种资源综合考察，各部门也组织了多种考察队，对全国各类自然资源进行专项考察。在调查实践的基础上，1993～1996 年由国家计委组织近千位学者编写《中国自然资源丛书》共 42 卷，1996～2000 年由中国自然资源学会 600 多位学者编撰《中国资源百科全书》，其中包括天然药物资源学。随后，又完成《资源科学》（石玉林主编）专著及《资源科学技术名词》的编纂与发布，这些成果标志着资源科学在我国已初步形成。与此同时，中药资源的调查也在进行，全国中药资源普查共进行了三次，基本摸清了药用动植物的种类构成及分布等情况。资料经过整理，编辑出版了《中国经济植物志》《中国经济动物志》《全国中草药汇编》《中药志》《新华本草纲要》《中国中药资源丛书》及多部地方性中药志、药物志等。

通过社会人才需求调查和专业设置论证，1987 年 8 月国家教育委员会决定在部分高等医药院校设置中药资源学专业，为了适应教学需要，中国药科大学中药学院主持召开了"中药资源学学术研讨会",并决定联合编写中药资源学教材,经过努力,1993 年我国第一部《中药资源学》(周荣汉主编)出版,这标志着中药资源学理论体系和研究方法基本形成。1998 年,根据全国中药材生产中存在的问题及发展趋势,原国家药品监督管理局与中药资源学专家共同提出并讨论了在我国实行中药材 GAP 的命题,遂成立了 GAP 起草专家组,经过 4 年的努力,于 2002 年 4 月《中药材生产质量管理规范(试行)》(GAP)由原国家药品监督管理局批准发布,6 月 1 日施行。经过多年实践,有力地促进了我国中药材生产发展,将形式上以小农经济为主,技术上以经验为主的传统中药农业推向规范化、规模化和现代化的道路,树立了中药材生产史上的一个里程碑。

由于中药材生产规范化、规模化发展对人才的需求,现在全国已有 50 余所高等医药、农林院校设立中药资源与开发或药用植物栽培等相关专业。为了满足相关专业高层次人才培养的迫切需求,2008 年 7 月由中国自然资源学会中药与天然药物资源专业委员会提出编写一套中药资源与开发专业本科系列教材。该套教材是在国家中医药管理局的统一规划和指导下,由全国高等教育研究会、全国高等中医药教材建设研究会具体负责,由南京中医药大学段金廒教授担任总主编,为我国中药学、药学、中药及天然药物资源学等相关专业本科生提供了第一套包含 12 门课程的系列规划教材。

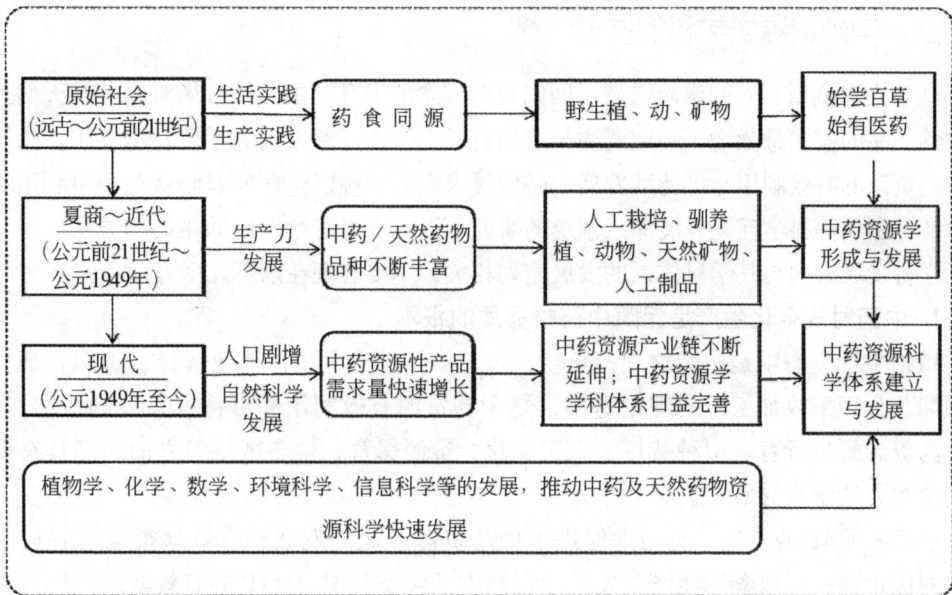

图 1-2　中药资源学的源起与发展示意图

(二)中药资源学的学科体系

中药资源科学的分支学科主要包括中药资源化学、植物化学分类学、中药资源生态学、中药资源地理学、中药资源管理学、中药资源法学等(图 1-3)。

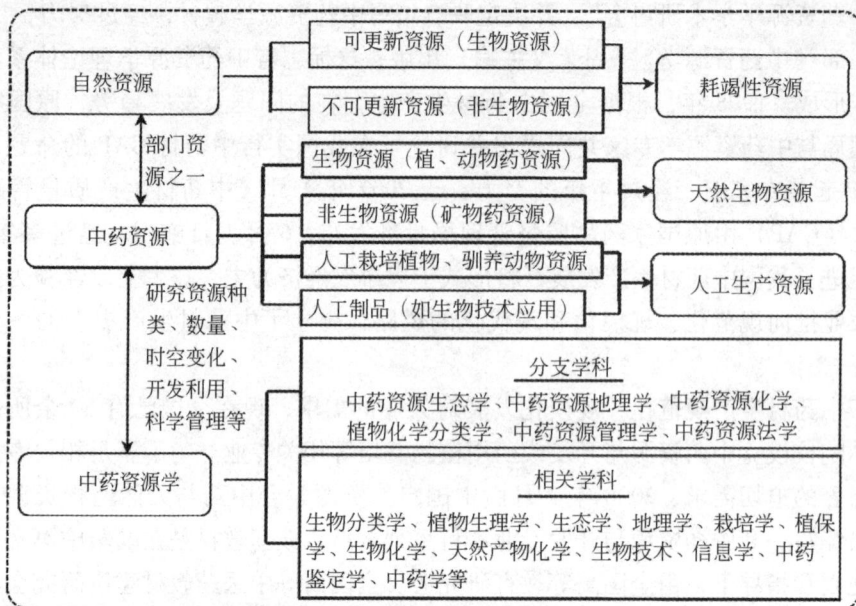

图 1 - 3   中药资源学学科体系示意图

二、中药资源学学科的发展

随着人口剧增和人们崇尚自然、回归自然理念的提升，国内外市场对中药及天然药物资源性产品的需求量激增，利用资源与节约资源、保护资源之间的矛盾日益突出。为了实现中药资源的有效利用与可持续发展，必然要求人们对赖以生存的有限资源中可利用物质的生产与利用等科学问题开展深入系统的研究，以寻求可持续发展的策略与方法。中药资源学学科发展方向与其学科体系的发展密切相关，主要表现在以下几个方面：

1. 中药材规范化生产是保障中药材品质的根本

植物生理生态学是中药材规范化生产过程中良种选育、种植地选择、田间管理、产量预测及合理采收加工等的理论基础，是中药资源有效利用和可持续发展的根本保障，在中药资源野生抚育、引种栽培、人工驯化、资源保育、生态恢复等方面，都具有重要的理论和方法学指导意义。

中药材 GAP 的实施，有力地促进了中药资源产业的发展。有效地推动了农村产业结构的优化调整，改善了经济欠发达地区药农的经济状况。GAP 的有效实施和推行不仅促进了药材质量的稳定可控与疗效的安全有效，且对区域性特色资源经济格局和产业链的形成和发展产生了巨大而深远的影响。中药资源生产与生态环境、地方经济产业结构优化密切相关，有待进一步完善和提高。

生物技术作为一种综合了生命科学与多种现代科学理论与研究手段的高新技术，在现代中药材生产领域广泛应用成为发展趋势，如用于药用植物种质保存与鉴定、良种选育、种苗或种子工厂化生产以及活性成分生产领域的应用等。

现代农业技术不断地引进到中药资源生产领域，如无公害栽培技术、现代设施栽培技术、土壤培肥技术、土壤深松技术等，有力地促进了中药材生产的发展，也是保持中药资源产业可持续发展的有效方式和技术支撑。

2. 中药资源有效利用和可持续发展是中药资源科学的永恒主题

中药资源的有效利用和可持续发展是中药资源产业的核心任务之一。我国中药资源面临整体数量锐减，珍稀、濒危物种日益增多的现状。尤其是一些对生态环境要求较高的贵重中药材，如石杉、石斛、雪莲等，已面临资源枯竭现象。另一方面，栽培药材面临品质下降、农药污染及重金属残留等问题。因此，中药及天然药物资源保护和可持续利用、药用资源的品质评价是中药资源研究与开发利用的主要内容。运用现代生物技术是解决中药资源问题的重要途径之一，特别是珍稀濒危药用资源的可持续利用。

依据植物化学分类学原理，强调植物的系统发育与其化学物质组成和积累的关系，积极探索植物的系统发育与化学成分关系的规律性。为中药新品种、新原料和新资源的寻找等提供科学依据。依据"亲缘关系相近的植物类群具有相似的化学成分"的理论预测目标化合物在植物类群中的分布，以有目的地在植物类群中寻找目标物质的资源类群。

中药资源化学作为中药资源学的分支学科，其研究内容贯穿于中药资源生产与利用全过程，通过集成现代科学体系中资源学、生物学、化学与分析学、工程技术、信息技术等理论与方法，服务于中药资源的合理生产与科学利用，为我国中药资源经济产业链的延伸、资源利用效率的提升、资源性产品的品质提高等领域的健康可持续发展起到引导和推动作用。

第三节 中药资源学研究的目标与任务

一、中药资源学的研究目标

中药资源是国家的战略资源，是中医药事业发展的物质基础，是中药资源产业链的源头，是资源产业化过程的基础和核心，是规范中药资源产品生产，提高中药资源产品质量，提高中药资源利用效率，实现经济效益、社会效益、生态效益协调发展的根本保障。

中药资源学研究的主要目是谋取更多更好的中药材原料，解决中药材的数量和质量问题，以满足人民卫生事业发展的需求。大力提高资源利用效率，努力开创寻找新资源途径，发展循环经济，普及资源伦理教育，促进资源节约型社会的发展。

围绕中药资源种质选育及药材生产加工、中药饮片加工生产过程与标准化、中药制药过程关键技术与产品升级、中药资源产业化过程废弃物的资源化等产业化环节，针对各环节亟待解决的重大问题和关键技术进行目标协同创新。

1. 围绕中药资源种质退化，缺少选育，优良种质流失严重，种子种苗的规范化和标准化研究与推广薄弱等制约中药材规范化生产的诸环节开展研究。

2. 中药材生产过程长期处于农耕式经验生产状态，缺乏规范，生产区域疏于规划，生产基地缺乏科学论证和布局。从而导致中药材因产地适宜性、合理采收期、适宜产地加工等失于客观评价和优化而难以保证其产品质量。

3. 有限的中药资源长期处于利用效率低下的状态，导致资源浪费严重。亟待通过资源化学研究，使资源生产、加工过程中的废弃物以及中药制药过程中的废弃物得到充分利用，实现其资源化，构建循环经济产业。

4. 中药制药过程亟待通过技术集成突破和提升产品的现代化水平，提高资源利用效率，推动产业升级改造。

总之，中药资源学的研究围绕中药资源领域创新成果的转化与应用，创新人才的培养服务于社会，优质的中药产品服务于人类健康进行，以带动中药与天然药物资源学科的健康可持续发展。

中药资源学研究框架如图 1 -4 所示：

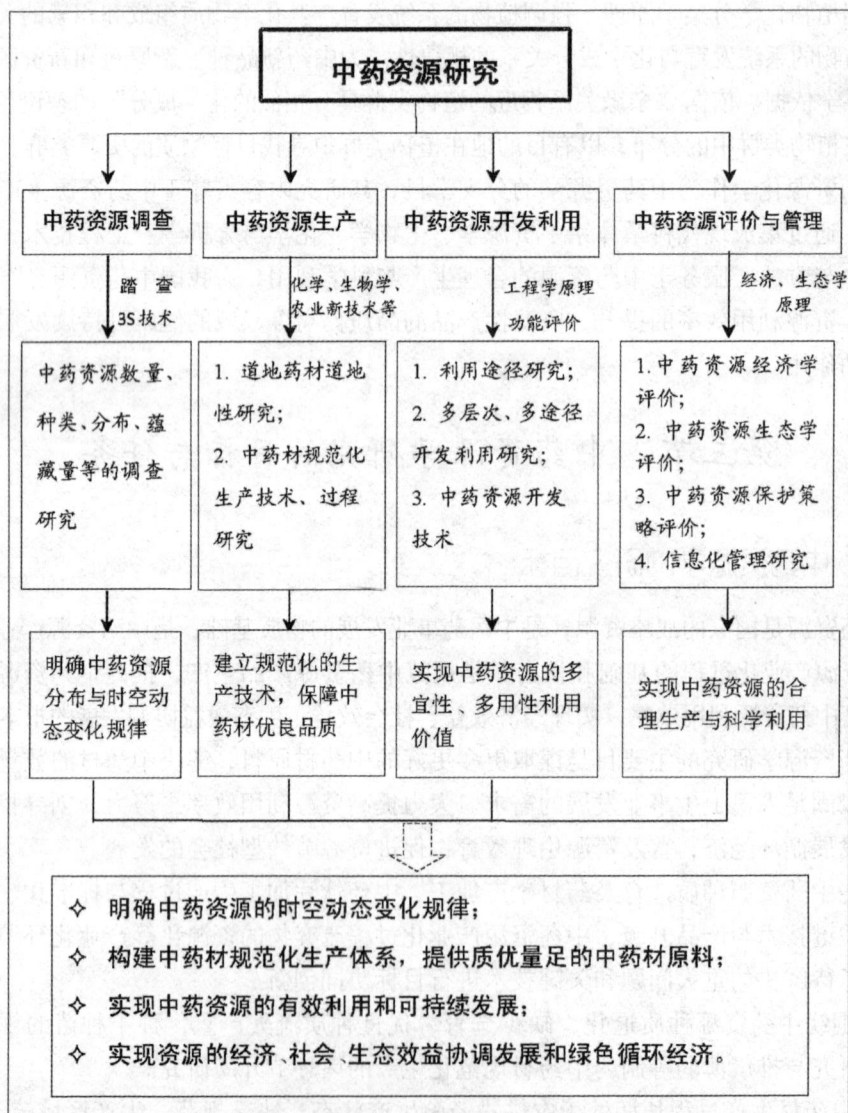

图 1 -4　中药资源学研究框架

二、中药资源学的研究任务

中药资源的可持续利用与发展是中药资源科学发展的关键及核心问题。中药资源的可持续发展包含两方面含义：一是优质中药原料的保障供给，既要防止生产不足，又要防止生产过剩；二是要保证中药资源与生态环境协调发展，保证人们赖以生存的良好环境得到有效保护。如何实现中药资源的可持续利用和发展，是中药和天然药物资源科学工作者的任务。中药资源学研究的主要内容涉及：中药资源科学基础理论和方法学研究；中药资源调查、蕴藏量的调查和测算；重要药用动植物、珍稀濒危药用植物资源保护、天然更新和人工更新研究；药物资源定位观测研究等；重要生物资源生态环境、地理分布和活性成分、原料产量间的关系，药物资源带动生产区划研究等；医药工业原料的综合利用与开发；重要药用植物化学成分积累动态、生物合成及增产因子研究；紧缺药材、进口药材代替品和类效品以及新资源的寻找与开发；防治重大疾病新药物品种、新资源的寻找和开发；运用现代科学技术（离体保护、细胞工程、基因工程等）进行种质资源保护研究等。其主要任务包括以下几个方面：

（一）中药资源的调查与评价

1. 中药资源调查的主要内容

资源调查是资源工作的基础，目的是摸清资源情况，包括资源种类构成（动植物区系、物种鉴定），资源植物和资源动物生境、群落类型及在群落中的地位、多度、频度等；资源量与质的分析，并为制订生产规划和合理开发应用提供科学依据。我国经过多次生物资源及药物资源调查，动植物的种类及分布已基本掌握，目前工作的重点是资源质和量的评价及动态变化规律的发现，除了一过性的踏查外，要选择重点物种，进行定点、定位系统观察与研究。遥感技术（RS）、全球定位系统（GPS）和地理信息系统（GIS）的应用，必将为中药资源调查与动态监测提供先进的理论和方法技术。

2. 中药资源的分类与记述

（1）分类　基于人们对研究对象不同角度的认识或不同的服务目的，对自然资源可以有多种分类方法，目的都是为了建立一个合乎逻辑的分类系统，以便更好地认识自然资源的本质，更有效地利用自然资源。

中药资源属于自然资源的一部分，它的一级分类可按自然属性分为生物资源与非生物资源，即再生性资源与非再生性资源；二级分类有多种：可按生物系统发育，以科属分类排列；在植物药资源方面还可按药用部位分类，如根和根茎类、叶类、花果类等；也可按化学成分分类，如薯蓣皂苷资源植物类、左旋多巴资源植物类、甜味素资源植物类等；也可按药理作用如抗肿瘤药物、心血管药物、抗病毒药物资源等；也有人主张按生物与环境的关系或气候带分，如寒带药用植物、热带药用植物、水生药用植物资源等。以上这些分类方法各有其特点及优势，如以科属系统排列，便于辨认和从近缘类群中寻找新资源；按药用部分分类便于药材鉴定及进行质量规格的研究；按化学成分或药理作用分类，便于寻找活性药物资源及进行药理作用（用途）的比较研究；而按气候带分类对生物区系、群落及分布等研究较为方便。中药资源分类系统如图 1 −5。

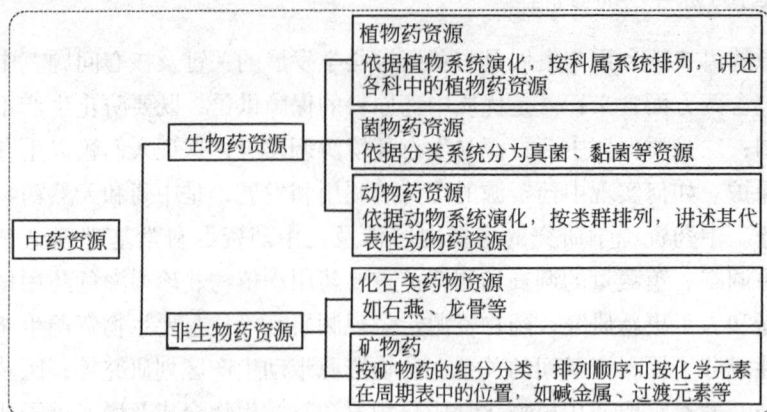

图 1 −5　中药资源分类系统示意图

（2）中药资源植物（动物）的记述

名称　以药材名为准，包括中文名、拉丁名。

资源植物或动物　记述原动植物名称、种类以及可利用的近缘种的检索表。

地理分布　主要记述药材原动植物的现代分布，如研究地道药材，可追溯其历史分布及集散地。

生物学特性　包括个体发育（发育周期、繁殖体及繁殖方法）、药用器官的建成与更新，以及用生物技术进行的微繁殖等。

群落类型　指药用动、植物存在的植物群落类型的名称、群落结构，药用植物在群落中的地位等。

化学成分　除药用活性成分外，还应含可供利用的其他成分，并注明它们的含量、积累动态以及不同地区含量的差异，为确定最适采收期及生产区划提供资料。

采收、加工及质量规格　采收时期（最佳株龄、季节）、采收方法、干燥及初加工等。

利用与保护　以药物为中心的多品种、多层次的综合开发。药用部分的扩大利用及近缘种的开发现状与前景，以及资源更新与保护的措施等。

3. 药用资源评价

中药资源评价主要包括资源经济学评价、资源药学评价和生态学评价等。

（1）**资源经济学评价**　是指对药用生物资源开发利用带来的价值、使用价值、开发中所付出的劳动量、劳动价值和自然资源本身的价值所作出的评价。

采收利用的资源一般小于现存资源的蕴藏量，不可采收利用的资源部分称为不可利用资源，可利用的资源才有可能被开发利用，由资源变为商品而产生经济效益。资源的"年允量"、"经济量"等指标，可用于资源经济学评价。

（2）**资源药学评价**　包括对药用生物资源品质评价、药材商品性状评价、化学成分评价、开发为药品的价值、使用价值、开发中所付出的劳动量、劳动价值所作的评价。

（3）资源生态学评价　是对药用生物资源所产生的生态作用进行客观评价。包括评价资源植（动）物在构成生态条件下的作用及其保护价值，预测资源开发后可能产生的生态变化。资源生态学评价包括环境保护评价、生物多样性和生态平衡维护功能的评价、资源濒危状况评价等。

（二）中药资源生产研究

1. 资源生物学研究

资源生物（植物、动物、菌物）种类繁多，属性各异，应准确无误地对它们的物种加以鉴定。深入研究资源生物的生物学特性是资源生产的基础。个体发育是全面、系统、动态地研究资源生物的重要途径。个体是种群组成的单位，种群是资源的载体，种群动态研究是资源动态的理论基础。认真研究资源生物的营养方式（或食性）。一般绿色植物可利用阳光能制造营养物质，以建造和营养自身，为光合自养型生物。但真菌（如灵芝、冬虫夏草菌）缺乏叶绿素，只有通过体表渗透吸收水分及养分以营养自身，为渗透营养型生物。有的植物（如猪笼草、捕蝇草）和动物直接攫取现成的有机物（体）为生，为摄食异养型生物。只有满足各类生物的营养（食性）需求才能生活、生存，才能大量繁殖和发展生产。

研究各资源生物生长发育规律。各类资源生物的生命周期（世代交替）均包含着有性世代（双核世代）及无性世代（单核世代）。例如，冬虫夏草菌的无性世代是子囊孢子萌发形成的无性菌丝（N、单核世代），无性菌丝侵染虫体，大量繁殖，单核菌丝交配产生子实体（2N、双核世代）。目前市场上冬虫夏草菌粉或制剂多为无性菌丝制品，如金水宝、百令胶囊等。如果不将其有性世代研究清楚，其资源菌物物种难以确定，其化学成分及疗效就难以保障，制品质量更难以控制。

例如，蕨类植物槲蕨 *Drynaria* spp.，它的生活史也有孢子体世代和配子体世代。在孢子体的叶背后生有孢子囊，成熟时孢子散出，在适宜条件下形成配子体（如绿色叶状体），可独立生活；配子体生颈卵器及精子器，卵受精后，萌发成幼小孢子体，再成长为槲蕨植物（孢子体）。

种子植物则多利用种子繁殖，以适宜大面积的生产。有少数植物不开花授粉结实，则可用营养繁殖方法繁殖。有的开花，但多为雄花，如沙棘 *Hippophae rhamnoides*，果实是重要蒙藏药，植物又有很好的生态效益（固沙、涵养水分、固氮等作用），但植物雄雌比是 8:2，结果很少，如何应用人为干预（如环境调控、激素调控、营养调控等）解决这一关键问题至关重要。生物个体有发生、发育、成长、衰老与死亡过程。一个物种也有其发生、演化、发展、衰老与死亡过程。选择有生命活力，适宜外界条件、健壮的种质作为发展资源对象，并在适当地区开辟资源产区。如嗜温性木兰科植物五味子 *Schisandra chinensis* 虽然在东北许多地区有分布，但在大兴安岭地区长势不佳，花果稀疏，只有在吉林、辽宁南部地区适宜资源基地发展。因为人的生命短暂，而一些物种的衰亡是一个漫长的过程，许多物种的死亡消失往往不易观察到。而另有些植物虽然其原产地范围很局限。但通过改善生长环境和栽培方法可以促其复壮，如现在世界各地栽培的银杏等。

2. 资源地理学研究

资源生物在地球上分布格局的形成，是空间过程，也是时间（历史）过程。生物资源的质量决定于物种种质，但对环境也有相当的依赖性，对中药材的地道性（genuine chinese crude drugs）或地理标志研究有重要意义，即是这个道理。

"地道药材"既有地理学概念，也有历史学概念，有生物学内涵，也有人文元素。事物总是发展前进的。古人非今人，古地非今地，要始终遵循事物发展的规律去研究资源学问题。

例如，产在广东化州的化州柚 *Citrus grandis* cv. *tomentosa* 由于长期适应该地区自然条件，不仅形态有变化（果皮有柔毛），成分也有变化（野漆树苷增多）等，药用功效成分及药性也会发生变化，已取得国家地理标志保护。此外，由于气候变暖，当归产地有西移趋势；地黄主产地向北（河北）推进；银杏种植在次适宜环境条件下，黄酮类成分有增长等。所以在研究药物资源时应重视它们的时空变化及与地理环境的关系。选择适宜的地区生产，选择适宜的时期采收，找出提高药材品质增量的规律。

3. 中药材规范化生产研究

中药材质量的安全、稳定、可控是中药饮片、中成药质量稳定可控的基础，是保证中药疗效的物质基础。我国于 2002 年颁布了《中药材生产质量管理规范（试行）》（中药材 GAP），为提高和稳定中药材质量奠定了基础。中药材规范化生产研究主要内容包括：产地生态环境评估，优良种质种苗选育，栽培与养殖管理技术，药材采收、初加工、贮藏流通过程评价与管理，饮片包装、运输与贮藏、质量动态监测与管理等。

各生产基地应根据各自的生产品种、环境特点、技术状态、经济和科研实力，再制定出切实可行的、达到中药材 GAP 要求的方法和措施，即标准操作规程（standard operating procedure，SOP）。应注重研究和制定的 SOP 有农业环境质量现状、评价及动态变化，药用动、植物的生物学特性及良种选育与复壮等，物种鉴定及种子、种苗标准，栽培技术经验总结及优化组合，病虫害种类、发生规律及综合防治方法研究，农药使用规范及安全使用标准，农药最高残留及安全间隔期的确定，肥料的合理使用及农家肥的无害化处理，药用植物专用肥的研制，活性成分和指标成分的积累动态及最佳采收期的确定，药材采收、产地加工方法的研究与改进，药材品质的检测与认证（国家标准与企业标准），药材的包装、运输与贮藏，文件档案的建立与管理等。

（三）中药资源开发与利用研究

开发和利用是资源研究的目的。自然资源"取之不尽，用之不竭"的说法是不准确的。生物资源虽然可以更新，但如果取之过多，用之过度，也会衰退与枯竭。但是不加以利用，任其自生自灭，既不符合人类的利益，也不一定会使资源增加，相反是一种浪费。合理采收就是不违背自然规律，合理开发与充分利用自然资源，使产量达到最大，又不危害永续利用，即所谓最大持续产量（maximum sustainable yield，简称 MSY）

原则。

中药资源的利用是多途径、多层次的。中药资源开发应以药物开发为中心，并进行其他多途径的开发利用。例如，保健品、饮料、化妆品、调味品、色素、甜味剂、花粉蜜源、香精香料、酒料、油料、鞣料及驱避剂等。既降低药物成本，使其产生更大的经济效益，又可节约天然资源，实现循环经济的减量（reduce）、再利用（reuse）、再循环（recycle），以及再修复（repair）和再思索（rethink）。

发展资源要研究各种资源的特性。例如我国的食用油中缺少 ω3 系列脂肪酸，其对人体健康及儿童智力发育有重要影响。经过研究发现紫苏 *Perilla frutescens* 果实油富含 ω3 亚麻酸。且植物体中的含量随种植区的北移而升高，因而可在我国黑龙江地区扩大种植，不仅保证供应，且大量出口日本、韩国等国家。这是利用植物资源解决 ω3 亚麻酸的短缺问题。

紫茎泽兰 *Ageratina adenophorum* 原产自墨西哥，20 世纪 50 年代自越南、缅甸侵入我国的西南地区并疯狂生长，给农林牧业带来严重危害。经研究发现其含有 2% 左右的绿原酸可药用，提取后的废液通过大孔树脂吸附富集的色素物质可作为天然蓝色染料，其纤维又是很好的织布纤维。

（四）中药资源的保护与管理研究

自然界中药用植物和药用动物有其生长发育的周期节律。它们与外界环境进行物质交换，有着密切的联系。因此，人们必须要用动态观念去认识和研究它们，包括研究它们的分布（历史的和现代的）、种群结构与更新、群落动态与演替、药用器官形成与更新，以及有效物质积累动态等等，以便提出每种植（动）物的最适采收期和间采期，制定中药资源自然区划和生产区划。

积极开展资源保护，发展种质资源（germplasm resources）。资源保护的目的即是为了资源的永续利用。资源保护要在资源发展中进行，既要保护种质资源，又要获取应有的利益。成功的例证有天麻实施人工栽培，熊圈养取胆汁等。在保护资源动植物的同时要保护其赖以生存的环境，以维持生物的多样性，促进物种繁荣，以获取最大的生态效益、社会效益和经济效益。在人类社会与自然环境系统中，人类是主体，环境是客体，要发挥人的主观能动性。要不断加强保护环境意识教育和相关法律的制定，以保护资源。

自然资源是一切财富的基础，离开自然资源，现代人类文明就失去了存在的条件，没有人类对自然资源的不断认识和开发利用，就不会有今天的繁荣和富裕。应该看到人类必定是具有无穷智慧的高级动物，开发、利用资源是文明社会的永恒主题和人类的自觉意识，保护资源和环境是为了发展资源，是为了永续利用。只有当人们认识到自然资源的价值，保护资源积极性才能随之上升。只有从保护资源的行动中受益，才能更加激发人们保护自然资源的信心与行动。

为了保证药材资源的可持续利用，中药制药企业、药材商品供应企业应根据需求，在适宜地区建立农民中药产业合作社为基础的药材生产基地，实现工业、商业反哺农业，改善农民生活，保障中药材资源的安全。

（五）中药资源的挖掘与拓展研究

重视从历代本草著作、多品种中药、地区用药和民间、民族药中挖掘与开发新品种、新资源。应用化学分类学（chemotaxonomy）、民族植物学（ethnobotany）及民族药学（ethnopharmacology）的基本理论和方法扩大与寻找资源，争取更多新品种的出现。

促进动植物异常二次代谢（abnormal secondarymetabolic products）产物的产生是一种扩大资源的途径，如盐肤木 *Rhus chinensis* 叶片由于被五倍子蚜 *Melaphis chinensis* 寄生产生的虫瘿中含有大量没食子酸；白木香 *Aquilaria sinensis* 木部灼伤刺激和化学诱导可产生沉香等。

植物内生菌与宿主植物之间长期的协同进化关系，使得内生菌能够产生一些新化合物，并表现出促进宿主植物生长的生理活性，如从红豆杉中分离出产生紫杉醇（taxol）的内生菌；从云南美登木中分离到一些菌株，可产生新抗生素和抗肿瘤的化合物等。据统计，近来发现的活性物质有51%分离自内生菌新种，仅有38%来自土壤微生物。由此表明，利用植物体的内生菌及其根际菌等微生物代谢产生多种生物活性物质，已经成为发现新药先导化合物的重要来源，是重要的潜在资源。

（六）中药资源可持续利用研究

自然资源在实行经济管理、行政管理、技术管理的同时，必须应用生态学与系统工程管理的理念去管理资源，因管理的对象是生活的群体，不仅有人为因素，而且有生物之间，生物与环境之间的复杂关系。

瑞香狼毒 *Stellera chamaejasme* 是一种较重要的药用植物，但它长期被视为草场的典型害草。其在不同地带的不同类型草原中扮演的角色不同。在内蒙古草原及松嫩平原，瑞香狼毒在群落中为优势种或建群种，在其他地区多为伴生种。瑞香狼毒是草原的"警示花"，如果过度放牧，瑞香狼毒会迅速大量繁殖，使草场退化，畜载力降低；如不及时清除（作为药物收采），草场将会被侵蚀占据。

以芦苇 *Pragmites australis* 为例。芦苇属植物遍布世界各地，我国有 8 种，在全国各地适应不同生态条件过程中，形成了不同的生态型：有水生芦苇（水芦或大芦苇）、盐花草甸芦（盐芦或小芦苇）、沙丘芦苇（沙芦或中芦苇）、水生向陆生的过渡芦（过渡芦或中芦苇）等不同的生态型，发挥着巨大的经济、社会、生态效益。它既是纤维植物，又是盐生植物，更是重要的牧草，具有多种经济价值。其药用部分为苇根、芦花。夏、秋两季采挖，除去地上茎及泥沙，剪净须根，切断，阴干备用或鲜用。很多地区在夏、秋两季采集水芦和过渡芦做民用房顶、编织席子、帘子，可遮阴，节省木材，年年可采割。新疆是我国第二大畜牧业生产基地，虽有丰富的草地资源，但因过度放牧，滥挖药材，无节制的垦荒，撂荒严重，虫鼠害严重，石油等矿产资源不合理开发利用导致草地退化严重，草场面积大大减少。而芦苇在新疆分布广，地上茎幼嫩时稍有甜味，且营养丰富，牧畜喜食，同时也可割草，不但为圈养提供饲料牧草，而且为发展渔业养殖业提供饲料。芦苇是优良的纤维植物，可造纸。苇末及芦苇可作种植蔬菜培养料，培肥土壤。芦苇是避盐性盐生植物，能在矿化度高的河流两岸、湖泊、沼泽生长，甚至在盐渍化程度较高的盐碱土壤中也生长良好。此外，还能保护湿地，吸收 CO_2 等温室气体，洁净空气。芦苇形成的自然风光和美好视觉，具有旅游、娱乐等美学等方面的功能。宁夏银川的沙湖、南疆库尔勒市郊的莲花湖芦苇自然区，每年吸引大批中外游客前往观光旅游。

第二章   中药资源的种类与构成

地球是迄今人类认识能力所及的浩瀚宇宙中生物种类最为繁盛的星球。但是，形成于大约 50 亿年前的地球当时并无生命，更没有植物和动物。随着地球火山爆发熔岩的冷却，导致大气中的蒸汽以水的形式降落于地表，并不断集聚形成水系和海洋，生物也随之产生并呈现出爆发式增长，构成了从单细胞生物、低等植物、高等植物、植食性动物到肉食性动物，加之海洋微生物的巨大而复杂的生物生态系统。这些生物在其生长和代谢过程中产生并积累了大量的营养物质和具有特殊生理功效的活性物质，成为人类赖以生存的食物、药物等的原材料。中华民族在长期生活与生产实践中，发现很多生物种类治病疗疾的价值，从而形成了独具特色中医药理论。

第一节   按自然属性划分的中药资源种类与构成

中药资源以自然资源为物质基础，来源极为广博。尽管物种间的形体构造、生理机能以及生态环境千差万别，但从自然属性来讲可分属于植物、动物和矿物 3 个范畴，即中药资源基本上是由药用植物、药用动物和药用矿物三大类构成的。

据全国中药资源普查统计，中国中药资源已达 12807 种，其中药用植物种类最多，约占全部种数的 87%；药用动物占 12%；药用矿物则不足 1%。

一、植物类中药资源

植物类中药资源是指根、茎、叶、花、果实、种子或全草等，可供药用的一类植物资源，其初加工产品为药材，可称为植物类药材或植物药。药用植物资源包括藻类、菌类、地衣类、苔藓类、蕨类及种子植物等植物类群。

据第三次中药资源调查统计，药用植物资源有 11146 种（包括 9933 个种、1213 个种以下单元），分属 383 科，2309 属。藻类、菌类、地衣类同属低等植物，药用资源共计 91 科、188 属、459 种；苔藓类、蕨类、种子类植物为高等植物，药用资源共计 292 科、2121 属、10687 种。也就是说，约 95% 的药用植物资源属于高等植物，其中种子植物占 90% 以上，而藻类、菌类、地衣类、苔藓类、蕨类等孢子植物仅占 8.6%。显然，种子植物是中国药用植物资源的主体。

（一）药用藻类植物资源

藻类植物是一群最原始的植物，无根、茎、叶的分化。大多数种类生活在水中，生长在海水中的称海洋藻类；生长在淡水中的称淡水藻类；少数种类生活在潮湿的土壤、岩石和树皮上，称陆生藻类。藻类植物通常分为8门：蓝藻门、裸藻门、绿藻门、轮藻门、金藻门、甲藻门、红藻门和褐藻门。我国的药用藻类植物共有42科54属115种，主要集中在绿藻门（10科11属29种）、褐藻门（9科11属23种）、红藻门（14科22属48种）之中，以上3门药用种数占全国药用藻类植物总种数的87.7%。

药用海洋藻类植物分布于我国大陆东部和东南部的渤海、黄海、东海和南海，常用的种类有石莼 *Ulva lactuca*、海带 *Laminaria japonica*、昆布 *Ecklonia kurome*、裙带菜 *Undaria pinnatifido*、羊栖菜 *Sargassum fusiforme*、海蒿子 *S. pallidum*、石花菜 *Gellidium amansii* 等。药用淡水藻类植物生长于湖边、池塘、溪沟等处，常见的种类有普通水绵 *Spriogyra communis*、小球藻 *Chlorella vulgaris* 及脆轮藻 *Chara fragilis* 等。药用陆生藻类常用种类有念珠藻（葛仙米）*Nostoc commune*，生在潮湿草地，分布于全国各地；发菜 *N. flagelliforme*，生于干旱草原，分布于宁夏等地。

（二）药用菌类植物资源

菌类植物包括细菌门、黏菌门和真菌门，有40科117属292种供药用。中药资源集中分布在大型的真菌门中，是药用低等植物中种类最多的类群，主要集中在担子菌亚门、子囊菌亚门和半知菌亚门。

在担子菌亚门植物中，常用的药用植物种类有：灵芝 *Ganoderma lucidum*、紫芝 *G. japonicum*、茯苓 *Poria cocos*、猪苓 *Polyporus umbellatus*、雷丸 *Omphalia lapidescens*、银耳 *Tremella fuciformis*、香菇 *Lentinus edodes*、猴头菌 *Hericium erinaceus* 等。

在子囊菌亚门中，虫草属（Cordyceps）药用类群最多，共有8种可供药用，如冬虫夏草 *C. sinensis*（Berk.）Sacc.、蝉花 *C. sobolifera* 等；此外，麦角 *Claviceps purpurea* 及竹黄 *Shiraria bambusicola* 也可药用。

半知菌亚门中，有3属3种具有药用价值的真菌，药用者仅有白僵蚕，是蚕幼虫感染球孢白僵菌 *Beauveria bassiana* 而成的。

（三）药用地衣类植物资源

地衣是一类特殊的植物，是由真菌和藻类高度结合而形成的共生复合体，能耐干旱，多生长在瘠薄的峭壁、岩石、沙漠或树皮上。我国已知的药用地衣植物种类较少，仅9科15属55种。

在药用地衣植物中，梅衣科有4属17种，松萝科有3属13种，石蕊科有1属13种，这3科占药用地衣植物总数的78%。常用的种类有：环裂松萝 *Usnea diffracta*（为中药松萝的原植物）、石耳 *Umbilicaria esculenta*、石蕊 *Cladonia rangiferina* 等。

（四）药用苔藓类植物资源

苔藓类植物门是高等植物中一类矮小的陆生类群，大多生长在潮湿环境中，广布世界各地。我国苔藓植物资源较为丰富，但药用种类较少，有 21 科 33 属 43 种，多在民族药及民间草药中应用。

在药用苔藓植物中，泥炭藓科有 1 属 6 种，金发藓科有 3 属 5 种，曲尾藓科、真藓科、柳叶藓科各有 3 属 3 种，其他各科有 1～2 种。常用种类有：葫芦藓 *Funaria hygrometrica*、暖地大叶藓 *Rhodobryum gigantuem*、地钱 *Marchantia polymorpha* 等。

（五）药用蕨类植物资源

蕨类植物是一群既产生孢子又有维管系统的植物，曾在地球上盛极一时，现代留存下来的种类多是草本植物。分布以热带、亚热带为多，在我国长江以南种类较多，尤以云南种类最多；喜阴湿环境，多生于林下和沟边等处。

在孢子植物中蕨类药用植物种数最多，共有 49 科 116 属 456 种。在其 5 个亚门中，以真蕨亚门药用植物种类最多，达 387 种，分属 44 科 106 属，占药用蕨类植物总数的 87%；其次为石松亚门，药用植物 3 科 7 属 50 种；楔叶蕨亚门药用植物 1 科 2 属 8 种；松叶蕨亚门仅 1 科 1 属 1 种。目前在水韭亚门未见药用资源。

在真蕨亚门中，常用中药资源有：紫萁 *Osmunda japonica*，其根状茎和叶柄残基是中药紫萁贯众；海金沙 *L. ggodium japonicum*（Thunb.）Sw.，其孢子为中药海金沙；金毛狗脊 *Cibotium barometz*（L.）J. Smith，为中药狗脊的原植物；粗茎鳞毛蕨 *Dryopteris crassirhizoma*，为中药贯众的原植物；槲蕨 *Drynaria fortunei*，为中药骨碎补的原植物。

在石松亚门中，常用中药资源有：卷柏 *Selaginella tamariscina*、垫状卷柏 *S. pulvinata*，均为中药卷柏的原植物；千层塔（蛇足石杉）*Huperzia serrata*；石松 *Lycopodium japonica* 等。

楔叶蕨亚门的常用中药资源有问荆 *Equisetum arbense* L.，木贼 *Hippochaete hiemale*。

松叶蕨亚门药用植物仅松叶蕨 *Psilotum nudum* 1 种。

（六）药用裸子类植物资源

裸子植物多为乔木，少数为灌木或亚灌木，繁盛于古生代末期的二叠纪到中生代的白垩纪早期，但现存的种类仅 12 科约 800 余种。我国有裸子植物 12 科 243 种，有 10 科分布有 126 种药用植物。

裸子植物中药用种类最多的是松科，有 8 属 47 种可供药用，其中松属 *Pinus* 20 种，其花粉、节、树脂都是常用中药，如马尾松 *P. massoniana* Lamb.；金钱松属仅金钱松 *Pseudolarix amabilis* 1 种，为中药土荆皮的原植物；柏科药用 6 属 20 种，常用药用植物有侧柏 *Platycladus orientalis*（L.）Franco，其种仁（柏子仁）、叶（侧柏叶）均为常用中药。杉科药用 4 属 5 种，多分布于南方各省；罗汉松科药用 1 属 6 种，多分布于长江以南；三尖杉科药用 1 属 9 种，多分布于我国南部各省。红豆杉科药用 3 属 10 种，其

中红豆杉 *Taxus chiensis* 为提取紫杉醇的原植物；麻黄科药用 1 属 15 种，常用种有草麻黄 *Ephedra sinica* Stapf.、中麻黄 *E. intermedia* 和木贼麻黄 *E. equisetina* Bunge，均为中药麻黄的原植物；银杏科银杏 *Ginkgo biloba* L. 的种子（白果）和叶（银杏叶）均为常用中药。

（七）药用被子类植物资源

被子植物是当今地球上种类最多、分布最广和生长最繁茂的类群。被子植物分为双子叶植物纲和单子叶植物纲。双子叶植物纲又分为离瓣花亚纲和合瓣花亚纲。其中离瓣花亚纲植物类群丰富，常用中药种数也较多。我国被子植物 226 科，约 3 万种，约有 212 科 1 万余种可供药用，占全国药用植物总种数的 90.2%。菊科药用植物分布种类最多，约有 700 种。

二、动物类中药资源

动物类中药资源是指来源于动物的整体或某一部分、动物体的生理或病理产物、动物体的加工品等可供药用的一类资源，其初加工产品为药材，可称为动物类药材或动物药，为中药资源的重要组成部分，早在《神农本草经》中就有动物类中药的记载。我国现有药用动物 414 科 879 属 1574 种，占全国中药资源总种数的 12.3%。其中陆栖动物 330 科、720 属、1306 种，海洋动物 85 科、141 属、275 种。药用动物 11 个门中，脊椎动物是最大的一类，共有 215 科、972 种，包含约 62% 的药用种；无脊椎类共有 10门、200 科、344 属、609 种。

（一）药用无脊椎动物资源

药用无脊椎动物有 609 种，分布于 10 个门。其中，节肢动物门药用种类最多，有107 科 188 属 311 种；软体动物门次之，有药用动物 52 科 98 属 198 种；其他各门药用种类较少，原生动物门、海绵动物门、星虫动物门、苔藓动物门、原索动物门，每门的药用种类仅 2~3 种；腔肠动物门、环节动物门和棘皮动物门，药用种类分别为 20 种、31 种和 38 种。原生动物门和海绵动物门均为淡水生动物，分布几乎遍布全国。腔肠动物门、星虫动物门、苔藓动物门、棘皮动物门、原索动物门均为海洋动物，分布于我国沿海各省。软体动物门、环节动物门、节肢动物门药用种类的生存环境多样，在海水、淡水和陆生环境均有分布。

常用的药用动物多集中在节肢动物门、软体动物门和环节动物门中。节肢动物门常用中药有：东亚钳蝎 *Buthus martensii* Karsch，其干燥全体为中药全蝎；少棘巨蜈蚣 *Scolopendra subspinipes mutilans* L. Koch，其干燥全体为中药蜈蚣；大刀螂 *Tenodera sinensis* Saussure，其卵鞘为中药桑螵蛸；黑蚱 *Cryototympana pustulata* Fabr.，其羽化后的脱壳为中药蝉蜕；南方大斑蝥 *Mylabris phalerata* Pallas，其干燥全虫为中药斑蝥。

软体动物门常用中药有：杂色鲍 *Haliotis diversicolor* Reeve，其贝壳为中药石决明；马氏珍珠贝 *Pterria martensii*（Dunker），其贝壳外套膜受刺激后可形成中药珍珠；无针乌

贼 *Sepia maindronide* Rochebrune，其内壳为中药海螵蛸；长牡蛎 *Ostrea gigas* Thunberg，其贝壳为中药牡蛎。

环节动物门常用中药有：参环毛蚓 *Pheretima aspergillum*，其全体为中药地龙；水蛭 *Hirudo nipponica* Whitman，蚂蟥 *Whitmania pigra* Whitman，二者均为中药水蛭的基原动物。

（二）药用脊椎动物资源

脊椎动物门的药用动物有 215 科 517 属 972 种，分属于圆口纲、软骨鱼纲、硬骨鱼纲、两栖纲、爬行纲、鸟纲和哺乳纲。

圆口纲、软骨鱼纲和硬骨鱼纲统称为鱼类，共有药用动物 104 科，232 属，412 种，其中海洋鱼类 83 科，145 属，262 种，占药用鱼类种数的 64.2%；淡水鱼类 21 科，87 属，150 种，占药用鱼类种数的 35.8%。

两栖纲药用动物有 9 科，14 属，39 种，常用药用动物有大蟾蜍 *Bufo bufo gargarizans* Cantor，其耳后腺分泌的白色浆汁加工物为中药蟾酥；中国林蛙 *Rana temporaria chensinessis* David，其输卵管为中药蛤士蟆油。

爬行纲药用动物有 17 科，45 属，116 种，其中蛇类 5 科，64 种，龟鳖类 6 科，17 种，蜥蜴类 5 科，34 种，另外尚有扬子鳄 1 种。爬行纲常用的药用动物有：乌龟 *Chinemys reevesii*（Gray）、玳瑁 *Eretmochelys imbricata*（Linnaeus）、中华鳖 *Trionyx sinensis* Wiegmann、蛤蚧 *Gekko gecko* Linnaeus、乌梢蛇 *Zaocys dhumnades*（Cantor）等。

哺乳纲是脊椎动物中药用资源最多的纲，来源于该纲的常用中药有：鹿茸，来源于梅花鹿及马鹿 *Cervus elaphus* L. 的雄鹿未骨化的幼角；麝香，来源于林麝 *Moschus berezovskii* Flerov 等雄体香囊中的干燥分泌物；牛黄，来源于黄牛 *Bos taurus domesticus* Gmelin 的胆结石；羚羊角，来源于赛加羚羊 *Suiga tatarica* Linnaeus 的角；穿山甲，来源于鲮鲤 *Manis pentadactyla* L. 的鳞片；熊胆，来源于黑熊 *Selenarctos thibetanus* G. Cuvier 等的胆囊；阿胶，为驴 *Equus asinus* L. 去毛之皮熬制的胶。

鸟纲动物种类较多，但作为中药应用的不多。来源于该纲的常用中药有：鸡内金，为家鸡 *Gallus gallus domesticus* Brisson 的沙囊内膜；燕窝，为金丝燕 *Collocalia esculenta* L. 的唾液与绒羽等混合凝结所筑成的巢窝。

三、矿物类中药资源

矿物类中药资源包括可供药用的原矿物、矿物原料的加工品、动物或动物骨骼的化石等，其初加工产品为药材，可称为矿物类药材或矿物药。《中国中药资源志要》采用现代普遍使用的阳离子分类法，共收载药用矿物 12 类、80 种，其中：铁化合物 7 种，铜化合物 6 种，镁化合物 16 种，钙化合物 13 种，钾化合物类 2 种，钠化合物类 6 种，汞化合物类 2 种，砷化合物类 4 种，硅化合物类 16 种，有色金属类 7 种，古动物化石类 4 种；其他类 7 种。

常用矿物药有石膏、滑石、磁石、代赭石、花蕊石、紫石英、禹余粮、胆矾、炉甘石、赤石脂、龙骨、芒硝、自然铜、朱砂、白矾、硫黄、雄黄、琥珀等。

第二节　按社会属性划分的中药资源种类与构成

在我国现行的医药体系中，除遍及全国的中医药体系外，全国55个少数民族绝大多数均有本民族的医药体系。此外，除各民族已经形成的较为完备的医药体系外，各民族的民间还不断积累和流传着各种各样防病治病的方法及有效药物。由中药、民族药和民间药共同组成了中华民族庞大的药物体系，以及与药物相对应的广义的中药资源体系。

一、中医药体系中应用的中药资源

在中医理论指导下使用的药物资源，为狭义的中药资源。最早较为系统地论述该类资源的本草著作是《神农本草经》，共记载中药365种，其中252种来源于植物，67种来源于动物，46种来源于矿物。此后，随着本草著作收集的中药数量越来越多，有关资源的记述也越来越详尽。至南北朝陶弘景的《本草经集注》收集中药730味，再至唐代《新修本草》增至850味，宋代《证类本草》增至1746味，明代《本草纲目》增至1892味。1999年出版的《中华本草》收录中药8980味。两千年来，中药数量，增加20多倍，说明中药资源种类越来越多。但作为中医运用有效且常用的中药数量增加并不明显，常用中药也仅为300～500味左右。

二、民族医药体系中应用的中药资源

我国是个多民族国家，各民族与疾病抗争、维系民族生存繁衍的过程中，以各自的生活环境、自然资源、民族文化、宗教信仰等为根基，创立了具有本民族特色的医药体系。我国少数民族使用的，以本民族传统医药理论和实践为指导的药物，称为民族药。

民族药发源于少数民族地区，具有鲜明的地域性和民族传统。据初步统计，全国55个少数民族，近80%的民族有自己的药物，其中有独立医药体系的约占1/3。据有关资料报道，目前我国民族药已达3700多种。

《中国民族药志》是在全面调查、收集我国少数民族所用药物的基础上选编而成的民族药荟萃，已出版的第1卷共收载39个民族的135种药物，基原种511个；第2卷收载35个民族的120种药物，基原种425个。《中药大辞典》包含的民族药有藏药404种、傣药400种、蒙药323种、彝药324种和畲药200种。我国民族药的起源、发展、理论体系的形成以及用药种类等各有其特色。

（一）藏药

藏药是在广泛吸收、融合中医药学、印度医药学和大食医药学等理论的基础上，通过长期实践所形成的独特的医药体系，迄今已有上千年的历史，是我国较为完整、较有影响的民族药之一。藏药历史上有许多经典著述，成为今天研究藏药的主要文献。

现代藏药应用的地域，除西藏自治区以外，还包括青海、四川、云南和甘肃等省所属的一些藏族自治州和自治县。青藏高原是藏药的主要产地，据有关单位的调查，藏药资源有 2436 种，其中植物类 2172 种、动物类 214 种、矿物类 50 种。青海占据着青藏高原北部和东部的广大地区，据调查，省内有药用资源 1294 种，其中植物类 1087 种、动物类 150 种、矿物类 57 种。全省常用的几百种藏药中有 70% 采自青藏高原，据四川阿坝藏族自治州调查，全州有藏药资源 1000 多种；甘孜州 1127 种中药资源中有 23% 为藏医所用。

从有关资料的统计来看，目前我国有藏药 3000 种左右，西藏是藏医药的发源地，藏药应用历史悠久。这一地区常用藏药有 360 多种，主要来源于菊科、豆科、毛茛科、罂粟科、伞形科、龙胆科、蔷薇科、玄参科、十字花科和百合科等植物，重要的药用属有：绿绒蒿属、马先蒿属、紫堇属、报春花属和虎耳草属等。常用藏药中，含生物碱的种类约占 50%，这些活性较强的成分多见于乌头属、翠雀属、唐松草属、莨菪属、槐属、龙胆属和小檗属等药用植物。

目前，藏药已制定了统一的用药规范，即由西藏、青海、四川、甘肃、云南、新疆等 6 省区合编的《藏药标准》，共收载藏药 227 种，其中植物类 197 种、动物类 17 种、矿物类 13 种，主要有：藏茴香、山莨菪、藏党参、藏紫草、水母雪莲花、唐古特红景天、堪巴色宝（阿氏蒿）、曲玛孜（打箭菊）、达玛（凝花杜鹃）、野牛心、秃鹫、紫草茸、紫胶虫等。

（二）蒙药

蒙药是在蒙古民族传统医药学基础上，汲取了藏、汉等民族以及古印度医药学理论的精华而形成的具有民族风格的、独立的医药体系，在我国民族药中占有重要地位。

现代蒙药发展较快。据统计，我国现有蒙药 2230 种。目前，除内蒙古自治区外，我国东北和西北的许多蒙族聚集地也都使用蒙药。

内蒙古自治区经过多年的资源普查，初步摸清了蒙药资源，全区共有各类蒙药资源 1342 种，其中植物类 926 种、动物类 290 种、矿物类 98 种，其他类 28 种；本区内常用蒙药有 500 余种，商品蒙药约 400 种，还有民族专用药 260 种。内蒙古自治区制定的《蒙药标准》收载药材和成药 522 种。蒙药中具有民族特色的主要药用种类有：蒙古山萝卜、金莲花、香青兰、紫筒草、瑞香狼毒、苦豆子、糙苏等。蒙药中，麝香、丁香、荜茇、豆蔻、香青兰、马钱子、水银和草乌等用得较多；配伍中凡用草乌，多数必配诃子。

（三）维药

维药历史悠久，在其形成和发展的过程中，采阿拉伯、古希腊等民族医药之所长，并受到中医药学的影响，是我国民族医药的独立分支，历史上为西域各族人民的繁衍和昌盛做出过重要贡献。维药的应用基本上在新疆维吾尔自治区范围内。据调查，全区有维药 600 余种，较常用的 360 种左右，其中本地产资源约 160 种，占维药种数的 27%。

《新疆维吾尔药志》收载药物 124 种。

常用维药中，属于民族专用的约有 30 种，主要有：巴旦杏、索索葡萄、孜然、驱虫斑鸠菊、刺糖、洋甘菊、莳萝、唇香草、新疆鹰嘴豆、异叶青兰、雪莲花、胡桐泪（胡杨）等。

维药中习惯用芳香性药物，常用的有麝香、龙涎香、海狸香、薰衣草、丁香、豆蔻和荜茇等，此外，还较习用性峻毒烈的药物，如马钱子、曼陀罗、天仙子、骆驼蓬等。维药中有许多药物虽然与中药材同名，但基原不同，多为本地产种类，如药用玉竹为新疆黄精，白鲜皮为狭叶白鲜，益母草为新疆益母草，荷花则为睡莲的花。诸如此类的还有防风、赤芍、羌活、独活、木香、茜草，党参、藁本、麻黄、威灵仙，等等。

（四）傣药

傣药是我国古老的传统医药之一，早在 2500 年前的《贝叶经》中便有记载。傣族祖居云南西双版纳，当地优越的自然条件为傣药提供了理想的药用资源。据统计，我国傣族药物有 1200 种，《西双版纳傣药志》收载了 520 种，其中最常用的有 71 种。

傣药中植物类药用种主要有：麻嘎喝罕（缅茄）、麻景（油瓜）、麻芒（芒果）、牙勇（马唐）、哥麻口拉（人面果）、哥丹（糖棕）、牙竹麻（朱蕉）、埋嘎筛（龙血树）等。动物药在傣药中占有重要地位，不仅药用种数多，而且药用部位也有独到之处。

（五）壮药

壮药属于发展中的民族药，尚未形成完整的体系，基本上处于民族药和民间药交融的状态。壮族居住区地处岭南亚热带地区，动、植物资源十分丰富。由于壮族人早有喜食蛇、鼠、山禽等野生动物的习俗，因此动物药应用较为普遍，民间历来有"扶正补虚，必配用血肉之品"的用药经验。壮药的另一特点是善于解毒，而且解毒的范围较广，包括解蛇毒、虫毒、食物中毒、药物中毒、金石发动毒、箭毒、蛊毒，等等。广西著名的蛇药就是壮药的一大贡献。我国壮族主要集中于广西壮族自治区，据该区有关部门调查，壮药共有 709 种，《壮族民间用药选编》收载常用壮药 500 多种。

三、民间应用的中药资源

民间利用的中药资源，此处特指民间医生用以防病治病的药物或地区性民间（偏方）流传使用的药物资源。这是中药资源开发应用的初始状态，此类药物通常称为草药，此类资源可称为草药资源。民间草药的应用多局限于一定的区域，没有全国性的广泛流通。民间药的形成以实践的感性认识为基础，缺少比较系统的医药学理论，其活性成分、药理作用和临床应用的研究还未达到中药所具备的标准，药房多不备。各民族有不同的传统、不同的文化背景和生活习惯，在治疗疾病过程中，就地取材，不断发现新的药用资源种类，由此逐渐产生了众多的民间药物，成为中药资源非常重要的组成部分，也是商品药材产生的基础和源泉。我国现有商品药材 1000 余种，在全部中药资源中所占的比例不到 15%，其余 85% 以上的品种都属民间药和民族药。许多省区对本地民间药作了调查统计：河北的中药资源中，商品药材占 13%，民间药占 87%；江苏的中药资源中 65% 的种类属民间药；浙江民间药有 1171 种，占 62%；广西民间药则占 80% 以上。据 20 世纪 80 年代中药资源普查结果，新增中药资源种类基本上为民间药。我国民间药在长期的应用实践中，从药用价值到应用方式都发生了一些变化。

民间使用的草药资源，是重要的潜在的药物资源宝库，其中有些可以开发为疗效明确而被广泛应用的药物，如湖北贝母、软紫草和鸢尾等，这些民间药因其疗效确切逐渐被广泛应用于临床。有些则因其疗效较差或引起不良反应而被淘汰，如广防己、关木通，则因其肾毒性而被淘汰。

第三节　按生产特点和来源划分的中药资源种类与构成

一、源于野生和人工生产的中药资源

野生资源是指在自然状态下繁育、生长，非人工栽培、驯养的各种植物和动物。用于中药、民族药和民间药使用的野生动植物药用资源统称为野生资源。据统计，在中药饮片和中成药生产中使用的近千种药材，约有 70% 的种类源于野生资源。由于野生资源不能满足用药需求，人们逐渐将某些野生药用动植物进行培植驯化，实施家种或家养，可获得大量所需要的药材。通过这种方式获得的动植物药材资源可称为人工资源，也可称栽培或养殖资源，还可称为家种或家养资源。例如，园参和林下参，以及从饲养的梅花鹿身上获取的鹿茸均可称为人工资源。受环境和生产条件的影响，有些人工资源和野生资源在质量上存在一定的差异。据统计，目前可人工成规模生产的药材约有 200 种，其药材数量约占市场流通量的 70%。随着社会需求的不断增加，人工培育药材资源无论是种类还是数量均呈现出快速增长的趋势。

二、生物技术产品和替代性资源

随着科学技术的进步，利用现代科学技术可以生产出一些与天然药物功效相近或等效的人工产品（称代用品、相似品或替代品）用作中药的生产原料，以代替稀缺或禁用的天然产物，特别适用于珍稀濒危药用生物资源的市场供应，是缓解稀缺药材资源危机，满足社会需求的一种新的中药资源生产方式，可以作为一类特殊的人工资源。

按目前生产方法及原理可分为两类：一是依照天然产物的化学成分采用物理和化学方法配制生产出成分类似的产品，例如人工麝香和人工牛黄；二是利用现代生物技术进行生物器官、组织或细胞的人工培养来获取与天然产物化学成分近似或等同的产品，或依据天然产物形成的机理和条件模仿（仿生技术）培养出类似产品。目前已规模化生产的冬虫夏草菌丝体和人参细胞培养物就属于前者，体外牛黄的培养属于后者。从资源生产方式和产品性能来看，此类产品与上述人工资源有着根本性区别，采用配制的方法生产的产品称为人造代用品资源更为确切，采用生物技术或仿生技术生产的产品称为生物技术产品资源更为准确。

三、国产与进口/引种的中药资源

根据资源的产地来源，中药资源可以划分为国产资源和进口资源。自然分布于我国境内的资源，或原产于国外现已在我国引种成功并可规模化栽培或养殖的药用植物和动物资源称为国产资源，其加工药材称为国产药材。例如，中药材木香就是由进口转变为国产的药材种类，木香历史上多经广州进口，俗称广木香，现已在云南省引种成功，所产药材俗称云木香。我国境内不产或由于我国产量较低，不能满足国内用药需求，经国家相关职能部门批准从国外进口用于中药生产原料的资源称为进口资源，其加工药材称为进口药材，如苏合香、血竭、儿茶、没药等。随着国际交流的发展，中药也吸收了部分国外有较好疗效的药物，丰富了中药资源的宝库。但这类资源所占比例较小，并且在不断被国内引种生产的资源所替代。例如，木香、广藿香、穿心莲、西红花、西洋参等都是原产于国外的资源植物，现已在国内规模栽培并替代了进口。

第三章　中药资源的分布与区划

第一节　中药资源的分布

　　不同生物类群的分布，取决于环境因素的综合影响，其中，热量和水分是决定中药资源分布的两个主要因素。地球表面的热量随纬度而变化，水分则随距海洋远近，以及大气环流和洋流特点递变。植物地理分布可分为纬度地带性和经度地带性：沿纬度方向成带状发生和有规律的更替，称为纬度地带性；从沿海向内陆方向成带状，发生有规律的更替，称为经度地带性。纬度地带性和经度地带性合称水平地带性。此外，随着海拔高度的增加，植物也发生有规律的更替，称为垂直地带性。

　　位于亚欧大陆的东部和中部、太平洋的西岸，处于中纬度和低纬度，大部分地区属亚热带和温带，少部分属于热带。具有山地、丘陵、高原、盆地、平原等多种地貌类型，是一个多山国家，山地、高原和丘陵约占全国土地总面积的86%。我国的生物资源种类十分丰富，在世界上占有重要的地位。药用植物资源就有11000余种，分属253科、3184属，仅次于马来西亚和巴西，居世界第三位。

一、地势和气候特点

　　中国是西北部深居内陆，东南部濒临海洋，处于欧亚大陆向太平洋海盆倾斜地带。由于早在2.3~6亿年前的古生代及其以前的多次地壳运动，我国的陆地面积不断扩大，到8000万年以前的中生代燕山运动，地貌轮廓基本定局。此后的新生代喜马拉雅运动，西南部青藏高原强烈抬升，而东部在新构造运动中大面积沉降，形成我国大陆东西部三级阶梯状上升的巨大差异，并以宽阔的大陆架连接太平洋海盆。

　　青藏高原位于我国西南部地区，是我国地势最高的一级阶梯，号称"世界屋脊"、"地球的第三极"，处于喜马拉雅山、昆仑山、祁连山、邛崃山、横断山之间，面积约250万平方公里，平均海拔4500米，中尼边境的珠穆朗玛峰海拔8848米，是世界最高峰。青藏高原以北、以东，地势明显下降到第二阶梯，大部分地区海拔1000~2000米。包括黄土高原、内蒙古高原、塔里木盆地、云贵高原、四川盆地、准噶尔盆地以及阿尔泰山、天山、秦岭等著名山岭。其间还有我国最大的沙漠塔克拉玛干大沙漠、大陆最低的洼地吐鲁番盆地。在第二阶梯内，地势、气候和生物复杂多样。

由第二阶梯向东，穿过大兴安岭－太行山－巫山－雪峰山一线，直至滨海，则属中国地势最低的第三阶梯。地势一般降到海拔 500 米以下，少数山峰达到或超过 1000 米。这里有海拔 200 米以下的平原，自北向南有东北平原、华北平原、长江中下游平原和珠江三角洲平原，在平原边缘有诸如小兴安岭、长白山等海拔 500～1000 米的丘陵和山地。从第三阶梯继续往东，是大陆向海洋延伸的大陆架部分，水深大都在海平面以下 200 米以内。东南海域的海南、台湾诸岛屿处于我国热带和亚热带区域。

我国西高东低的阶梯状地势，利于温湿的海洋气流吹入。大江大河顺势东流入海，沟通东西交通和海内外联系。许多河流在地势阶梯交界处形成落差，蕴藏着丰富的水力资源，有利于药用生物的生存繁衍。

二、中药资源分布概况

生物适应环境，环境养育生物。不同的气候条件、地质背景、人为因素等共同作用，形成不同的生物类群的分布。

根据我国气候特点、土壤和植被类型以及药用生物资源的自然分布等分为东北、华北、华中、西南、华南、内蒙古、西北、青藏八个区。

（一）东北寒温带、温带区

本区包括黑龙江、吉林两省以及辽宁省和内蒙古自治区的东北部，位于欧亚大陆的东部，南、东两面邻近太平洋，西、北两面与蒙古高原和西伯利亚接壤。地貌上包括大小兴安岭、长白山地区以及三江平原，大小兴安岭以"人"字崛起在本区北部，东南侧长白山绵延，中央为松辽平原，地形、地势变化较大。本区是我国最寒冷地区，大部分地区属于寒温带和中温带的湿润与半湿润地区。冬季严寒而漫长，夏季有湿润季风从太平洋和亚洲边缘海上吹来。雨量多集中在七八月份，年降水量在 350～700mm，长白山东南可达 1000mm。相对湿度 70%～80%。海拔从松辽平原的 120m 左右到长白山白云峰 2691m。

全区以针叶林为主的森林覆盖率达 30%。中药资源有 2000 余种，其中植物类 1700 种左右，动物类 300 余种，矿物类 50 余种。特点是野生种群数量大，蕴藏量丰富，包括关黄柏 *Phellodendron amurense*、刺五加 *Acanthopanax senticosus*、五味子 *Schisandra chinensis*、关升麻 *cimicifuga dahurica*、平贝母 *Fritillaria ussuriensis*、关龙胆 *Gentiana manshurica* 以及鹿茸、蛤士蟆油等一批"关药"。蕴藏量分别占全国同品种蕴藏量的 50% 以上。

本区还是我国人参 *Panax ginseng* 和鹿茸（马鹿、梅花鹿）的主产地。

1. 大兴安岭地区

大兴安岭位于我国最北部，与俄罗斯东部西伯利亚相邻。大兴安岭山地海拔 700～1100m，是我国最寒冷地区，年均气温 0℃ 以下。本区具显著大陆性气候特征，年降水量 360～500mm。

由于气候条件的制约，本区药用生物资源的特点是种类较少、蕴藏量丰富。兴安杜鹃、越橘、兴安百里香、黄芩、刺叶小檗、山杏、地榆、苦参、金莲花、紫菀、山丹百合、草乌、大萼铁线莲、蹄叶橐吾、菩草、艾菊等是本区的优势资源植物。中药资源主要品种有：赤芍、黄芪、关苍术、北五味子、龙胆、防风、远志、升麻、柴胡、秦艽、桔梗、藜芦、穿龙薯蓣等。栽培药材种类有：平贝母、黄芪、龙胆、五味子、防风、桔梗、党参等。

本区野生药用动物有马鹿、黑熊、麝、野猪、狐狸、狍、獾、獐、狼、刺猬、林蛙等。人工驯化养殖的有马鹿、梅花鹿、黑熊、林蛙等。

2. 长白山地区

长白山地区大部分为山地和丘陵，海拔 500～1000m。北段为小兴安岭，地形较平缓，东北部为低陷的三江平原。本区植被随着地势的升高呈现明显的垂直分布规律。长白山植物区系中珍贵、稀有和濒危药用植物有核桃楸、关黄柏、山葡萄、人参等；长白银莲花、高山龙胆、笃斯越橘、多种猕猴桃等种类的存在，说明长白植物区系与亚热带植物具有密切的关系。

本区是寒带至寒温带针叶林和温带阔叶林的过渡地带，呈冷湿型温带针阔叶混交林景观。冬季气温低且寒冷期长。本区距海较近，受海洋湿润空气的影响，年降水量较高：长白山地区东南侧可达 1000mm，丘陵谷地和低地一般在 500～750mm，是东北地区最湿润的地区。本区植被特点是以红松 *Pinus koraiensis* 为主形成针叶林，混生有云杉 *Picea koraiensis*、冷杉 *Abies nephrolepis*、长白落叶松 *Larix olgensis*，阔叶树种以紫椴 *Tilia amurensis*、糠椴 *Tilia mandshurica*、水曲柳 *Fraxinus mandshurica*、核桃楸 *Juglans mandshurica*、黄柏 *Phellodendron amurensis*、春榆 *Ulmus propinqua* 以及多种槭树等组成的针阔混交林。

小兴安岭山区分布的药用植物有：人参、党参、关黄柏、五味子、膜荚黄芪、平贝母、山楂、刺五加、龙牙楤木、辽细辛、桔梗、天麻、猪苓、龙胆、贯众、关苍术、升麻、草乌、赤芍、槲寄生、败酱、紫菀、远志、东北天南星、穿龙薯蓣、铃兰、藜芦、白鲜、落新妇、威灵仙、大叶小檗、东北延胡索、玉竹、手掌参等。

小兴安岭及长白山地区野生药用动物种类主要有：马鹿、梅花鹿、原麝、黑熊、棕熊、长白蝮蛇、蟾蜍和蛤士蟆等。

本区分布的药用矿物有：方解石、云母、玄精石、白石英、自然铜、阴起石、花蕊石、金精石、炉甘石、青礞石、绿青、海浮石、蛇含石、滑石、硫黄、寒水石、磁石、硼砂、赤石脂、钟乳石、石膏、鹅管石、硼砂等。

3. 松辽平原

松辽平原东、北、西三面环山，南与辽河平原连成一体，合称松辽平原。海拔一般在 120～250m。本区属半湿润地区，春季降水较少而多风，冬季寒冷干燥，夏季多雨、气温较高。

本区植物属蒙古植物区系，形成以禾本科草类及杂草类为主的植被特点。常见药用植物种类有：黄芩、朝鲜白头翁、狼毒、南沙参、徐长卿、一叶萩、地榆、委陵菜、仙鹤草、漏芦等。主产药材品种有：防风、柴胡、甘草、桔梗、麻黄、龙胆、知母、远志、杏仁、苦参等。辽西低山丘陵阳坡较普遍分布有酸枣灌丛，为酸枣仁主产地。

本区野生药用动物种类较少，分布较普遍的有蟾蜍和蝎等。药用矿物主要有龙骨、龙齿、蛇含石、大青盐、芒硝、花蕊石、炉甘石等。

（二）华北暖温带区

本区包括辽东及山东半岛丘陵、黄淮海平原和辽河下游平原以及西部的黄土高原和北部的冀北山地。山东、辽东半岛为山地丘陵，海拔大多在500m左右。华北平原北接冀北山地，西缘太行山、中条山。太行山以西是地表切割破碎的黄土高原。该区具有暖温带气候特征，夏季温暖多雨，冬季晴朗干燥，春季多风沙。降水量一般在400～700mm。土壤为原生和次生黄土，沿海、河谷和较干燥的地区多为冲积性褐土和盐碱土，山地和丘陵为棕色森林土。本区的地带性植被类型为油松和栎属 *Querous spp.* 多种植物组成的针阔叶混交林或落叶阔叶林。

1. 辽东、山东低山丘陵区

辽东、山东两半岛隔渤海相望，植被类型相似。植物区系中热带、亚热带的生物资源种类和数量山东半岛比辽东半岛明显增多。本区的植被类型属暖温带夏绿阔叶林，阔叶林代表树种有栓皮栎、麻栎等。木本药用植物有：黄柏、照白杜鹃、迎红杜鹃、杜松、细叶小檗、一叶萩等；林下分布的药用植物有：穿龙薯蓣、菝葜、海州骨碎补、东北天南星、毛穗藜芦、二苞黄精等；山坡灌丛中及石砾地分布有紫草、丹参、瞿麦、忍冬、角盘兰、崖椒等。

本区濒临黄海、渤海，沿海地带受海潮或海浪的影响，在滩涂和近海盐碱地分布的药用植物有：单叶蔓荆、北沙参、盐角草、中华补血草、罗布麻、旋覆、柽柳、刺果甘草和杠柳等。

辽东半岛的千山是长白山山脉的余脉，代表性的木本药用植物有：文冠果、无梗五加、刺五加、黄柏等；藤本药用植物有：北五味、多种猕猴桃等；草本药用植物有：铁线莲、南柴胡、龙胆、败酱、缬草、东北天南星、铃兰、粗茎鳞毛蕨、黄花乌头、紫草及獐牙菜等。

山东半岛的昆嵛山和辽东半岛的千山植物区系关系密切。代表性药用植物种类有：北五味、细辛、多被银莲花、天冬、崂山百合、穿龙薯蓣、猕猴桃、二苞黄精、黄柏及胡桃楸等。

本区是海洋药用动物的产区，主要种类有：石决明、刺参、海蛇、海龙、海马、鱼脑石和海胆等。分布的药用矿物种类主要有云母石、朴硝（元明粉）等。

2. 黄淮海平原及辽河下游平原区

本区包括华北平原及辽河下游平原。华北平原是海河、黄河、淮河等共同堆积的大平原，辽河平原为广阔的冲积平原。

该区域自然分布的药用植物资源种类有：白头翁、苦参、茵陈、紫花地丁、翻白草、酸枣、郁李、半夏、柴胡、远志，分布于低洼盐碱滩地的常见种类有：小蓟、蒺藜、白茅、香附、益母、菟丝、蛇床、萹蓄、蒲公英、旋覆、苍耳、旱莲及马齿苋等。

华北平原和辽河平原是我国主要的农业生产基地。本区种植药材历史悠久，种植的大宗药材有：地黄、山药、白芷、紫苏、牛膝、板蓝根、紫菀和丹参等30余种。

本区动物性药材中阿胶和牛黄最为著名，还有全蝎、五灵脂、土鳖虫、蟾酥、土地龙、桑螵蛸、蝉蜕、斑蝥、蝮蛇、红娘虫、虻虫、蜂房、蜣螂虫等。

该区域产矿物药材有30多种：赭石、滑石、硫黄、浮石、金礞石、石膏、芒硝、紫石英、白石英及阳起石等。

3. 黄土高原区

黄土高原区包括黄土高原、冀北山地。本区位于太行山以西、青海湖以东、长城以南、秦岭以北，大部分为深厚黄土覆盖的丘陵和高原。黄土高原处于中国东南季风湿润区向西北干旱区过渡地带，具明显的冬季寒冷干燥的大陆性气候。植物区系具显著的华北特征，普遍分布有油松、白皮松、侧柏和文冠果等；林下灌木主要有胡枝子、忍冬、连翘、黄刺玫、胡颓子、野皂荚、山楂、荆条和小叶锦鸡儿等；林下草本植物有唐松草、糙苏、兴安升麻、淫羊藿、玉竹、黄精等；林缘山麓常见有黄芩、大火草、北柴胡、北苍术、酸枣、秦艽、款冬、九节菖蒲、地榆、白头翁、异叶败酱及南牡蒿等。本区的中药资源种类相对较少，但产量较大，如大黄、党参、九节菖蒲、连翘等。

本区域以耐旱、耐寒的干草原和沙生药用植物资源为其特点。分布有：甘草、木贼麻黄、中麻黄、苦参、北柴胡、宁夏枸杞、银柴胡、远志、蒙古黄芪、紫菀、扁茎黄芪、蒺藜、地肤、骆驼蓬、骆驼蒿、狼毒、列当、天仙子、戈壁天冬等；在黄土高原沟壑区集中分布的药用植物有：侧柏、扁核木、山杏、皂荚、沙棘、酸枣、枣、连翘、毛叶小檗、山楂等木本种类，以及地榆、仙鹤草、冬葵、棉团铁线莲、大黄、胡芦巴、苦参、秦艽、淫羊藿、蝙蝠葛、桔梗、党参、北苍术、款冬、知母、半夏、地黄、甘遂、京大戟、忍冬、百蕊草、异叶败酱、泡沙参、龙葵、射干等草本种类。

本区药用动物主要有：麝、鹿、复齿鼯鼠、土鳖虫、刺猬、蜈蚣、斑蝥、虻虫、蜂和蝉等。矿物药材有龙骨、赭石、朴硝、阳起石、云母石、硫黄、石膏、白矾及芒硝等。

（三）华中亚热带区

华中区是指巫山、雪峰山以东，秦岭（东段）、淮河以南，南岭山脉以北的广大亚热带东部地区。包括江西、浙江两省和上海、湖南、湖北、安徽、江苏、福建等地的大部分地区和广东、广西北部地区。本区可分为长江中下游平原、江南山地丘陵和南陵山地三部分。

本区以低山丘陵为主，北有东西排列的淮阳丘陵，南有江南丘陵、闽浙丘陵和南岭山地。平均海拔500m左右。南北丘陵山地之间为长江中下游平原，海拔多在50m以下。该区域气候温暖而湿润，四季分明。平均年降水量在800～1600mm，由东南沿海向西北递减。土壤主要是黄棕壤、黄壤和红壤。

由于地处沿海，属北亚热带和中亚热带范围，南北植物区系交汇，组成了丰富多彩的植被类型。北亚热带地带性植被类型为常绿落叶阔叶混交林，以壳斗科落叶和常绿树种为基本群落种，如麻栎、白栎和栓皮栎等。中亚热带植被类型为常绿阔叶林，以石栎、青冈和樟科、茶科、木兰科、金缕梅科的树种为主。

本区既有丘陵山地中药资源种类分布，又具平原、湖泊和滩涂资源种类特点，是我国"浙药"和部分"南药"的产区。

本区动物种类组成有古北界和东洋界的成分。属东洋界的哺乳动物有红面猴、灵猫、豪猪、穿山甲等。属古北界的哺乳动物有狗獾、青鼬等。爬行类动物种类以蛇类为主：锦蛇、鼠蛇、火赤链蛇、眼镜蛇、五步蛇、竹叶青等。扬子鳄是本区的特有种。两栖动物中分布最普遍的有中华大蟾蜍、雨蛙、无蹼树蛙、泽蛙、大鲵及东方蝾螈等。药用矿物主要有寒水石、禹粮石、鹅管石、蛇含石和炉甘石等。

1. 淮阳山区

本区属北亚热带东部山区，是分隔华北和华中的天然山脉，绝大部分是低山丘陵，土壤以黄棕壤、黄褐土为主。

本区是落叶阔叶林逐步过渡到落叶阔叶—常绿阔叶混交林的地区。药用植物多分布在 500～1000m 的山地或丘陵山地。主要有山茱萸 *Macrocarpium officinalis*、侧柏、乌药 *Lindera strychnifolia*、茯苓、华东菝葜 *Smilax sieboldii* 等。

2. 长江中下游平原

本区包括江汉平原、洞庭湖平原、鄱阳湖平原、苏皖沿江平原、长江三角洲和里下河平原。该区农业发达，自然植被几无存在。湖泊众多，水生植物十分丰富。主要的药用植物资源有：莲、芡、黑三棱、菖蒲、芦苇、睡莲、香蒲、浮萍、眼子菜、苫菜、空心莲子草、水烛等；丘陵地区的药用植物有：何首乌、丹参、玄参、牛膝、三叶木通、百部、海金沙等。

本区主要为冲积平原的耕作区，适宜于中药材的生长。主要生产品种有：地黄、明党参、葛根、虎杖、夏枯草、白花前胡、乌药、菊花、何首乌、女贞子、南沙参、百部、瓜蒌、桔梗、丹参、半夏、板蓝根、红花、补骨脂、桔梗、牛蒡子、淫羊藿、白前、白花蛇舌草、玉竹、夏天无、太子参、猫爪草、柴胡、射干、积雪草等；栽培木本药材有：杜仲、厚朴、山茱萸、女贞、冬青、枸骨、枫香、乌梅等。

本区的动物药材有：鹿角（茸）、珍珠、珍珠母、蟾酥、地龙、蕲蛇、乌梢蛇、白花蛇、刺猬皮、穿山甲、土鳖虫、鳖甲、龟板、僵蚕、蝉蜕、水蛭、蜈蚣、牡蛎、青娘虫、虻虫、蟋蟀虫和守宫等。

矿物药种类主要有：萤石、磁石、滑石、紫石英、赤石脂、青礞石、代赭石、寒水石、自然铜、阳起石、云母、赤石脂、禹粮土、琥珀、鹅管石和石膏等。

3. 江南丘陵区

本区系南岭山地以北、长江中下游平原以南的低山丘陵和闽浙丘陵。该区域属典型的亚热带山地丘陵，夏季高温，冬季温和。闽浙丘陵依山濒海，受海洋影响较大，年平均降水量 1200～1900mm 之间。土壤为红壤和黄壤。

江南山地气候温暖湿润，降水丰富。天然植被为典型的亚热带常绿阔叶林，主要由壳斗科、樟科、山茶科、木兰科、金缕梅科和杜英科的常绿阔叶树种组成。亚热带成分的乔木类药用植物有枫香、山核桃、凹叶厚朴、山鸡椒、莽草、冬青、石楠、刺楸、银杏、三尖杉、粗榧、金钱松等。

本区是江浙和湖广地区药材的分布和生产中心。野生药材产量大质量好的种类有：葛根、土茯苓、青风藤、鸡血藤、钩藤、海桐皮、粉防己、萆薢、狗脊、乌药、虎杖、海风藤、夏枯草、白花蛇舌草、黄精、前胡、香附子、艾叶、石韦、益母草、野菊花、南沙参、茵陈、香薷和天冬等。

该区域传统地道药材品种丰富，浙江出产有：浙贝母、麦冬、玄参、白术、白芍、菊花、延胡索、温郁金，习称"浙八味"；安徽有白芍、菊花、茯苓、牡丹皮四大皖药，以及霍山石斛、宣城木瓜等；江苏有银杏、茅苍术、苏薄荷、孟荆芥、芡实、蟾酥、水蛭、蜈蚣等；福建产泽泻、厚朴、木瓜、黄栀子、黄精、土茯苓等；江西有枳壳、枳实、栀子、莲子、鸡血藤、荆芥、车前子、陈皮、香薷等；湖南有吴茱萸、玉竹、黄精、五倍子、金果榄等；湖北有黄连、茯苓、独活、厚朴、射干、莲子及蒲黄等。

本区动物药材主要有：海马、海龙、瓦楞子、穿山甲、蕲蛇、白花蛇、牡蛎、海螵蛸、蜈蚣、桑螵蛸、蝉蜕、鹿茸、土鳖虫、龟板、鳖甲、蟾酥、珍珠母、乌梢蛇、刺猬皮、蝼蛄、蚯蚓、九香虫等。

该区域药用矿物以雄黄、朱砂、信石、石燕最为著名，还有自然铜、磁石、石膏、云母石、钟乳石、鹅管石、炉甘石、密陀僧、胆矾、铜绿、硼砂、寒水石、禹粮土、蛇含石、赤石脂、花蕊石、白石英、紫石英、金精石、硫黄、赭石、青矾、红升丹、白降丹等。

4. 南岭山区

全区以南岭山脉为主体，西部包括桂东北丘陵盆地。南岭是阻挡北来寒潮和南来热带暖流的屏障，是中亚热带和南亚热带间的自然地理分界带。本区气候湿润，春夏两季多雨水，秋旱而冬有霜冻。大部分地区降水量均在 1400～1900mm 之间。地带性土壤以红壤、黄壤为主，黄棕壤次之。

本区境内分布有许多珍贵、稀有和濒危植物资源，如冷杉、建柏、长柄双花木、长瓣短山茶、马蹄荷、观光木、香果树、黄枝油杉、华南五针松、南方铁杉、长苞铁杉、穗花杉、白柱木、舌柱麻、八角莲、半枫荷、红豆树、翅荚子、银钟花、短萼黄连、红大戟、三尖杉、雷公藤及金耳环等。

本区的药用植物种类繁多，分布具有从中亚热带向南亚热带交汇过渡的显著特征。代表性的药用木本植物资源有：飞龙掌血、钩藤、鸡血藤、使君子、两面针、苦楝、木蝴蝶、竹叶椒、萝芙木、黄常山、毛冬青、桃金娘、衡州乌药、番石榴、金丝桃、石岩枫、广豆根、华南云实、巴豆等；药用草本资源有：天麻、罗汉果、巴戟天、金毛狗脊、槲蕨、山姜、广西马兜铃、朱砂莲、何首乌、湖南淫羊藿、及己、竹叶柴胡、紫金牛、白及、青天葵、黄独、石蒜、野菊花、广金钱草、石仙桃、零陵香等。

本区野生药用动物资源丰富，珍稀濒危保护动物有：华南虎、金钱豹、云豹、林麝等。大宗常见动物药材有：梅花鹿茸、穿山甲、蕲蛇、白花蛇、蛤蚧、蝎、蜈蚣、地龙、土鳖虫、斑蝥、蜂房等。

该区域药用矿物资源不甚丰富，主要有白石英、禹粮土等。

（四）西南亚热带区

西南区包括秦巴山地、四川盆地、云贵高原及部分横断山地。本区属中国地形的第二级阶梯，具复杂的山原地貌，地势起伏较大，多数地区海拔为1500~2000m，最高峰玉龙山达5596m。本区的地带性土壤为黄壤、红壤和黄棕壤。

西南亚热带区的主要植被类型多为以樟科、山茶科、金缕梅科植物为代表的中亚热带常绿阔叶林，只有北部的秦岭山地、汉江谷地有以壳斗科植物为主的常绿阔叶与落叶阔叶混交林。该区域中药资源种类丰富，蕴藏量大。本区又是多民族聚居地区，少数民族用药经验丰富，如藏药、彝药、傣药、苗药等各具特色。民族药多为当地分布的特有种类，如青叶胆、火把花根（昆明山海棠）、灯盏细辛、青羊参、岩白菜、竹红菌、紫金龙、榜嘎（唐古特乌头）、船形乌头及羊耳菊等。

本区动物资源丰富，珍稀濒危保护动物有：大猫熊、金丝猴、羚牛、麝、熊、豹、云豹、猞猁、青羊等。药用动物资源种类主要有猪獾、狐、水獭、刺猬、蛇、蝎、龟、鳖、蜈蚣、蝉等。

本区药用矿物种类较多，尤以朱砂、雄黄在国内占有重要位置。

1. 秦巴山区

本区包括秦岭、大巴山、龙门山、邛崃山南段、鄂西北武当山、荆山，以及汉水谷地等。本区属北亚热带湿润区，位于东南季风区。由于秦岭对南北气流的阻挡，冬季气温较高，夏季雨水充沛，形成了温暖湿润、雨热同季的气候特点，有利于中药资源的生长和发育，素有"巴山药乡"之美誉。

秦巴山地的秦岭东段、武当山、荆山和神农架北坡植物区系结构复杂，既有华东区系成分，又有西南和西北区系成分。药用植物种类丰富，代表性的木本植物有：枇杷、祖师麻、山豆根、七叶树、天师栗、密蒙花、金樱子、武当玉兰、银杏、杜仲、黄柏、厚朴、三尖杉、常山、红茴香等；代表性的藤本植物有：鸡血藤、钩藤、凌霄花、青牛胆、华钩藤、木通、三叶木通、飞龙掌血、大血藤、南五味、猕猴桃等；常见药用草本植物有：黄花乌头、甘青乌头、太白乌头、百合、甘肃贝母、太白贝母、川贝母、鹿衔草、半枝莲、拳参、川牛膝、独角莲、华细辛、唐松草、绞股蓝、秦艽、北柴胡、窝儿七、五脉绿绒蒿、扣子七和鬼灯檠等。本区的栽培药材约有100种，其中在国内占有重要地位的有当归、天麻、杜仲、独活、连翘、黄连、党参、黄芪、红芪、大黄、厚朴、吴茱萸、云木香、川贝母、山茱萸等。

药用动物种类也相当丰富，主要有林麝、豹、黑熊、大鲵、穿山甲、鳖、龟、蝎、乌梢蛇、乌骨鸡、獾、土鳖虫，蜣螂、蝉等。

药用矿物有朱砂、水银、密陀僧、磁石、自然铜、石膏、雄黄、信石、炉甘石、花蕊石、礞石、石燕、龙骨、寒水石、滑石、赭石、禹粮石、金精石、钟乳石、银精石、阳起石和硫黄等。

2. 四川盆地

本区包括四川盆地、高山深谷和河流两侧农垦区。北有秦岭、大巴山两道屏障，寒潮不易侵入，温暖湿润，土地肥沃，是种植业高度集中的区域，也是四川的药材重点产区。

四川盆周山地常绿阔叶林是基本植被类型。野生中药资源种类丰富，特产及地区性药用植物有黄连、三角叶黄连、岩白菜、天南星、栝楼、前胡、木通、密花豆、钩藤、麦冬、紫菀、葛根、败酱、青葙子、朱砂莲、雪胆、岩菖蒲、羽叶三七、竹节参、翼梗五味、瓜叶乌头、甘西鼠尾、峨眉贝母、峨眉藜芦等。该地区发展栽培生产的药材有：黄连、当归、党参、云木香、川贝母、川牛膝、天麻、款冬花、杜仲、厚朴、黄柏、柴胡、独活、辛夷等约50种。

本区动物药材有：五灵脂、僵蚕、蚕砂、狗肾、水牛角、蜂蜜、土鳖虫、鸡内金、水蛭、蛇蜕、九香虫、虫白蜡、斑蝥等。

矿物药有：自然铜、花蕊石、石燕、赭石、芒硝、朱砂、石膏、寒水石、禹粮土等。

3. 贵州高原地区

本区以贵州高原为主体，包括川东南和鄂西南山地及四川盆地的西南缘山地。位于中亚热带高原，主要受东南季风影响，冬无严寒，夏无酷暑，阴雨绵绵，全年降水量约1200mm。境内河流纵横，适宜药用植物和药用动物的生长繁衍。本区的植被类型为中亚热带常绿阔叶林，由壳斗科、樟科、山茶科、木兰科等优势树种构成。

贵州地区中药资源种类繁多，大宗药材有杜仲、厚朴、吴茱萸、黄柏、天麻、枇杷叶、山豆根、天花粉、天南星、川牛膝、石菖蒲、玄参、石斛、黔党参、何首乌、山乌龟、龙胆、天冬、金银花、五倍子、雷丸、半夏、白茅根、白薇、白蔹、金果榄、南沙参、木瓜、毛慈菇、灵香草、马槟榔、仙茅、冰球子、黄精、拳参、白及、续断、重楼、茯苓和灵芝等；属于南亚热带药材有苏木、安息香、儿茶、芦荟、沉香、木蝴蝶等。

贵州是一个多民族地区，有丰富的民族用药经验，而且民族药和民间药资源均具明显的地方特色，如苗族药：加格略、加比利吉（朱砂根、百两金）、豆威（海金子、光叶海桐）、嘎汪列（天南星、多疣天南星）、加灰柯（路边青、中华水杨梅、日本水杨梅）；布依族药：尖惊药（九头狮子草）、喳咪咪（山木通）、秒梅（杜鹃兰、独蒜兰）；彝族药：啊刺（刺黑珠、毛叶小檗、石黑珠、豪猪刺、生果小檗）、排志（土大黄）等都是亚热带植物种类。

位于贵州东北部的梵净山是武陵山脉的主峰，为中国亚热带生态系统保护较为完整的地区，森林植被属亚热带常绿阔叶林类型，如冬青、红茴香、披针叶茴香、朱砂根、粗榧、瑞香、金线吊乌龟、香花崖豆藤、三叶崖爬藤、蜈蚣草、五凤藤、朝天罐、狗脊、槲蕨、华山姜、重唇石斛、石仙桃、十大功劳、中华旌节花、常山、川桂、华中五味子、开口箭、八角莲、珠子参、大叶三七、红豆杉等。

本区药用动物资源主要有穿山甲、蛤蚧、马鹿、熊、斑蝥、水獭、九香虫、蜜蜂、灵猫香、王锦蛇、乌梢蛇、赤链蛇、蝮蛇、眼镜蛇、眼镜王蛇、尖吻蝮等。

本区矿物药主要有朱砂、滑石、炉甘石、硫黄、雄黄、水银、芒硝、钟乳石、赭石、自然铜、花蕊石、寒水石、白矾、白石英及琥珀等。

4. 云南高原地区

本区包括云南大部、黔西高原部分和川西南山地等。由于地形复杂，气候多变，植被类型明显不同。海拔800m以下深谷，属南亚热带干旱、半干旱气候，植被以稀树灌丛草原为主。

该区域的代表性药材有：八角茴香、砂仁、草果、云木香、黄连、三七、当归、茯苓、天麻、川贝母、甘肃贝母、梭砂贝母、多种重楼、藜芦、土茯苓、鸡血藤、石韦、贯众、狗脊、伸筋草、骨碎补、茜草、川楝、山乌龟、南五味子、升麻、半夏、雪上一枝蒿、草乌、瓜叶乌头、甘青乌头、铁棒锤、宣威乌头、坚龙胆、金铁锁、青羊参、云防风、余甘子、昆明山海棠及丽江柴胡等。

（五）华南亚热带、热带区

华南区位于我国最南部，也是世界热带的最北界。该地区气候温暖，雨量充沛。土壤由南到北以砖红壤、赤红壤为主，其次有红壤、黄壤、石灰土、磷质石灰土等。典型植被为常绿热带雨林、季雨林和南亚亚热带季风常绿阔叶林。植物以热带区系成分为主，以桃金娘科、番荔枝科、樟科、龙脑香科、肉豆蔻科、红树科、棕榈科、猪笼草科植物为特色。

1. 东部地区

本区位于我国东南沿海地区，东起台湾，西至广西百色的秦皇老山，包括台南丘陵旱地、越东南滨海丘陵、琼雷钦廉台地、桂西南石灰岩山地。

植物区系成分以马来西亚成分为主，也有中国、日本成分分布。植被类型为季节性雨林，还有常绿针叶林、山地常绿阔叶林、中高山寒温性针叶林、海湾的红树林等。是我国"广药"的产区。主要药材有：槟榔、儿茶、广防己、石蟾蜍、巴戟天、广豆根、何首乌、高良姜、益智、阳春砂、鸦胆子、海南龙血树、广藿香、广金钱草、鸡血藤、肉桂、红花、寄生、八角茴香等。

2. 西部地区

本区包括云南南部的峡谷中山地区、西双版纳全部和思茅地区的西南部、滇西南河谷山地及西藏南部的西马拉亚南冀河谷山地。河谷盆地海拔300～600m，山地海拔在1000～1500m，自东向西逐渐增高，东喜马拉雅山南侧，海拔超过5000m以上。土壤为红壤或黄壤。

植物区系成分以印度、缅甸类型为主，间有一些中国喜马拉雅和中国热带或亚热带特有的成分。植被类型：低海拔丘陵地区为季节雨林和半常绿季雨林，1000m以上为山地常绿阔叶林，在中高山区域，依次出现针叶林和局部的落叶阔叶林、高山灌丛和高山草甸等类型。药用植物资源丰富，代表性药材种类有：胡椒、云南马钱、白花安息香、山茶、槟榔、龙脑香、肉桂、相思子、萝芙木、金鸡纳、三七、白木香、雪莲、红景天等。

（六）内蒙古温带半干旱区

内蒙古地区位于我国北部边陲，包括内蒙古自治区大部分、陕西北部、宁夏的银川平原和冀北的坝上地区。内蒙古地区属温带半干旱气候，冬季严寒而漫长，夏季温暖，日照充足，昼夜温差较大，年平均降雨量 200～400mm。

本区的西辽河平原被沙层覆盖，沙丘上有各种沙生植被，丘间低地以草甸占优势；西辽河上游有黄土、沙黄土堆积形成的黄土丘陵，植被以虎榛灌丛、铁杆蒿群落、长芒草群落等最常见。内蒙高原的东北角是呼伦贝尔高原，海拔 700～900m，多为草原植被；内蒙高原中段的锡林郭勒高原，一般海拔 900～1300m，以草原植被为主，间有各种沙生灌丛、半灌丛及草本群落；阴山山脉以北的乌兰察布高原，海拔 1100～1500m，高原的东部是黄土丘陵，以草原植被为主，南部是毛乌素沙地，大部分高原因受长期剥蚀和沙层堆积，其植被多以沙生的半灌丛蒿类为主；河套平原海拔 900～1100m，植被以盐化草甸和盐生植被占优势。

植物区系成分以多年生、旱生、草本植物占优势，多属亚洲中部成分和内蒙古草原成分，植物种类比较贫乏。药用植物种类虽少，但每种分布广、产量大，主要有：甘草、蒙古黄芪、草麻黄、中麻黄、木贼麻黄、防风、黄芩、赤芍、地榆、龙胆、远志、山杏、知母、肉苁蓉、赤芍、兴安升麻、银柴胡、蒙古扁桃、祁州漏芦等。

（七）西北干旱区

本区域地处中温带至暖温带，包括新疆、宁夏、内蒙古三个自治区的全部以及甘肃、青海、陕西、山西、河北等省的部分地区。由于远离海洋而形成典型的干旱内陆气候特征，区域内高山、盆地、沙漠、戈壁广泛分布，昼夜温差大，冬季寒冷、夏季炎热，年均气温 0℃～10℃，有些地区夏季极端温度可高达 40℃ 以上。本区是我国降水量最少，相对湿度最低，蒸发量最大的干旱地区。年降水量一般不及 200mm。风多、风大是本区域的另一特点。

植物垂直分布明显，典型植被以藜科、禾本科和菊科的蒿属为主，伴有豆科、蔷薇科、毛茛科植物类群。由于本区具有几列海拔高度在 4000～5000m 以上的庞大山系，有充沛的冰雪融水，使单调贫乏的荒漠出现了形形色色的山地森林、灌丛、草原和高山植物。

1. 西北荒漠草原

本区包括内蒙古西部、宁夏和甘肃北部、新疆的准噶尔盆地、塔里木盆地，青海的柴达木盆地等。本区周围被高山围绕，降水少，一般年降水量少于 100mm。土壤为灰钙土或荒漠土，但均有不同程度的盐渍化。

（1）西部荒漠 本区包括准噶尔盆地西部和塔城、伊犁一带。植物区系以中亚成分为主，多为小乔木荒漠和半灌木荒漠，群落中常出现春雨型的短生植物和多年生短生植物。地下水较浅的区域有胡杨林、柽柳灌丛和芨芨草草甸分布。由于有天山水源的灌溉，形成许多绿洲。药用植物有：新疆阿魏、伊犁贝母、胡芦巴、欧骆驼蓬、骆驼蒿、霸王、蒺藜、长喙牦牛儿苗、准噶尔山楂、阿拉套乌头、猪毛菜等。

（2）东部沙漠 本区包括准噶尔盆地东部和南部阿拉善、马鬃山–诺敏戈壁、东疆哈顺戈壁、塔里木河、柴达木一带。植物区系成分以亚洲中部的荒漠成分为主，以灌木、半灌木荒漠、红砂、珍珠猪毛菜最为普遍。湖盆周围固定、半固定沙地有梭梭、白刺、尖叶盐爪爪分布。河谷盆地的胡杨林和怪柳灌丛也很普遍。药用植物主要有：锁阳、沙苁蓉、肉苁蓉、甘草、麻黄、新疆紫草、宁夏枸杞等。

2. 西北山地地区

西北山地包括天山、阿尔泰山及祁连山等，位于草原或荒漠地区内。天山主峰高达5000m左右，气候较湿润。

天山地区植物垂直分布较明显：海拔800～1100m为山地荒漠，以各种蒿类为主；海拔1100～1600m为山地草原，包括荒漠草原和典型草原；海拔1600～2800m为亚高山针叶林和草甸，针叶林中以云杉为主；海拔2800～3600m为高山草甸，有高山紫菀、火绒草等；海拔3600～4000m为高山亚冰雪稀疏植被，有雪莲、高山蓼等。该区域药用植物200余种，代表性种类有：天山贝母、黄芪、新疆假紫草、天山党参、雪莲花、圆叶鹿蹄草、新疆缬草等。

阿尔泰山地形较平缓，海拔2000～3000m。该区西北部主要为草原，阳坡灌木草原一直分布到海拔2100m，阴坡从海拔1500m以上为落叶松和云杉林，局部地区有西伯利亚冷杉林的分布。东南部比较干旱，植被以草原为主。主要药用植物资源有：多裂阿魏、阿尔泰金莲花、黑种草、红景天、阿尔泰乌头、异叶青兰、马蹄囊吾等。

祁连山位于青藏高原的东北部，最高峰5000～6000m，海拔4500m以上终年积雪。本区高寒半干旱气候。植物垂直分布特点突出。本地区有植物种类1200余种，其中药用植物主要品种有：唐古特大黄、甘肃贝母、雪莲花、冬虫夏草、高山唐松草、山莨菪、龙胆、唐古特青兰、羌活、唐古特乌头、虎耳草、甘松及多种红景天等。

（八）青藏高原区

青藏高原是世界著名高原之一。青藏高原区包括西藏自治区全部，青海省南部、新疆维吾尔自治区南缘、甘肃省西南缘、四川省西部及云南省西北边缘。本地区海拔4000～5000m，有众多耸立于雪线之上的山峰。本区域地貌复杂，有多条高大山脉，山脉之间分布有高原、盆地和谷地。高原空气稀薄，气压低，光照充足，辐射量大，气温低。土壤为高山草甸土、高山寒漠土。

1. 藏东南川西地区

本区包括四川省西部、西藏东部的三江流域和云南省西北角。本区植被类型在河谷阶地、峡谷下部，多为灌丛。3000m以上为寒温性阴暗针叶林；4000～4200m为小叶型的高山杜鹃灌丛和高山草甸；4700m至雪线，有流石滩稀疏植物群。

该区域药用植物种类较为丰富，常见种类有：仙人掌、冬虫夏草、暗紫贝母、梭砂贝母、掌叶大黄、长花党参、脉花党参、羌活、匙叶甘松、金铁锁、岩白菜、珠子参、蒙自藜芦、西藏棱子芹、甘青锦鸡儿、西藏忍冬、中华槲蕨、长柄唐松草、川藏沙参、藓状马先蒿、松萝、麻花秦艽、红毛五加、伏毛铁棒锤、红景天、水母雪莲花、绵头雪莲花、珠芽蓼、雪灵芝、西藏麻黄、山岭麻黄、高山杜鹃等。

分布的药用动物有白唇鹿、麝、野牦牛、野驴、雪豹、云豹、猴、鹿、黑熊、岩羊、雪鸡、水獭、鼯鼠、林蛙等。矿物药主要有龙骨、石膏等。

2. 藏东川西北地区

本区包括青海省东南部、甘肃省西南部、四川省西北部、西藏东北角。本区植被类型为高寒灌丛和高寒草甸。前者有金露梅、高山柳和多种杜鹃及鲜卑花等组成，后者以多种蒿草为主。代表性药用植物有：雪莲、梭砂贝母、冬虫夏草、杜鹃、大黄、麻花秦艽、甘青青兰、绵参等。

3. 藏北高原地区

藏北高原位于青藏高原中部和西北部，是青藏高原上地势最高、面积最大的高寒地带。气候寒冷而干燥，最冷可达 −40℃以下，是青藏高原的寒冷中心和冻土层广泛分布的区域，也是青藏高原旱季大风持续期最长、风力最强的地区。植被类型为高寒荒漠，种类较少。

分布的常见药用植物有：瑞香狼毒、火绒草、风毛菊、水母雪莲花、异叶青兰、高原毛茛、二裂委陵菜、高原大戟、高山唐松草、珠芽蓼、小叶棘豆、高山龙胆、膜果麻黄、马尿泡、绿绒蒿、莪大夏、马勃，以及多种大黄属、龙胆属、报春花属、虎耳草属植物。

药用动物种类主要有：藏羚羊、藏绵羊、藏山羊、野牦牛、野驴等。药用矿物资源主要有：硼砂、大青盐、石膏、芒硝、玛瑙、硫、砷和天然碱等。

4. 藏南谷地与喜马拉雅山地区

本区地处青藏高原最南部。包括喜马拉雅山中段、东段及雅鲁藏布江谷地，为青藏高原的重要农业区。

该区域植被类型多样，植物资源丰富。药用植物主要有：天麻、绵参、川贝母、雪莲、西藏狼牙刺、西藏木瓜、七叶一枝花、藏南党参、长花党参、胡黄连、新疆紫草、短穗兔耳草、多种红景天、白亮独活、独一味、藏糙苏、展毛银莲花，以及多种黄芪属、蚤缀属植物。

药用动物主要有：麝、白唇鹿、雪豹、水獭、黑熊、棕熊、野驴、牦牛、藏绵羊、藏山羊、藏马鸡、蝎、斑蝥等。

第二节　中药资源区划

一、中药资源区划的目的与意义

随着我国中药资源的长期开发利用以及生态环境的变化，资源蕴藏量日益减少。要保护中药资源，尊重自然规律，加强宏观控制，就需要进行中药资源区划的调查研究，为国家战略资源和区域性资源经济的健康发展进行科学规划与合理布局。

中药资源区划是在中药资源调查的基础上，以中药资源和中药生产地域系统为研究对象，通过对中药资源区域分布与中药生产特征的分析，根据区域相似性、区际差异性，将全国划分成不同级别的中药资源保护管理、开发利用和中药生产的区域。

通过分析中药资源区域分布与中药资源生产规律，从自然条件、社会经济、技术发展等多角度进行生态环境、地理分布、区域特征、历史成因、时空变化、区域分异，以及与中药资源数量、质量等相关因素的综合评价研究。因此，中药区划体系的建立有利于中药资源开发、保护及中药生产分区规划、分类指导、分级实施，有利于按市场机制调整中药生产与流通，创造更佳的经济效益、社会效益和生态效益，促进中医药事业的健康发展。

中药区划的目的在于：揭示中药资源生产的地域分异规律，因地制宜，合理规划和进行中药材生产基地布局，正确选建优质药材商品生产基地，实现资源的合理配置，充分发挥区域性药用生物资源优势，为我国区域性中药资源保护与开发利用提供科学依据。

1. 依据中药资源分布的区域性特点，评价不同地区中药资源的种类、数量（蕴藏量）和质量，以及资源分布消长规律，研究地道药材的成因，探讨药物功效与产地的关系，必将为合理开发各地的中药资源，尤其是发展地道药材资源的优势提供科学依据。

2. 开展适宜区分析研究，为变野生资源为家种、家养提供科学依据。选择各区域有代表性的中药资源种类，研究其生长的环境条件和适宜的生长区域，为中药区划提供依据，科学地指导引种和野生变家种、家养，根据各地的自然、社会经济状况及生产力水平，选建中药材生产基地，对中药生产进行合理布局。

3. 揭示各地中药资源与药材生产的地域性特点，为调整药材生产结构和布局提供科学依据。中药区划在综合评价各地自然经济条件的基础上，研究主要品种适宜区域，在分析药材生产现状和区域性特点的基础上划分不同级别的中药区，为研究药材生产布局提供了系统资料和科学依据。推动中药材生产专业化、布局区域化，充分发挥各地的自然和资源优势，避免盲目引种及扩大种植区域。

二、中药资源区划的原则与依据

中国地域辽阔，南北跨热带到寒温带，东西从多雨湿润地区到干旱荒漠地区，气候复杂，土壤类型多样，中药资源丰富。在资源调查的基础上，辨明地域分异规律，科学合理制定中药生产区划，充分发挥地区资源、经济和技术优势，因地制宜，合理布局生产基地，调整生产品种结构，发展适宜优质药材生产，以实现资源的合理配置，为制定中药资源的保护和开发规划提供科学依据。

（一）依据自然因素区划

构成自然界的各种因素，如地貌、土壤、气候、水文、植物、动物是相互联系、相互制约的，它们形成了一个内在联系的有机整体。温度、光照、水分是气候条件构成的主要因素，生物的生存和发展与其密切相关。药用生物的变化又受到地貌、土壤等其他环境因素的制约。因此，气候、地貌、土壤等因素直接或间接地影响着中药资源的形成和分布，应作为区域划分的重要依据。

1. 气候条件相似性原则

受太阳辐射、大气环境及地形等因素影响，不同地区形成了特色各异的气候条件和土壤条件。如低纬度地区太阳辐射能量大，温度高，高纬度地区太阳辐射能量小，温度低。我国东部沿海地区受海洋季风影响而气候湿润，远离海洋的西北部内陆地区则形成了大陆性干旱气候。因此，不同气候带（温带、亚热带和热带），以及同一气候带中不同气候特点，应作为区划的重要依据。气候因素中，温度和水分是区划气候相似性的重要指标。

2. 地形、地貌的一致性原则

地貌构成人类社会活动的基础，也是自然环境中重要的稳定性因素之一。地貌影响水分、热量在地球表面的再分配和地表物质的迁移，因而间接地影响着土壤和植被的构成和演替。地貌还制约着农、林、牧业用地的分布及土地利用方式和生产水平，直接影响到药材的生产。如当归、木香、黄连等宜在高寒山区发展人工栽培，泽泻、款冬、芡实等只能安排在低温地区生产。因此，在气候条件相似的区域内，地形地貌条件也应作为区划的重要依据，特别是划分二级区域的主要依据。

3. 地带性土壤类型相同的原则

土壤是陆生药用植物生长的基本条件。土壤是药物植物水分和养分供应的源泉，以及生态系统中物质循环和能量交换的重要场所。不同土壤种类肥力特征不同，适宜生长的药用植物各异。土壤结构和酸碱度常常直接影响药材的生长和分布。不同药用植物对土壤质地的要求不同，如党参、山药、板蓝根、白芍等大多数根及根茎类药材均适宜在沙壤土中生长，而地黄适合肥沃的黏土，北沙参则适合生于海边沙地中。许多药用植物对土壤酸碱度有不同的要求和适应范围，如人参、三七适宜微酸性土壤；满山红、栀子、狗脊适宜酸性土壤；枸杞、罗布麻、麻黄、柽柳、甘草等具有较强的抗碱性，可以在一定程度的盐碱地中正常生长。因此，在划分的同一个区域内，地带性土壤应尽量保持基本相同。

（二）依据社会经济因素区划

中药资源是一种自然资源，但当人们种植、养殖、采集、捕猎、收购、加工以及用于防病治病时，它们也就进入了社会经济范畴。因此，社会经济因素也应作为区域划分的重要依据。

1. 生产力水平一致性原则

一个地区的生产力，包括该地区土地、劳动力、资金、交通运输、科学技术等。生产力水平高的地区，一般中药资源开发的力度较大，野生资源破坏严重，需要对野生资源加强保护并投资培育人工资源；在生产力水平低的地区，一般资源的开发利用程度较小，野生资源保存较好，需要在加强资源保护的同时适度开发利用野生资源。不同生产力水平的地区，一般划分为不同的区域。

2. 中药生产特点相对一致性原则

中药区划重要的目的之一就是有利于进行中药材生产，因此中药材生产，特别是目前人工生产状况应作为中药区划的重要原则。在具体工作中，可以选择在药材生产中占有重要地位又具有地区特色的大宗药材作为中药区的标志种，研究其资源现状和发展趋势。研究内容包括野生中药资源的数量、质量及其空间分布和时间上的消长规律，家种、家养种类的栽培面积、饲养规律、产量、质量、地道性、生产和应用的历史及现状，主产区布局和发展，以及药材的收购、贮藏、加工、销售及出口等内容。在分析单品种资源水平地带性和垂直地带间分布规律的基础上，深入探讨不同地区的主要种类及其组合特征，按中药生产区域差异，确定不同等级的地域单元。一般来说，划分出的中药区域中，一级区主要代表药材种类的产量、蕴藏量可占全国75%以上，二级区可占全国50%以上，代表种类的地道药材产区通常位于该区域范围之内。

3. 中药生产发展方向相对一致性原则

中药生产发展方向是指一定时期内各中药区药材生产专业化发展的趋势，如我国东北部湿润和半湿润地区，以家种家养药材为主；而西北部干旱和半干旱地区多数则以野生中药资源的保护和可持续利用为主。中药区是一个由多种中药资源组成的区域生产综合体，其中优势品种的发展，标志着具体区域中药生产的发展方向。不同中药区在资源开发和生产中常常存在相似的问题，如中药资源的综合利用和保护，新资源的开发，提高家种、家养药材的生产技术以及调整生产布局建立生产基地等。因此，区划时应注意与生产方向的相对一致性。

4. 与农业区划相协调的原则

中药区划作为一项部门区划，是农业区划的组成部分。中药区划应同各类农业区划（农业部门区划、自然条件区划、农业技术改造和综合农业区划）相协调。某些在农业上具有重要价值的气候指标，如≥10℃的积温、最冷月和最热月气温值、有无霜降、年降水量等，均作为中药区划的主要参考依据。药材生产，特别是药材种植业、饲养业要同农业、林业、牧业、渔业相结合。有些地区实行粮药、林药、果药间作、套种，实际上是把药材生产和农业各部门生产融为了一体。

5. 不同等级的中药区划相互衔接的原则

由于中药生产的地域范围不同，中药区划则有等级之分。按行政区域范围大小，中药区划分为全国中药区划、省（区）级中药区划、地（市、盟）级中药区划和县（旗）级中药区划。下级区划是上级区划的基础，上级区划指导下级区划。不同级别的区划自下而上，自上而下，相互结合，相互衔接，构成完整的体系。全国中药区划在依据全国中药生产地域分异规律和参照农业专业与部门区划，综合农业区划确定中药区界线时，尽量考虑与省级区划界线相衔接。

中药区划虽然不是单纯的部门经济区划，但含有社会经济的属性。因此，在确定中药区划分区边界时，应尽量保持一定行政区界的完整性。这样便于以基层为单位取得经济统计资料加以研究分析，也有利于对中药资源区划所提出的发展方向、途径和措施的组织实施。不同等级的中药区划，所要保持的行政区界应有所不同。县级区划到村，省级区划到乡，而全国中药区划将保持县（旗、州、区）级行政区划的完整性。

（三）依据中药资源类别区划

中药资源分为动物、植物和矿物资源。矿物资源的形成主要受地质作用影响，受气候土壤等自然条件的影响极小。从中药材生产角度看，药用动物的养殖和药用植物的种植以及野生资源的保护主要与动、植物药资源相关。因此，在进行区划时，应以动物药和植物药资源作为区划的主体予以考虑。

三、中药资源区划系统

根据我国中药资源背景研究中药材生产地域分异规律，按照地区的相似性和差异性，各地中药生产条件和特点的相对一致性，药材生产发展方向、途径、措施的相对一致性等因素，将全国中药生产区域划分为 9 个一级区和 28 个二级区，并阐明各区的现状、特点以及开发潜力，确定今后的开发方向和建设途径。其目的在于揭示中药资源与中药生产的地域分异规律，明确各区域开发中药资源和发展中药生产的优势，为因地制宜地调整中药材生产结构和布局，正确地选建优质药材商品生产基地，逐步实现区域化、专业化生产提供科学依据。

（一）东北寒温带、中温带中药材生产区

本区地貌构成主要有大兴安岭、小兴安岭、长白山地，三江平原由黑龙江、松花江、乌苏里江冲积而成。土层深厚，自然肥力高，适宜于耐寒药用动植物资源的生存繁衍和发展生产。

该区域中药材生产特点是：珍稀特产及地道品种特色突出。我国人参栽培生产经过 300 余年的发展，已有 70 多个县种植，年产量占全国人参年产量的 99%。人参加工品边条红参以体长、肥大、芦长、皮表纹深、形体优美而著称；辽细辛气味浓烈辛香，畅销国内并大量出口；辽五味子肉厚、色鲜、质柔润，香气浓郁，质量上乘；赤芍根条长、色鲜亮、粉性足；关龙胆根条粗长、色黄、产量大；关防风主根发达，色棕黄，品质好。鹿茸与蛤蟆油皆是动物药中的珍品。梅花鹿茸是东北三宝之一，粗大、肥壮，嫩茸形美、色泽好、质量高。蛤蟆油是本区特产品种，野生蕴藏量占全国的 99%。

（二）华北暖温带中药材生产区

本区包括辽宁南部、北京、天津、河北中部和南部、山西中部和南部、山东、陕西中部和北部、宁夏中部和南部、甘肃东部、青海西部、河南中部和北部、安徽北部及江苏北部，涉及 13 个省、市。本区农业开发历史悠久，种植业发达。

该区域中药材生产特点是：药材栽培历史悠久，大宗药材品种多产量大。产量占全国 50% 以上的单品种有：地黄、板蓝根、紫菀、白附子、酸枣仁、白芍、牛膝、党参、北沙参、枸杞子、瓜蒌、金银花、丹参等。在长期的生产实践中形成了诸如河南的四大怀药（地黄、牛膝、山药、菊花），以及山东的济银花、莱阳沙参，河南的密银花，安徽的亳白芍，青海的西宁大黄等均是品质优良、驰名中外的地道药材和药材主产区。本区也是桔梗、酸枣仁、远志、柏子仁、连翘、全蝎、土鳖虫等药材的主要生产区域。

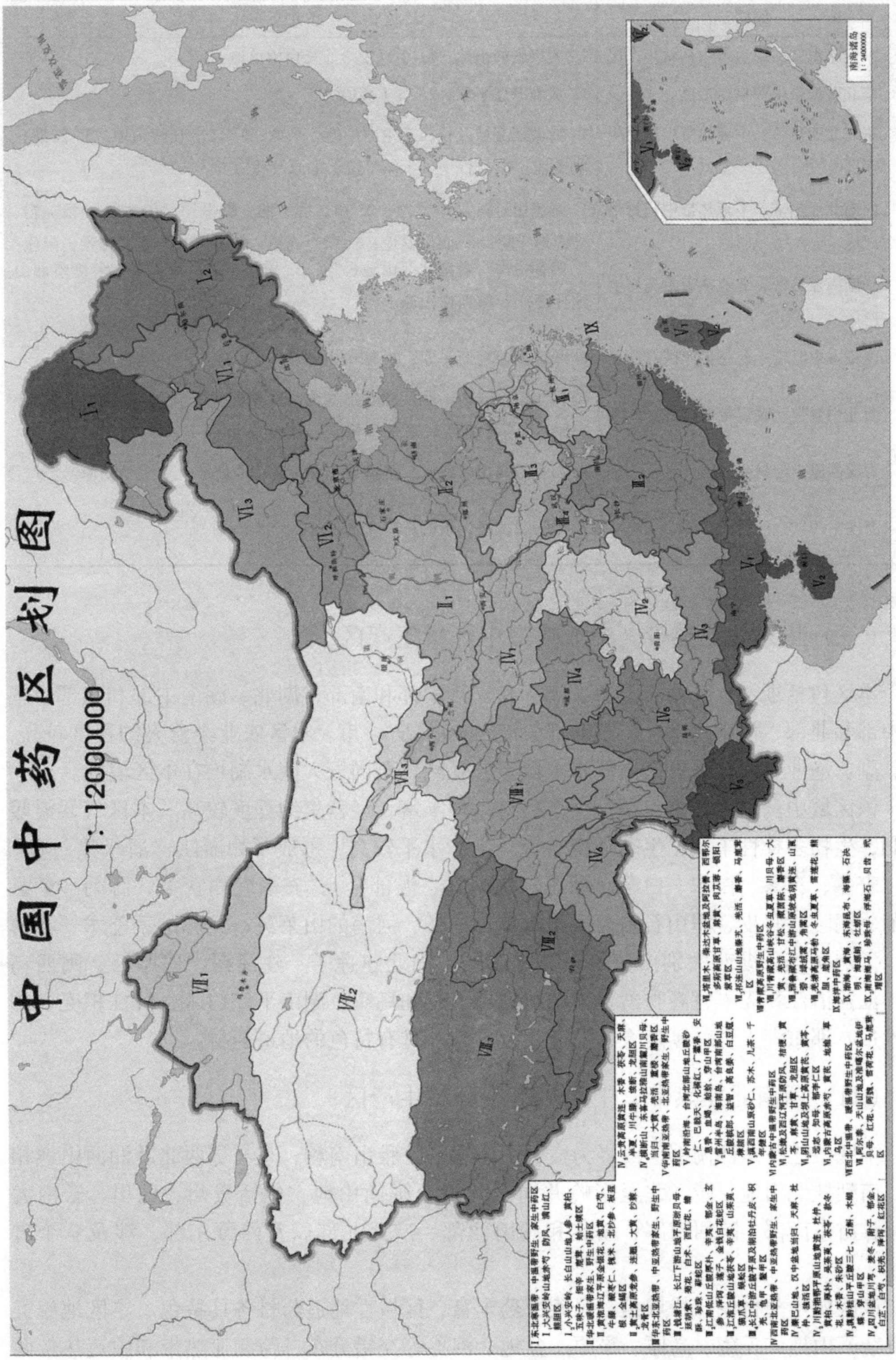

图3-1 中国中药资源区划系统图

表 3-1　中国中药资源区划系统 9 个一级区、28 个二级区

一级区	二级区
I　东北寒温带、中温带中药材生产区	1. 大兴安岭山地；2. 小兴安岭、长白山山地
II　华北暖温带中药材生产区	1. 黄淮海辽平原；2. 黄土高原
III　华东北亚热带、中亚热带中药材生产区	1. 钱塘江流域及长江三角洲山地、平原；2. 江南丘陵山地；3. 江淮丘陵山地；4. 长江中、下游丘陵、平原及湖泊
IV　西南北亚热带、中亚热带中药材生产区	1. 秦巴山地、汉中盆地；2. 川、鄂、湘、黔平原、山地；3. 滇、黔、桂山地丘陵；4. 四川盆地；5. 云贵高原；6. 横断山、喜马拉雅山南麓
V　华南南亚热带、北亚热带中药材生产区	1. 岭南沿海、台湾北部山地丘陵；2. 雷州半岛、海南岛、台湾南部山地丘陵；3. 滇西南山原
VI　内蒙古中温带中药材生产区	1. 松嫩及西辽河平原；2. 阴山山地及坝上草原；3. 内蒙古高原
VII　西北中温带、暖温带中药材生产区	1. 阿尔泰、天山山地及准噶尔盆地；2. 塔里木、柴达木盆地及阿拉善高原、西鄂尔多斯高原；3. 祁连山山地
VIII　青藏高原中药材生产区	1. 川青藏高山峡谷；2. 雅鲁藏布江中游山原坡地；3. 羌塘高原
IX　海洋中药材生产区	1. 渤海、黄海、东海；2. 南海

（三）华东北亚热带、中亚热带中药材生产区

本区包括浙江、江西、上海、江苏和安徽中部和南部，湖北、湖南中部和东部、福建中部和北部、河南南部、广东北部，涉及 10 个省、市。本区农业经营集约程度较高，林、副、渔业发展较快。区内淡水水域十分辽阔，全国五大淡水湖均在本区境内。

该区域中药材生产特点是：生产药材品种丰富，经营集约程度较高。本区气候温暖湿润，生物多样性丰富，生态环境适宜，生产水平较高，形成了如浙江"浙八味"（贝母、麦冬、玄参、白术、白芍、菊花、延胡索、温郁金）；安徽皖西茯苓、滁菊、歙县贡菊、铜陵牡丹皮、霍山石斛、宣州木瓜；浙江、河南的山茱萸；江苏的茅苍术、苏薄荷、孟荆芥等，湖北大别山茯苓、鄂北蜈蚣；闽北建莲子、建泽泻、建厚朴、闽西乌梅；江西清江枳壳、宜春香薷、丰城鸡血藤、泰和乌鸡；湖南平江白术、沅江枳壳、湘乡木瓜、邵东湘玉竹、零陵香、湘莲、汝升麻等具有特色的地道药材。

（四）西南北亚热带、中亚热带中药材生产区

本区位于我国西南部，西界为横断山、喜马拉雅山南麓，东与鄂西北及湘西山地相接，南到桂北山地丘陵，北至秦岭并向西北延至陇南山地。包括贵州、四川、云南大部、甘肃东南部、陕西南部、湖北和湖南西部、广西北部以及西藏东部，涉及 9 个省（区）。

该区域中药材生产特点是：民族医药丰富，区域性地道药材各具特色。本区地貌类型复杂，山地、丘陵、高原、平原、盆地、河谷等交错分布，跨北亚热带和中亚热带两个气候带，属于东亚亚热带季风气候，形成了川药、云药、贵药等各具特色的区域性地

道药材。本区也是我国少数民族最为集中，藏药、彝药、苗药、傣药等民族医药丰富，在本区占有重要的位置。

在川产药材中，包括川芎、附子、川贝母、黄连、川牛膝、麦冬、丹参、川木香、川郁金、川红花等地道药材。云南的三七、云茯苓、云木香、石斛等；贵州的天麻、杜仲、何首乌、钩藤、雷公藤、吴茱萸等为优势品种。

（五）华南南亚热带、北亚热带中药材生产区

本区以山地、丘陵为主，间有盆地、台地、平原。属南亚热带、热带季风气候，高温多雨，冬暖夏长。地带性植被为南亚热带常绿阔叶林、热带季雨林、雨林和赤道热带珊瑚岛植被，是我国热带、亚热带经济作物和南药的主产区。包括福建东南部、广东南部、广西东南沿海及云南西南部、台湾岛及其周围诸岛、海南岛及南海诸岛。

该区域中药材生产特点是：热带资源种类丰富，"南药"特色突出。在北热带雨林、季雨林中分布的药用植物主要有槟榔、益智、巴戟天、芦荟、胡椒、荜茇、壳砂、高良姜、青天葵、南肉桂、苏木、海南地不容、安息香、儿茶、龙血树等；在南亚热带常绿阔叶林中分布有穿心莲、排草、山栀子、石斛、山慈菇、何首乌、红芽大戟、通草、朱砂莲、灵香草等。

热带季雨林和亚热带阔叶林中可利用的药用动物资源有白花锦蛇、蛤蚧、穿山甲、金钱白花蛇等。

（六）内蒙古中温带中药材生产区

本区东部为大兴安岭山脉和松嫩西辽河平原，中部有阴山山脉及坝上高原，南部是太行山脉及燕山山脉北端，北部为内蒙古高原，中部和东北部为半湿润大陆性季风气候，西部为干旱草原向荒漠草原过渡气候。大部分地区冬季干燥寒冷，夏季凉爽。包括黑龙江中部和南部、吉林西部、辽宁西北部、河北北部、山西北部、内蒙古中部和东部。

该区域中药材生产特点是：大宗地道药材品种多，"北药"特色突出。本区北部、西部地区植被构成以蒙古植物区系为主，东部和南部有华北和长白区系成分，北部草原区草本植物占有相当优势。该区域是我国北药的道地产区，所产黄芪根条粗长、表皮皱纹少，质坚而绵不易折断，粉足味甜；多伦赤芍条粗长，具糟皮粉渣，堪称地道；同时该区也是关防风的自然分布区和生产区。本区平原、草地、丘陵广泛分布刺五加、麻黄、甘草、桔梗、苍术、黄芩、知母、酸枣、百合、牛蒡、远志、杏、郁李、秦艽、紫花地丁等，均为大宗优势资源品种。

这里是珍贵药用动物资源梅花鹿、马鹿、林蛙、蟾蜍等品种的分布区和生产地。药用矿物有石膏、龙骨、白石英、磁石、芒硝、滑石等。

（七）西北中温带、暖温带中药材生产区

本区地处中国西北内陆，高山、盆地、高原相间分布，土地广阔，高山平原占绝对

优势，沙漠和戈壁面积大、分布广。高大山体有：阿尔泰山、天山、昆仑山、祁连山、贺兰山等；著名的荒漠区域有：古尔班通古特沙漠、塔克拉玛干沙漠、巴丹吉林沙漠、腾格里沙漠、毛乌素沙漠等。这里地域辽阔，为我国重要的畜牧业和粮棉生产基地。包括新疆、青海北部、宁夏北部、内蒙古西部、甘肃西部和北部，涉及 5 省、区共 151 个县（市）。该区域中药材生产特点是：

1. 从北到南地跨干旱中温带、干旱南温带和高原温带，光能资源丰富，日照时间长，昼夜温差大，适宜于耐旱喜阳作物生长。这里植被稀疏，药用资源种类较少，但蕴藏量大，占有重要地位。具有西北高原特点的中药资源大宗品种有：甘草、麻黄、肉苁蓉、锁阳、银柴胡、苦豆子、新疆紫草、伊贝母等，以及特有区域性药材雪荷花、阿魏、新疆赤芍、新疆藁本、新疆羌活、新疆独活、刺糖、新疆黄精、新疆党参、一枝蒿等。

2. 是蒙、回、维、哈萨克、藏、柯尔克孜等民族聚居区，以维药和蒙药为代表的民族药物资源丰富。具有浓郁的地方民族色彩，疗效独特的品种主要有：阿里红、一枝蒿、驱虫斑鸠菊、雪荷花、菊苣、孜然、异叶青兰、骆驼蓬、苦豆子、刺糖、阿育魏实、洋甘菊、藏茴香、薰衣草、榅桲、阿月浑子、索索葡萄等。

3. 特殊的自然条件孕育着西北内陆特有的药用动物资源种类。本区是马鹿、马麝、赛加羚羊、野驴、野马、野骆驼等珍稀药用动物资源分布区，也是经济动物资源马鹿、驴、牛、羊等的生产区。

（八）青藏高原野生中药材生产区

本区地处喜马拉雅山脉、冈底斯 – 念青唐古拉山脉，喀喇昆仑 – 唐古拉山脉、可可西里 – 巴颜喀拉山和昆仑山脉，平均海拔 5500～6000m 以上。在诸山脉之间，有雅鲁藏布江、怒江、澜沧江、金沙江、黄河等。本区居住着藏、回、羌、蒙、哈萨克、门巴、洛巴、阿昌等少数民族，以畜牧业为主。包括西藏大部、青海南部、四川西北部及甘肃西南部，共 107 个县（市）。该区域中药材生产特点是：

1. 气候为高寒类型，日照、辐射强烈，冰雹、暴雪多发，绝对无霜期少。生态植被特征是以高寒灌丛、草甸、荒漠草原植被为主，间有湿性草原和温性干旱落叶灌丛植被。主要野生药材资源品种有：川贝母、冬虫夏草、麝香、鹿茸、鹿角、牛黄、胡黄连、大黄、甘松、黄连、山莨菪、雪莲花、秦艽、羌活、川木香、雪上一枝蒿等。

2. 本区藏族医药文化历史悠久，形成了独特的藏医、藏药优势。重要的藏药资源品种有：雪灵芝、角蒿、洪连、塔黄、莪大夏、藏茵陈、藏糙苏、乌奴龙胆、小叶莲、绵参、西藏狼牙刺、细果角茴香、绢毛菊等。

（九）海洋性药材生产区

本区位于中国大陆的东部和东南部，北自鸭绿江口，南到北仑河口。海域包括渤海、黄海、东海、南海等。中国海域气候分别具有暖温带、亚热带、热带的气候特征，根据海洋生物对水温的不同要求，可分为暖水性、冷水性、暖温性等类型。大陆海岸线、岛屿海岸线及海洋岛屿等区域蕴藏着十分丰富的海洋药用生物资源。据调查,我国海洋药用资源近700种,其中海藻类约100种、动物类580余种、矿物与其他类4种。中华民族利用海洋生物治疗疾病具有悠久的历史,海洋药用生物资源已成为中药资源宝库中的重要组成部分。本区海岸分布着辽宁、河北、天津、山东、江苏、上海、浙江、福建、台湾、广东、海南、广西12个省、市及地区,共58个县。海洋性药材生产的主要特点:

1. 海洋动物分原生动物、腔肠动物、环节动物、软体动物、节肢动物、棘皮动物、脊椎动物等,其中90%以上是无脊椎动物。我国药用动物资源种类主要有:海龙、海马、杂色鲍、耳鲍、皱纹盘鲍、羊鲍、货贝、泥蚶、珠母贝、牡蛎、乌贼、中国鲎、海月水母、海蜇、珊瑚、沙蚕、缢蛏、海胆、海蛇等。提供的常用药材有:海马、海龙、石决明、牡蛎、珍珠母、海螵蛸、紫贝齿、瓦楞子、珊瑚、海浮石等。

2. 绿藻、蓝藻、褐藻、红藻四个藻类门提供了丰富的海藻类药用生物资源。我国药用海藻类资源种类主要有:海带、昆布、海藻、羊栖菜、海蒿子、紫菜、石花菜、海萝、麒麟菜、江篱、石莼、铁钉菜、苔垢菜、礁膜、浒苔等。

3. 我国海域北部滨海形成多种植被类型,有些是重要的药用植物资源群落。北部海滩分布有罗布麻草甸、柽柳灌丛等盐生植被;东南海滨分布有岗松、芦苇等沼泽植被,以及黄花狸藻、黑藻等水生植被;珊瑚岛常绿林分布着麻风桐林、银毛桐林等群系。广西南部海滨台地上则分布着银合欢灌丛;南部海岸还分布有露兜树、酒饼簕、仙人掌等热带刺灌丛。沙滩边缘常见有蔓荆、茅根、香附;红树林分布在海南岛榆林港至浙江平阳的沿海地带,主要有红树、海莲、桂果木榄、海桑等。

四、中药资源生态适宜区分析与中药材生产区划

(一)中药资源生态适宜区分析

生物的生存离不开环境。生物不断从环境中取得生活所需的能量和营养物质;同时,物种在繁衍、发展过程中,也形成了对某种环境因子(或称生态因子)的特定需要和对环境的适应能力,也就是形成一定的生态习性。

药材生态适宜区分析的基本方法,首先要掌握药材的生态习性,了解区域各生态因子分布特征;其次是调查药材的分布历史与现状;然后进行综合分析与评价。通过分析提出适宜区和最佳适宜区,为因地制宜地合理规划药材生产布局,发展地道药材提供可靠依据。

"诸药所生,皆有其境"。生态环境适宜性对药材的道地性形成具有重要影响。下面从气候、土壤、地形地貌、群落生态等方面对中药材的生态适宜性进行分析。

1. 气候因子与中药资源生态适宜性

从生物学角度来讲,药材品质的形成是其物种受特定生境因子的影响,在长期生态适应过程中所形成的稳定的遗传特征。因此,植物生态型是地道药材形成的生物学实质。

(1)光照:由于对光照的要求不同,药用植物可分为:喜阳光的类型,如甘草、

黄芪、白术、芍药、山茱萸、杜仲、薏苡、党参、红花、薄荷、檀香、补骨脂、栀子、草决明、木瓜、玫瑰等；喜阴的类型，如郁金、姜黄、桔梗、黄精、肉桂等；有的品种则幼株喜阴，成株喜阳，如巴戟天、佛手、厚朴、五味子等。按日照长短的要求分为，长日照的感应类型，如牛蒡、紫菀、凤仙花、天仙子、木槿等；短日照类型，如菊花、苍耳、牵牛、紫苏等；而千里光、栀子等则不受日照长短的影响。

（2）温度：植物的生长过程存在着生长的最低温度、最适温度和最高温度。温度直接影响植物体内各种酶的活性，从而影响植物代谢即合成和分解过程。在最适温度时，各种酶最能协调地完成植物体的代谢过程，最有利于植物生长；当温度低于或高于最适温度时，酶活性受到部分抑制；当温度低于最低温度或高于最高温度时，酶的活性受到强烈抑制，同时高温和低温对植物细胞产生直接破坏作用而使蛋白质变性，甚至导致植物死亡。低温对于一年生冬性植物的开花有促进作用即春化作用药用植物可按其温度要求与耐低温的程度，大致分为喜热、喜温、喜凉和高寒等类型。喜热型药材主产于南亚热带、热带，0℃积温在7500℃以上，如槟榔、砂仁、益智、巴戟天、肉桂、诃子、安息香、儿茶、广藿香、苏木、沉香、降香、白豆蔻、千年健等；喜温型药材主产于北亚热带、中亚热带与暖温带，0℃积温多为4000℃以上，如杜仲、厚朴、牡丹皮、枳壳、山茱萸、辛夷、吴茱萸、川芎、牛膝、地黄、附子、白芍、白术、苍术、麦冬、菊花、浙贝、延胡索、金银花、泽泻、白芷、玄参等；喜凉药材主要产于中温带，0℃积温多为2500℃～4000℃之间，如人参、黄芪、党参、知母、细辛、赤芍、防风、龙胆、甘草、郁李仁、远志、黄芩、黄连、当归、枸杞子、秦艽等；高寒型药材主产于西北与青藏高原的高原寒带，0℃积温多在2500℃以下，如大黄、羌活、甘松、雪莲花、雪荷花、冬虫夏草、山莨菪、藏茵陈、胡黄连等。节律性变温对植物影响较大，如明党参需要在0℃～10℃低温下处理一段时间后才能发芽；牡丹、芍药等也需经过5℃以下低温刺激种子才能生长、出土；百部、射干分别需要19℃～22℃与15℃～25℃的变温才能正常发芽。

（3）水分：根据环境中水的多少和植物对水分的依赖程度，可划分为水生、陆生植物两大类：水生药用植物，如海藻、莲、芡、芦苇、香蒲等。陆生药用植物又可分为：湿生药用植物，如灯心草、半边莲、毛茛、泽泻等；旱生药用植物，如麻黄、甘草、肉苁蓉、锁阳等。而大多数药用植物为中生植物。

目前已广泛开展了各种气候因子与药材道地性的研究，如根据模糊集合论（fuzzy sets）分别对四川乌头和附子的气候生态适宜性进行了研究，建立乌头和附子5个生态气候要素的隶属函数模型，以50个市（县）气象台（站）为代表，综合评价了四川省乌头和附子产地气候条件的生态适宜性，根据评价结果将四川划分为3个乌头不同适宜区和4个附子不同适宜区。再如，温度和日照是影响西洋参总皂苷含量的主要气候因子。通过对吉林省西洋参栽培产地生态环境的分析，确立了栽培西洋参气候生态因子数字模型。

2. 土壤及成土母质与中药资源生态适宜性

土壤因素与药材生态适宜性主要表现在土壤组分、土壤微量元素、土壤结构、土壤酸碱度等对药材的影响。大部分药用植物适宜微酸性至微碱性土壤。有的喜酸性土壤，如铁芒萁、石松、狗脊、肉桂、延胡索等；有的适于生长在钙质土或石灰性土壤中，如甘草、柏木、安息香等；而水飞蓟、金银花、麻黄等能在盐碱性较强的土地中生长。有的还有较大的耐受能力，如款冬在中性至碱性土壤中最适宜，在pH值4的酸性较强的土壤中也能。

产区地质背景与药材品质有一定相关性，特别是道地药材中微量元素的差异与地质背景有密切关系。地质背景系统对药材品质的制约作用是通过其外延的"岩石—土壤—药用植物"系统完成地质大循环和小循环的统一，从而制约道地药材的分布、生长发育及产量和品质。如四川灌县岩石呈现第四纪地质体，土壤为冲积潮土，形成了川芎的优势小生境效应系统。重庆石柱县岩石呈现侏罗纪长石石英砂岩，土壤为黄化沙壤，形成了黄连优势小生境系统。而道地金银花的分布受地质背景系统制约，主要分布于大陆性暖温带季风性半干旱气候区内，由于受成土母质影响，金银花最适合的土壤类型是中性或稍偏碱性的砂质壤土。对暗紫贝母生长区的土壤进行主成分分析，土壤中微量元素的差异是导致松贝（川贝母）品质差异的重要因子。

3. 地形地貌因素与中药资源生态适宜性

中药材具有明显的空间分布地域规律，药材的不同产区间不仅存在地理位置差异，而且在地形地貌方面也有很大差异。不同海拔高度对药材品质有一定的影响，"不同海拔高度影响药材品质，如生长在低海拔地区的黄连产量和小檗碱含量高于生产在高海拔地区者；在同一地区短葶飞蓬中总黄酮含量随海拔升高而上升"。海拔的变化会引起气候微环境的改变，不同坡向和坡度的太阳辐射量、土壤水分、地面无霜期不同，综合应用主成分分析、回归分析及灰色关联理论等多种数学方法分析药材品质与不同地形因子间的相关性，揭示道地药材品质和外观性状与地形地貌的相关性。

4. 群落因素与中药资源生态适宜性

道地药材生长的群落环境（包括群落组成和群落结构）是植物生长的关键因素，关系到物种的生存、多样性、演替、变异等方面，研究道地药材生长的最适群落环境是道地药材与环境相关性研究中的重要内容。如对暗紫贝母群落类型与松贝（川贝母）品质之间的相关性研究发现，绣线菊＋金露梅－珠芽蓼群落、窄叶鲜卑花＋环腺柳＋毛蕊杜鹃群落、委陵菜＋条叶银莲花群落所产松贝为品质最优的商品规格。

关于群落生态与药材品质相关性方面的研究还相对较少，研究不同群落类型（包括群落的物种类型、外貌和结构、组成比例、地理分布、生态环境等）与道地药材品质和外观性状相关关系，得出不同群落类型对药材品质的贡献度差异；同时，研究群落和小气候包括太阳辐射、光照强度、光质、温度状况、水分状况、空气成分、空气流动、土壤形成和环境、营养分配等与道地药材有效成分累积和外观性状的相关性，揭示群落生态条件与药材品质的密切联系。

5. 生态适宜性的遗传分析

关于药用植物遗传分析的研究多集中在利用DNA分子标记技术研究药用植物的DNA指纹和遗传多样性。采用DNA分子标记方法，可以分析不同产地药材基因型与品质间的相关性，研究种质资源的遗传分化，确定道地产区药材种质资源的基因型，明确药材道地性形成的遗传机制。因此，DNA 分子标记方法不但是药用植物道地性研究的重要手段，而且可以为筛选、寻找药效好、有效成分含量高的药物资源提供分子水平的理论依据。对"南药"广藿香不同产地间的叶绿体和核基因组的基因型与挥发油化学型的关系研究发现，广藿香基因序列分化与其产地、所含挥发油化学变异类型呈良好的相关性；基因测序分析技术结合挥发油分析数据可作为广藿香道地性品质评价方法及物种鉴定强有力的工具。

在药用植物种质资源遗传多样性的基础上，应加强药用植物主要有效成分生物合成途径关键酶基因的表达研究，揭示药材道地产区与非道地产区主要有效成分生物合成途径关键酶基因不同生态环境下的表达差异，建立以主要有效成分生物合成关键酶基因为依据的道地药材产地适宜性分析技术。

（二）中药资源生态适宜区与生产区划的关系

1. 生态适宜区与中药资源植物分布

一般将植物生长具体地段的环境因子统称为生境。当一个区域的生境与某一生物的生态习性相匹配时，这一区域地理环境和生态环境的制约程度在这一生物的耐性限度之内，该生物能够自然分布，且以中心地带为最多。

所谓植物分布区是指某一植物在地球表面所占有的一定的生长与分布区域。在一个种的分布区域内，环境条件差异在该种植物耐性限度内。而当环境条件的差异开始超过植物耐性的区域，即为分布区的边界。但由于自然和历史的原因，物种的实际分布区域往往小于上述的区域，该种植物个体并不是在区域内所有地方都能生长、分布，而只是在适合于它们生长的环境里。就某种药用植物来说，它的分布区域就是生态适宜区的范围；在分布区域中心，耐性限度处于最适范围，即生态最适宜区范围。在生产布局中，可以通过对限制因子的定性和定量分析，来确定某种药用植物的最适宜区域，在这一区域里，如技术、资金投入与其他区域相同，则产量最高，产量的变化系数最低；就中药材生产来说，还应该表现为品质最优良。

2. 药材适宜区分析在中药资源区划中的具体体现

一般情况下，中药资源的集中分布区是生态最适宜区，某种药材的生态最适宜区即为其药材生产的主产区。由于对某些道地药材长期过度采挖，历史形成的主产区中资源蕴藏量下降甚至枯竭，而次适宜产区资源蕴藏量相对较多，产量较高；药材生产技术性强，从培育、采收到炮制加工、贮藏保管都有严格的要求，需要具备中药资源生产相关技术体系。

从中药资源区划角度来看，药材品种的适宜区分析是其重要的基础工作，主要体现在以下几个方面：

（1）中药资源区划需要从我国地域分异规律出发，揭示不同地区中药资源及药材生产在空间、时间上的分布规律。在适宜区分析中，依据药材生产实践与普查成果，通过药材对生态因子的适应范围，明确其实际分布的生态环境与地区，从而为揭示各地域中药资源的不同组合特征提供依据。

（2）中药资源区划需从我国各大区域自然、经济条件优势出发，分析不同地区的中药资源优势及潜力。在适宜区分析中，运用中药资源普查取得的各种资料，了解各地药材尤其是道地药材的分布状况，结合历代本草有关论述与生产实践进行分析，明确主要地道药材产区分布范围及其生产潜力，为揭示各地区优势药材品种，发挥资源潜力提供依据。

（3）中药资源区划需从各地域环境与中药资源特点出发，提出各药材生产区域的发展方向与主要途径。在适宜区分析中，按照各地在普查中做出的社会产量、收购量、需求量与综合利用的测算，依据主要药材品种生产的常用度，做出药材商品余缺分析，提出主要药材生产规模与基地选建原则，从而为药材生产合理布局提供依据。

中药材综合区划可分为定性、定量和多因素综合区划三个阶段。即中药材传统区划、中药材数值区划、中药材多因素综合区划。近年来，随着新技术新方法的不断引进和多学科交叉的广泛应用，使得中药材区划概念也涵盖了新的内容，中药材区划研究进一步向多因子指标化、定量化、分析综合化、多学科化、现代技术集成化方向发展。

（三）中药材适宜区分析与生产区划代表性实例

当归为伞形科植物 *Angelica sinensis*（Oliv.）Diels 的干燥根。始载于东汉《神农本草经》，性温，味甘辛，具有补血活血，调经止痛，润肠通便之功，被广泛应用于临床各科，尤擅妇科血虚血瘀证的治疗，享有"十方九归"之美誉。

【地理分布与生境】分布于甘肃、云南、四川、湖北、陕西等省（区）。栽培于土质疏松、肥沃的砂质壤土中。

【生物学特性】为多年生草本，产于高寒阴湿地带，属低温长日照类型植物。喜湿润、冷凉气候，怕干旱、高温，适宜生长在海拔 2000～3000m 的潮湿坡地。苗期喜阴，需遮光以避免直射阳光。适宜在土壤肥沃、质地疏松、排水良好、富含腐殖质的中性或微酸性沙壤土中生长。需轮作，忌连作。

【生态因子值】选择具有代表性的 22 个采样点，主要分布在甘肃、云南、四川、湖北等省。其中甘肃选取了 12 个点，云南选取了 6 个点，四川选取了 3 个点，湖北选取了 1 个点。野外采样后，对采样结果进行整理和 GPS 的坐标转换。

根据 TCMGIS 系统提取的当归产地生态因子数值分析结果及文献综合分析，以土壤类型、年平均温度、相对湿度、降水量、1 月极端最低温度、7 月极端最高温度六个生态因子作为当归产地适宜性的主要生态指标，见下表。

表 3－2　当归生长区域的适宜生态因子指标

生态因子	海拔	降水	土壤类型	相对湿度（%）	1 月最低温（℃）	7 月最高温（℃）
适宜指标	1800～3150m	520～1250mm	红壤，黄棕壤，棕壤，褐红壤，灰褐土，黑土，黑钙土，黑麻土，黄绵土	65.0～82.0	−15	26

【生态适宜性分析】应用 TCMGIS 系统进行分析，与当归主要分布区生态因子相似

度达到90%~100%的地区，为当归的适宜区。从分布图上可以看出当归适宜区主要分布于甘肃南部、云南西北部、四川北部及西南部、陕西南部、西藏东南部、湖北西部、贵州西北部以及河南、宁夏、山西等省市（自治区）。

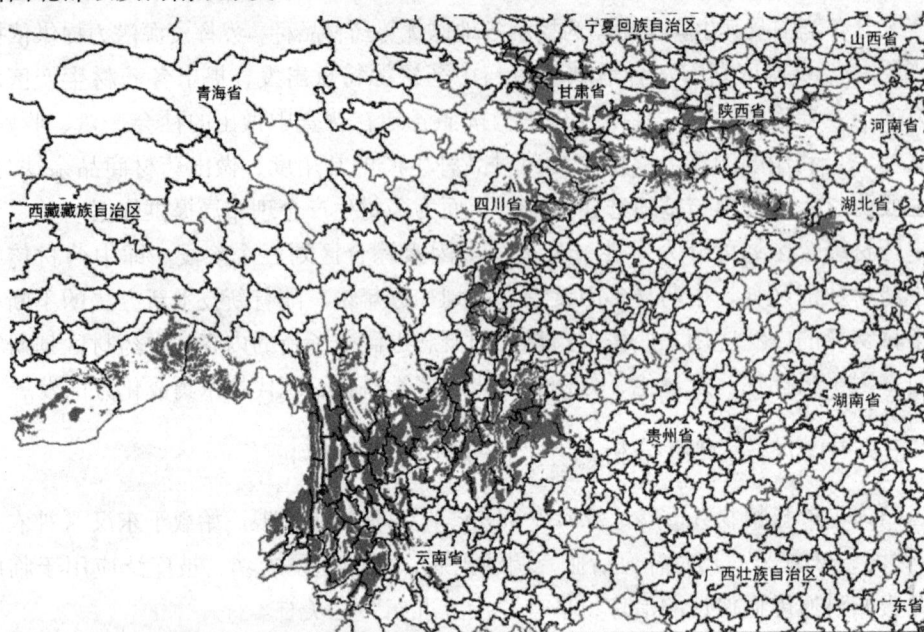

图3-2 全国当归生态相似度达90%~100%区域分布图

根据系统统计结果，全国当归适宜区共有283个县市，共约205692.2km²的面积是当归的适宜产地。

表3-3 我国当归适宜产区分布情况

序号	省区名称	县市数（个）	主要县（市、旗）	面积（km²）	比例（%）
1	甘肃省	34	岷县、宕昌县、定西县、武都县、康县、漳县、渭源县等	24725.9	28.70
2	云南省	75	鹤庆县、永胜县、福贡县、鲁甸县、维西傈僳族自治县、宁蒗彝族自治县、昭通市等	81844	35.41
3	四川省	82	盐源县、德昌县、西昌市、九龙县、汶川县等	53864.6	18.02
4	湖北省	11	恩施市、神农架林区、竹溪县等	3042.3	8.25
5	陕西省	47	镇平县、岚皋县、平利县、勉县、留坝县、太白县等	19883	20.56
6	西藏藏族自治区	8	察隅县、错那县、墨脱县等	16287.1	12.60
7	贵州省	3	威宁彝族回族苗族自治县、赫章县、钟山区等	4267.2	47.02
8	宁夏回族自治区	3	隆德县、泾源县、固原县	170.3	3.05
9	山西省	8	永济县、翼城县、沁水县	117.5	0.95
10	河南省	12	栾川县、西峡县、灵宝县等	1490.3	5.01
总计		283		205692.2	

【区划与生产布局】

第三次全国中药资源普查资料记载，当归主产于甘肃、云南、四川三省，湖北、陕西等地亦产。当归适宜在云南丽江、兰坪、中甸、剑川、巍山等县，四川汉源、宝兴、理县、平武、南坪，甘肃临潭、卓尼、武都、漳县、渭源、宕昌、岷县、康乐、临洮、榆中、武山、陇西等县发展种植生产。甘肃岷县、宕昌一带为当归的地道产区，种植历史久远。2006 年在甘肃省宕昌县哈达铺镇、岷县西寨镇建立了当归规范化种植基地。

系统分析得出，西藏共有当归栽培适宜地面积约 16287.1km^2，主要在喜马拉雅山东南缘的高原耕地。这些适宜产区的发现，将为当地中药种植产业结构调整及全国当归药材种植产业的合理发展提供资源储备和战略空间。

第四章 药材品质的形成及其影响因素

药用生物种质的形态表征、初生与次生代谢产物的生物合成与消长规律等是受其种质遗传基因所控制的，这些生命活动引发的一系列生理、生化代谢活动又受到外界生态环境诸多因素的影响。随着药用生物自然资源的逐渐减少，代之以通过人工生产的药用资源产量越来越大，人为因素对药材品质形成过程的影响也越来越凸显。由此构成了中药资源生物种质－生态环境－人为因素等复杂系统相互作用，共同决定药材品质形成的状况。

药材品质的概念有两层涵义，其一，是药材的形态学表征，包括药材性状和微观形态特征，反映的是药材的形态与品位；其二，是药材的内在质量，反映的是与功效相关的化学物质基础。影响中药材品质的因素是复杂的，其中种质基因、生态环境及人为因素对药材品质的形成具有决定性作用，彼此之间构成了一个相互联系、相互影响、相互制约的复杂系统。

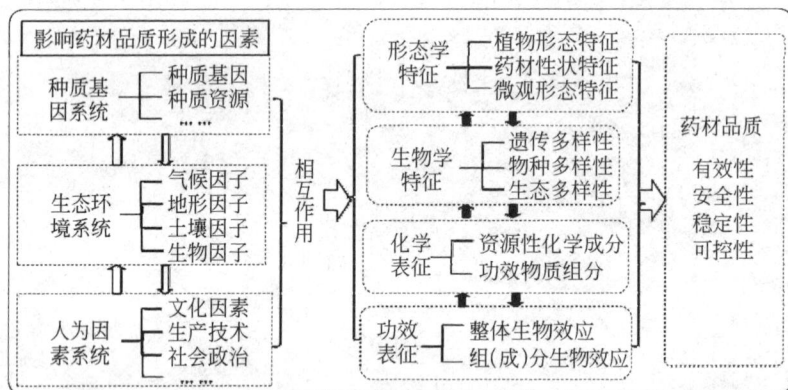

图4-1 影响中药材品质形成的因素

第一节 中药资源种质与药材品质的形成

生物在整个生命活动过程中均受到基因的调控，遗传决定了生物的形态结构特征和生理功能特征。因此，发现和保存优良种质，选育和创新中药种质资源是发展优良中药材生产，提高品质与产量的重要途径和关键环节。

一、中药资源种质的概念与范畴

种质是指决定生物性状遗传（种性）性，并将其遗传信息从亲代传递给后代的遗传物质，也称为基因，它往往存在于特定的品种之中。种质资源（germplasm resources）又称遗传资源或基因资源，在植物遗传育种领域，指一切具有种质或基因并能繁殖的生物类型总称。包括品种类型、远缘种、野生种的植株、种子、无性繁殖器官、花粉甚至单个细胞，只要具有种质并能繁殖的生物体。种质库（germplasm pool）：指以种为单位的群体内的全部遗传物质，它由许多个体的不同基因所组成，又称基因库。

药用生物种质资源，除了具有农作物种质资源的特性外，还具有如下几个特征：野生资源占有很大的比例，野生种质具有极其重要的地位；具有多基原现象，一味药有多种来源，种质资源的多样性较农作物复杂；近缘种由于化学成分、药理作用的相近，在种质资源中具有重要的地位；种质评价体系中有效成分（组）是重要的评价指标；药效的优劣是评价中药种质资源的决定性指标。

生物种质的特性是环境选育的结果，随着自然环境的变化与在长期栽培过程中的人为因素影响，种质退化、抗性降低、产量下降、品质降低等现象显现。因此，对药材种质资源进行调查、评价，收集筛选优质种质资源和具有特异性状的种质资源，将有利于药材品种改良。

种质资源是提高中药材质量的关键和源头，是保证中药产业可持续发展的关键。药用生物种质除自然种质外，目前药用生产品种大多是在一定的生态和经济条件下，经自然或人工选择形成的动、植物种群。具有相对的遗传稳定性和生物学及经济学上的一致性，并可以用普通的繁殖方法保持其恒久性。优良的品种能提高其产量、质量、抗逆性，以及满足人们的某些特殊需要。

因此，中药资源的多样性是中药资源保存、评价、利用的基础，也是中药材野生抚育、引种栽培的前提，是进行新药开发和新药源寻找的保证。世界各国都非常重视种质资源的收集、保存与研究工作。保护中药资源的生物多样性包括物种多样性、生态类型多样性、化学型的多样性等。

二、中药优良种质资源的选育与保存

药用生物品种的选育不同于一般的农作物育种。农作物育种的目标主要是品种的产品数量、质量以及抗逆性等农艺性状指标，而药用生物的选育目标首先是其所含有效成分的提高，其次才是药材性状。药用生物的良种选育包括选种和育种两条基本途径。

选种是指在种内进行的种源和优良个体的选择。目前药用植物选育的对象主要以天然群体为主，群体内变异丰富，为优良类型的选择提供了物质基础。选种的主要任务是对现有种质资源进行系统的调查、收集和保存，建立种质资源圃和种子库，并根据不同生产需求对各种质进行综合评价，从中选出具有不同优良特性的优良种质加以利用。

育种的主要任务是根据生产和消费者需求，以选出的具有不同优良特性的家养动物、栽培植物以及微生物种质为对象，通过引种驯化、定向选择、人工杂交或诱变等多种方法改变其遗传特性，取得具有杂种优势、多种优良性状组合的新品种。

在种质改良工作中，选种和育种是交替进行的，选种是育种的基础，可利用选种所取得的选择增益获得生产上的增益；育种是品种改良工作的进一步深入，可在选种的基础上，取得更高的生产上的增益。

随着药用植物品种改良水平的提高，遗传基础日益狭窄，遗传性状的储备逐渐减少，加速了某些种质的遗失，而野生种常常是抗病性、抗逆性、丰产性等优良品质的来源。因此，不断发现和收集优良的野生与人工种质资源品种，建立种质资源库和种质资源圃显得尤为必要。

优良的野生种质如不注意收集和及时保存，就有可能丧失。三七、当归、川芎等具有长期栽培历史的药用生物种质其野生种质目前已难觅踪影。例如，黄姜（*Dioscorea zingiberensis* C. H. Wright）是重要甾体激素原料植物，在20世纪70年代，野外收获的原料皂苷含量可达7%，最高达17%。但是，随着自然资源的耗竭，代之以发展人工栽培生产，药材中的皂苷含量仅为2~3%。

三、中药资源种质与药材品质的关系

种质资源是中药材生产的源头，种质的优劣对药材的产量和质量有决定性的影响，因此，对种质的收集、鉴定、评价和创新是保障中药资源品质的根本。研究表明：牛蒡子的千粒质量、发芽势、发芽率与药材中牛蒡苷含量成极显著正相关，与牛蒡苷元的含量成极显著负相关。提示不同产地牛蒡种质与药材的质量具有显著相关性。

第二节 生态环境与药材品质的形成

环境系指生命系统周围的一切事物的总和。它包括空间以及其中可以直接或间接影响生命系统生存和发展的各种因素，不仅指自然环境，也指其他生命系统构成的环境。药用生物的形态构成及其活性成分的生物合成与积累，是生物长期适应外界生态环境的结果。当外界生态环境因素发生变化时，药用生物体的外部形态及活性成分均会因代谢的变化而发生变化，进而影响中药的质量与产量。各种生态因子包括地形、地貌、海拔、土壤、光照、温度、水分、生物间的相互作用等，这些因素之间相互联系、相互作用、相互影响，其综合作用维系着药用生物的生存和发展。因此，研究药用生物与环境的关系，对中药资源的分布、形成、质量以及生产潜力等都具有重要的意义。

一、气候因子对药材品质的影响

我国幅员辽阔，地理环境的复杂性导致气候的多样性，而气候条件的复杂性，又为我国药用生物的多样性奠定了良好的生态环境基础。气候是多个环境因子的综合，包括光、气温、空气湿度、雾量、降水量和风等要素，其中光照、温度和水分对药用生物生长与中药材品质的形成最为重要。

（一）光照

光照是绿色植物赖以生存的能量来源。植物体内的代谢包括初生代谢和次生代谢两个方面。在光照下，植物通过光合作用制造有机物，经过植物体内的运输和转化产生各级代谢产物。因此，光照对植物的初生代谢与次生代谢都有影响。在诸多生态因子中，光照是药用植物生产决定性的因素。

光照不仅影响药用生物的生长与形态，而且可影响药材外观性状与显微组织结构的变化，也在一定程度上决定着产量与活性成分的含量。光照对药用植物活性成分的形成与积累是必须的，因为次生代谢的发生与积累是建立在初生代谢基础之上的。

光照因素主要包括光照强度和光照时间等。在自然界中，光照条件随纬度、海拔高度、坡向、昼夜和季节不同而发生变化。

1. 光照强度

药用生物种类繁多，不同的种类对光照强度有着不同的需求。据此，可将药用植物分为阳生植物、阴生植物和耐阴植物。甘草、麻黄、地黄、黄芪、黄芩、红花和芍药等药用植物属于阳生植物。人参、西洋参、三七、黄连、天南星、细辛和半夏等药用植物属于阴生植物。耐阴植物对光照条件的要求介于二者之间，在光照良好或稍阴蔽的条件下都可以正常生长，如桔梗、天门冬和麦冬等。此外，有些药用植物在不同生长时期对光照的要求也不一样，如黄连有"前期喜阴，后期喜光"的现象。

对阳生植物来讲，多数情况下，光照能使次生代谢产物含量提高，但结果因植物种类不同而有所差异。如曼陀罗 *Datura stramonium* 植株叶片在受光照射后生物碱含量有所提高；朝鲜淫羊藿 *Epimedium korieanum* 中的淫羊藿总黄酮和淫羊藿苷含量，在强光下生长者高于在弱光下生长者，强光下总黄酮含量最高达到弱光下的 2.65 倍，淫羊藿苷含量最高达弱光下的 6.93 倍。相反的情况是，生长在林中阴蔽处或无阳光直射的阴坡的红豆杉，其紫杉醇的含量则高于光照充足者。

光照对各种人工培养药用植物组织中的活性成分的合成与积累也有影响，有的促进，有的抑制。如光照有利于水母雪莲 *Saussurea medusa* 愈伤组织中黄酮类成分的形成，在光照条件下干细胞中总黄酮含量为 3.2%，是暗培养的 4.4 倍；光照可明显促进黄花蒿 *Artemisia annua* 培养组织中青蒿素的合成，在 3000 LX 光强时达到最大值。在黑暗条件下雷公藤 *Tripterygium wilfordii* 愈伤组织中二萜内酯的含量比 100 LX 光照下高 57% 左右。

总之，光照强度对不同药用植物活性成分的合成与积累的影响是不同的，可以通过调节光强来调控中药材质量与产量。

2. 光照时间

光照时间是受光时限的长短，它与纬度、坡向、季节、海拔高度等具有密切关系。在一定范围内，随着纬度的升高，日照时间会相应延长。

光照时间的长短，对药用植物体内活性成分的合成与积累有显著影响。例如，草麻黄 *Ephedra sinica* 茎枝中生物碱类成分的含量随着光照时间的延长而提高，呈显著正相关。

光照时间对植物组培组织中的活性成分含量也有明显影响。如在黄花蒿的组织培养过程中，当光照时间为 20h/d 时，芽中青蒿素的含量最高，约为干重的 0.27%。因此，在组织培养时人工控制光照时间，是提高活性成分含量的途径之一。

（二）环境温度

温度是影响植物生命活动的重要因素之一，主要通过影响酶的活性、二氧化碳和氧在细胞内的溶解度、蒸腾作用、根的吸收能力等而发挥作用，影响着中药材的品质形成。

同一植物所处环境温度不同时其代谢活动强弱不同，导致次生代谢产物含量出现差异。例如，水母雪莲 Saussurea medusa 愈伤组织中黄酮类成分生物合成适宜温度是 25℃，±5℃之外则对黄酮类成分的生物合成不利。欧乌头 Aconitum napellus 在温暖气候条件下含有毒性成分乌头碱，但生长在寒冷地区则毒性大大降低。

根据对温度的适应性可将药用植物分为四类。耐寒种类：人参、北细辛 Asarum heterotropoides Fr. Schmidt var. mandshuricum、五味子 Schisandra chinensis 等，能耐 −1℃ ~ −2℃的低温，同化作用最旺盛的温度为 15℃ ~ 20℃；半耐寒种类：菘蓝 Isatis indigotica、白芷 Angelica dahurica 等，能短时间耐 −1℃ ~ −2℃的低温，同化作用以 17℃ ~ 20℃时为最大；喜温种类：颠茄 Atropa belladonna、望江南 Cassia occidentalis，其种子萌发、幼苗生长、开花结果都要求较高的温度条件，同化作用的适宜温度为 20℃ ~ 30℃；耐热种类：罗汉果 Momordica grosvenori，在 30℃左右其同化作用最高。

（三）水分

水分是维持植物生命所必需的，是中药材产量形成的基础。但是，植物界在逐渐脱离水生环境的不断进化过程中，次生代谢逐步加强，次生代谢产物种类、含量及其结构复杂性呈现出逐步提高的趋势。

陆生植物生长过程中，水分过多对次生代谢产物的积累是不利的。例如，草麻黄植株体内生物碱含量在雨季急剧下降，而在干燥的秋季却含量较高；东莨菪 Scopolia japonica 植株在干旱时阿托品含量高达 1%，而在湿润环境中则仅有 0.4%。

水分供给程度对药材的外观性状也有影响，相对缺水的环境下种植丹参，其外皮呈鲜艳的红色，而在水分充裕的条件下，其外皮颜色暗红。

因此，在发展药用生物资源的生产实际中如何调控水分供给，是保障产品品质的重要环节。

二、地形及土壤因子对药材品质的影响

（一）地形因子对药材品质的影响

药用生物资源具有明显的空间和地域分布规律，生物体内的代谢活动强弱及其药材

品质的形成与产地的地理位置、地形地貌、海拔高度等因子密切相关。

海拔高度不同，气候、温度、光照等因素均有差异。海拔高度对植物体内代谢活动的影响是由多种因素综合作用而形成的。例如，原产于青海高原一带的山莨菪 *Anisodus tanguticus* 植株体内山莨菪碱含量就是随海拔高度的提高而增加的，当海拔高度分别为 2400m、2600m、2800m 时，其含量分别为 0.109%、0.146% 和 0.196%。黄连 *Coptis chinensis* 同一时期生长在低海拔地区的根状茎重量和小檗碱含量高于生长在高海拔处者。肉桂 *Cinnamomum cassia* 中桂皮油及其主要成分桂皮醛的含量也随海拔高度升高而提高。

（二）土壤因子对药材品质的影响

土壤是多数植物赖以生长的载体，植物庞大的根系与土壤有着极大的接触面积，二者之间进行着频繁的物质交换，彼此有着强烈的影响。

不同的土壤类型，分布着不同的植物类群。在我国北方，甘草、枸杞、麻黄、银柴胡、苦豆子等自然分布在三北地区干旱、半干旱的钙质土类区域；罗布麻、柽柳、猪毛菜等则适生于盐碱地中；肉苁蓉、锁阳等则寄生于干旱沙漠中的梭梭、白刺等植物上。在我国南方，桃金娘、栀子、铁芒萁、毛冬青、狗脊等自然分布在酸性土壤中，青天葵、木蝴蝶、地枫皮等则生长于石灰岩山地形成的土壤中。

土壤的水分状况、矿物元素和有机质的组成及含量是影响植物生长发育和药材品质形成的直接因素。

1. 土壤质地与结构

土壤质地包括土壤结构、空隙状况、保肥性、保水性等。根据土壤中砂粒、粉粒和黏粒等含量，可划分为沙土类、壤土类和黏土类三大质地类型。

土壤质地对药用植物的生长发育有着重要影响。例如，蒙古黄芪 *Astragalus mongholicus* 生长在山地棕色沙砾土壤中，根系直，分支少，根皮黄棕色，表皮光滑，无锈斑，无水眼，折断面纤维细绵，富粉性，药材呈鞭杆状，品质上乘。种植在黑砂土壤中时根皮则呈黑褐色，有锈斑，折断面纤维较粗粉性小，且因土壤含水量大，导致根皮水眼重等。种植在沿江冲击砂土或含水量高的土类中，则根系变异，多分支呈鸡爪形，根皮锈斑多，水眼重，折断面纤维较粗，粉性小，品质差。

2. 土壤酸碱度

土壤酸碱度与植物生长发育、植物的次生代谢活动关系密切。在自然界中，含生物碱类成分丰富的植物种类随生态环境土壤 pH 值的增高而增加。据统计，在强酸性土壤环境中，被研究过的植物中富含生物碱类成分的种类不及 4%，而生活在碱性土壤中的种类则超过 15%。

乌拉尔甘草 *Glycyrrhiza uralensis* 和胀果甘草 *G. inflata* 都具有一定的耐盐碱能力。在新疆地区，乌拉尔甘草仅分布在天山南麓的轻度盐碱地上，而塔里木河沿岸的盐碱地上分布的则是更耐盐碱的胀果甘草。

3. 土壤养分

植物所需的各种元素基本上都是从土壤中摄取的，包括氮、磷、钾、硫、钙、镁、铁、锰、锌、钼、硼和氟等元素。这些元素对生物的生长繁衍，以及体内的代谢活动具有影响。例如，土壤氮素含量高时，罂粟属、颠茄属、曼陀罗属等植物类群生物体内的生物碱类成分含量较高。因此，可以通过施肥补充或调节土壤元素结构，达到促进生物体内可利用物质合成和积累的目的。

据报道，施用氮肥、磷肥可不同程度地提高伊贝母的生物碱含量，但施钾肥则能降低其含量。锰对蛔蒿 *Artemisia finita* 植株体内山道年的形成有促进作用，施锰植株地上部分山道年含量为对照组的 114% ~ 169%，花蕾中山道年含量可提高 20%，叶中山道年含量可增加 2 倍以上。连翘 *Forsythia suspensa* 种子中连翘酯苷含量的主要影响因子是土壤有效磷，其次为钾、pH 值等。

4. 土壤微生物

土壤中的养分要先经过微生物的分解与转化，才能被植物吸收和利用，为其提供生长发育所必需的营养。因此，土壤微生物与植物营养密切相关，有益微生物的施用已成为提高药材产量与品质的有效措施。

近年来研究发现，植物内生真菌可促进药用植物的生长发育，提高对逆境的抵抗力，促进活性成分的合成与积累。

三、生物因子对药材品质的影响

生物因子包括病菌、昆虫及竞争性植物等。次生代谢是植物在长期进化过程中建立和发展起来的适应机制。植物产生对病菌、昆虫有毒性或抑制作用的次生代谢产物，可以增强其环境适应能力，对于抵抗逆境、保证物种繁衍发挥着重要作用。

植物产生次生代谢物质抵抗昆虫危害，主要是通过驱斥、抑制取食、延缓生长发育、激素效应和毒杀等作用来实现的。例如，茄科植物体内的甾体生物碱能强烈抑制马铃薯叶甲取食；棉属植物地上部分腺体中含有的棉子酚、槲皮素和芸香苷能抑制棉铃虫和烟夜蛾幼虫的生长。

研究表明，一旦植物遭受昆虫侵害，其次生代谢活动就会加强。忍冬科植物受到蚜虫侵害后，叶片中的绿原酸含量就会明显提高。一些病原微生物侵染植株后，也会刺激植株合成次生代谢物质而发挥抗病作用。丹参植株根部受根结线虫侵害后，其隐丹参酮、丹参酮ⅡA含量就有大幅度提高。

次生代谢物质还在植物之间的竞争中发挥重要作用。植物次生代谢物质通过地上器官的挥发、淋溶及根系分泌等途径释放到环境中，对自身及其他植物的正常生长发育产生影响。药用植物中根及根茎类药材约占 70%，其中多数品种连续种植数茬后会出现"连作障碍"，导致药材的品质与产量下降。连作障碍的产生与次生代谢产物在土壤中的积累往往具有密切关系。

四、环境胁迫对药材品质的影响

药用生物生长发育过程中不可避免地受到各种环境因素的影响，导致逆境胁迫（environmental stress）。环境胁迫因素分为物理、化学和生物三大类。物理胁迫因素有：

干旱、水涝、热害、冻害、辐射、电损伤、风害等；化学胁迫因素：营养缺乏、元素过剩、毒素及重金属毒害、盐碱及酸性土壤、化工与农药污染等；生物类胁迫包括：竞争、抑制、化感作用、病虫害、有害微生物等。

生物自身对逆境的适应能力称之为适应性（adaptability）。它通常是药用生物通过长期适应环境获得或通过人工选育获得的。药用生物的适应性可体现在群体、个体、组织器官、细胞、生理代谢、分子、基因等不同水平。药用生物对逆境的适应方式是多种多样的（图 4 -2）。

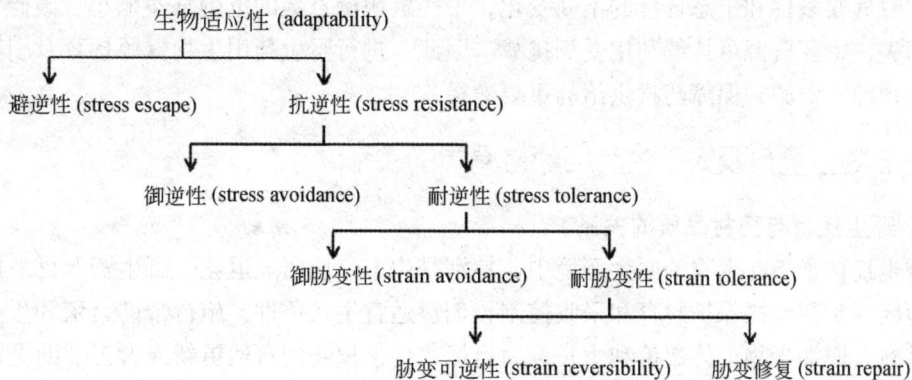

图 4 - 2 生物的适应性类型

避逆性，是指在逆境中生存繁衍的生物种质为避免其在生长发育过程中陷入逆境而进化产生的特殊功能。例如，沙漠中的短命植物，可在短暂的雨季生长发育完成其生活史。

抗逆性，也称抗性。是指生物对逆境的抵抗能力或耐受能力。包括御逆性和耐逆性。御逆性是生物进化产生的具有防御胁迫的能力。如植物叶表面覆盖茸毛、蜡质，强光下叶片卷缩避免干旱伤害等。耐逆性，是指生物通过生理生化变化来阻止、降低甚至修复由逆境造成的损伤，从而保证正常的生理活动，包括御胁变性和耐胁变性。御胁变性是生物在逆境作用下能减低或分解胁迫所引起的胁变。生物的细胞膜稳定性好，蛋白质间的键合能力强及保护物质丰富等，均可提高生物的御胁变性。耐胁变性，可分为胁变可逆性和胁变修复。胁变可逆性是指生物在逆境作用下产生一系列生理生化变化，当逆境解除后，各种生理生化功能迅速恢复正常。胁变修复是生物在逆境作用下通过代谢过程修复被破坏的结构和功能。总之，生物对逆境适应性的强弱取决于胁迫类型、胁迫强度、胁迫时间、胁迫方式和生物自身的遗传潜力。

药用植物在受到生物或非生物因子侵染时，能通过体内抗性基因的表达，合成并积累一系列具有植物保护作用的化学物质，通称为植保素（phytolexin）。药用植物在受虫害损伤后，酚类化合物含量会明显增加。我国盛产的五倍子，就是植物青麸杨树叶受五倍子蚜虫侵害刺激产生的虫瘿，富含单宁，它既是中药，又可供制革、染料、化工等用。物理、化学胁迫也会引起植物体内次生代谢产物的形成与积累。万寿菊 *Tagetes erecta* 在水分缺少，干旱胁迫条件下，所含酚类物质的含量明显高于其在水分充足时的含量。干旱胁迫对药用植物中槲皮素含量的提高有促进作用。

第三节　人为因素与药材品质的形成

药材优良品质的形成，除了受遗传因子的调控和生态环境条件的影响外，还受到人类活动的影响，特别是野生抚育、采收时节与初加工技术，以及人工栽培生产过程等环节诸多因素的干预和影响。

随着气候条件和生态环境的不断变化，中药资源栖息地的范围日益缩小、破碎，甚至于消失，中药资源可持续利用受到挑战。因此，进行野生药用生物资源抚育及引种驯化是保护种质资源，保障药材供给的重要途径。

一、野生抚育及人工生产与药材品质的关系

1. 野生抚育与药材品质的关系

野生抚育是指在生物的原生环境中，特别是生态环境明显退化、野生资源已急剧减少的地区，实行围栏保护封育和采收控制，创造适宜生长条件，施行帮助繁殖和生长发育的措施以增加生物个体数量和生长量为目标，促进植物的自然更新或人工辅助更新。

野生抚育尤其适合于目前对其生长发育特性和生态条件认识尚不深入、生长条件比较苛刻、种植（养殖）成本相对较高或者种植（驯养）药材与野生类型质量差别较大的药用动植物。野生抚育具有较少人员投入、药材质量较少改变、不容易产生病虫害和一般远离污染源等优点，是生产绿色药材，保持药材特性，同时保护生物多样性和维护生态平衡的重要方法，也是实现中药资源可持续利用的主要措施。例如，在内蒙古的杭锦旗、鄂托克前旗以及宁夏盐池和灵武等甘草自然分布区，采取围栏管护等封育、禁采措施，经封禁 3~5 年后评价表明，甘草群落密度逐年提高，且呈现连续分布，面积不断扩大的群落景观。

2. 人工生产与药材品质的关系

有限的天然药用生物资源愈来愈不能满足日益增长的社会需求，代之逐渐以人工生产为主体。药用生物的种植、养殖已成为保障药材供给、保护药用资源的有效手段。尤其是国家施行中药材生产质量管理规范（GAP）以来，有效地推进了中药材规范化生产过程，提高了药材的品质和产量。

人工生产技术涉及优良种质选育、繁殖方式、耕作技术、田间管理、病虫害防治、采收与加工、土地修复，以及适宜发展区划和合理的生产布局的确定等环节，诸多要素制约着药材优良品质的形成。

此外，尚需特别注意的是农药、化肥、植物生长素规范合理的施用。重金属及有害元素超标也是制约中药行业发展的重要因素。在中药材种植中，力求少用化学农药，必须使用时，要慎重选择农药种类，使用最小有效剂量，以减少农药残留引起的毒害效应。

二、人文社会与药材品质的关系

政治、经济、文化因素也是影响中药资源发展和药材优良品质形成的重要因素。从我国药材市场形成的背景来看，其大多为药材之乡或名医盛行，或二者皆有，与当地经济发展及人文社会背景密不可分。

药材进入药材市场后经商贸行帮的推荐及名医的认同，形成了用药习惯及区域传播。围绕药市周围区域形成一些地道药材及道地产区，如祁菊、祁艾等（河北安国），亳芍、亳菊等（安徽亳州），禹白附、禹白芷、禹南星等（河南禹州）。

第四节 道地药材的形成与发展

道地药材，亦称地道药材。"道地药材"的概念及其学术思想是我国"天人相应"认识论的延伸和应用。动、植、矿物药材的形成无不依赖于环境因素（地质背景、土壤、气候、水文、地貌、植被、生物圈和驯化技术等）。唐代《新修本草》对道地药材的精辟论述："窃以动植形生，因方舛性，春秋节变，感气殊功。离其本土，则质同而效异。"可见，道地药材的形成是复杂和多元的，它是基于遗传、生态环境及人文等诸因素相互作用、相互关联的一个复杂系统共同作用的结果，其内涵既有质优效佳等自然属性，也有文化传承、地域特色等人文属性。

从道地性成因角度看：道地药材是指在特定自然条件、生态环境地域内所产的药材，且生产较为集中，栽培技术、采收加工有一定讲究，较其他地区所产同种药材品质佳、疗效好、为世人所公认而久负盛名者。因此，道地药材的概念不仅是药材生产的地理概念，更重要的是一个品质概念、经济概念和文化概念。

一、道地药材的特征、历史沿革与形成

1. 道地药材的特征

（1）道地药材具有明显的地理性 道地药材是在一定的地域内形成的，具有明显的地理性。道地药材一般在药名前冠以地名，如宁夏枸杞、川贝母、关黄柏、怀地黄等。但也有少数道地药材名前面的地名是指该药材传统的或主要的集散地或进口地，如藏红花，并非西藏所产，而是最早由西藏引进。广木香原产印度，因由广州进口，故而得名。

不同产地形成了各自优质的道地药材，形成了不同的道地药材产区。如关药、北药、南药、广药、川药、贵药、怀药、祁药等。常见道地药材阿胶产于山东东阿；党参产于山西上党；川贝产于四川；田七产于广西田州等。

（2）道地药材具有特定的质量标准 道地药材在长期的栽培生产过程中，技术日趋完善，形成了道地药材独特而严格的质量标准。如主产于宁夏中宁的宁夏枸杞以其粒大、色红、肉厚、质柔润、籽少、味甜的性状标准，成为道地药材。

（3）道地药材具有丰富的文化内涵 道地药材作为主产地传统文化的标志，因其

历史形成原因，承载了浓厚的地方文化底蕴，是产地传统文化与医疗实践紧密结合的产物。道地药材的形成，既受当地医疗用药水平、药材生产技术造诣的制约，又受医疗和商贸信息交流的影响。而道地药材的使用，又一定程度上促进了当地传统文化的发展和交流。

（4）道地药材具有较高的经济价值　道地药材是主产地经济的重要组成部分。民以药为主，地以药为显，药以地为贵，是道地药材经济的集中刻画。由于生产规模较大，成本较低，栽培技术成熟，质量上乘，使得道地药材在不同产区同一品种的竞争处于领先地位，从而带来巨大的经济效益，加速了当地经济的良性循环。

据统计，云南省文山州三七种植业 2003 年产值达 5.12 亿元人民币，三七加工业产值 3.32 亿元，三七药材出口量 50 万公斤。道地药材在一定程度上带动了当地农业、工业、旅游业等方面的发展。

（5）道地药材具有特定的种质遗传　生物的基因对药材质量的形成具有重要影响，无论是物种之间还是物种内不同品种之间，均可能因种质的不同对药材质量的形成产生影响，优良的物种遗传基因是决定道地药材品质的内在因素。物种（species）是生物分类的基本单位，是适应自然环境长期选择而形成的客观物质。品种（cultivar）是人类在一定生态条件和经济条件下，根据需要所选育的栽培植物，经过人工选择的，具有相对稳定的遗传特性的某一群体，在生物学和经济学性状上相对一致。

生物的形态结构及化学物质的形成和积累都会受到生物遗传基因的直接控制。不同物种的基因不同，所形成的药材化学成分也不同，反映到临床疗效上呈现出一定的差异。例如，大黄属 *Rheum* 植物在我国分布有 40 多种，作为中药材大黄的基原《中华人民共和国药典》仅收载掌叶组的掌叶大黄 *R. palmatum* L.、唐古特大黄 *R. tanguticum* Maxim et Balf. 和药用大黄 *R. officinale* Baill. 3 种植物。而来源于波叶组的藏边大黄、河套大黄、华北大黄、天山大黄等其他种大黄属植物，与前述 3 种植物相比其根和根茎含有极少蒽醌类成分，故泻下功效存在差异。对于后者，无论如何改变环境，所产药材的品质均无法达到前三者的药材品质水平。对于栽培药材，即使是同种植物，因基因差异会形成不同的栽培品种。如药用菊花，在漫长的栽培过程中形成了各具特色的滁菊、亳菊、贡菊、杭菊、怀菊等道地药材。

2. 道地药材形成的历史沿革

道地药材历史悠久，其概念最早见于《神农本草经》，"土地所出，真伪新陈，并各有法"强调了区分药材的产地、讲究道地的重要性。南朝陶弘景所著《本草经集注》中明确了道地药材的优质性，认为"诸药所生，皆有境界"。道地药材一词首次出现在明《牡丹亭·诇药》中"好道地药材"。到了宋代已形成了一批著名的栽培道地药材的地区；明、清时期药材贸易繁盛，促进了道地药材的发展。

我国古代对道地药材中"环境"的认识大致经历了三个阶段：

（1）道地的"朴素生境观"　以《神农本草经》为代表；对"道地"的认识以古国名为主，并粗略论述了生境含义，体现了古代朴素的生境观。如巴豆、巴戟天、蜀椒、蜀漆、秦椒、秦皮、秦瓜、吴茱萸、阿胶等。巴、蜀、吴、秦、东阿都是西周前后的古国名或古地名，每药下所记无具体产地而只有生山谷、川谷、川泽、池泽、大泽、丘陵、田野、平土等具有粗略的生境含义。

（2）道地的"小环境观"　以梁代陶弘景所著的《本草经集注》为代表，对"道地"的认识更为深入，不仅论述了古今地名的异同，且注重药材当时的产地分布、药物形态特征，并在本草学上第一次明确地论述地道与非地道药材对临床疗效的影响等。

（3）道地的"整体观"　以著名医药学家李时珍的《本草纲目》为代表，对"道地"的论述不仅产地更明确，注重水、土、气象及其相互关系等整体的论述。如对水土的论述"性从地变，质与物迁，沧卤能盐，阿井能胶，将行药势，独不择夫水哉"，"水性之不同如此，陆羽煮茶，辨天下之小性美恶，烹药者反不知辨此，岂不庚哉"。并能与气候要素相联系"生产有南北，节气有早迟，根苗异采收，制造异法度"。在每味药下产地论述较为具体。如对薄荷有"今人用药多以苏州为胜"，麦冬有"浙中来者甚良"。古代对道地药材的认识是一个由浅入深，由大环境到小生境，由单一的产地条件到注重水、土、气候等的相互关系探讨的逐步深入的过程，但由于科技水平的限制，古代对道地药材与环境相关性的研究尚肤浅。

可见，药材道地性的形成是一个复杂系统，是在长期的物种进化和生态适应过程中，不断分化、演变，使原物种、变种、生态型和品种适应于特定的生态地理环境条件所形成的。适宜的生态环境、优良的种质资源、合理的栽培技术、科学的采集加工技术与道地药材的演变紧密相关。我国特有的文化背景与中医药理论的形成密切相关，面对这样一个包含人文科学、生态学等多种复杂学科的系统，引入复杂科学论极其重要。

3. 道地药材形成的多因素相互作用机制

目前人们对药材道地性的内涵大体有三种认识：第一，"道地药材"指各地的特产药材，后演变成货真价实、质优可靠药材的代名词；第二，"道"是古代地理区域划分的称谓，即产于特定地理、地形、地带、地貌条件下的药材；第三，现代生物学认为，"道地药材"是指某一物种的特定居群，即某一物种因其具有一定的空间结构，能在不同的地点形成不同的群体单元，如果其中某一群体产出的药材质优效佳即为道地药材。

道地药材具有以下的公认属性：具有特定的质量标准及优良的临床疗效，具有明显的地域性和丰富的文化内涵，具有较高的经济价值。其中特定的质量标准和优良的临床疗效，体现了道地药材最重要的价值。道地药材正是因为具有独特的化学物质基础，才产生了有别于种内其他居群中药材的化学型，并在临床上呈现良好疗效。随着研究的深入，人们逐渐认识到，道地药材与非道地药材在化学成分上的差别可能不是某个或某几个成分的有或无，而是某些组分的特定含量或配比的改变。

道地药材形成机制复杂，与遗传、环境、人文等因素密切相关。在长期的生产实践中，独特的地理和生态条件会逐渐改变中药材的遗传物质进而改变种质，从根本上影响药材的质量。各因素间的相互作用，形成了一个复杂的网络系统，在其作用下形成了药材的道地性。专家学者提出道地药材形成的 5 种基本模式，即生态环境主导型、生物物种主导型、生产技术主导型、人文传统主导型和多因子关联决定型。

（1）生物因素影响　表型指道地药材可被观察到的结构和功能特性的总和，包括药材性状、组织结构、有效成分含量及疗效等。基因型指道地药材在基因水平的变异。生境饰变是指由生境引起的表型的任何不遗传的变化。人们通过对道地药材的生物学探讨，指出"道"是生物学上的"居群"，具有数量、空间、遗传和药效等特征。道地药材的形成应是基因型与生境之间相互作用的产物，也可表示为：表型 = 基因型 + 生境饰变。

人们开始逐渐认识到，道地和非道地药材在居群水平上呈现一定的连续性和过渡性，从非道地药材到道地药材通常是一个与地理距离相关的量变过程，其在遗传上存在一定的居群间分化，但由于存在基因交流，这种分化尚未达到隔离水平。道地药材在遗传上有以下特点：一是道地性越明显，其遗传分化越明显；二是道地药材的遗传分化模式决定了道地居群和非道地居群的遗传分化程度，隔离分化程度越高的遗传分化模式，表明道地居群和非道地居群的遗传分化越大；三是道地性在个体水平上表现为微效多基因控制的数量遗传。

（2）环境因素影响　决定药材疗效的物质基础是有效成分，有些有效成分在正常条件下没有或很少有，只有当受到外界刺激时才会产生。次生代谢产物是植物保护素，环境胁迫下，植物通过向外界释放次生代谢产物来抑制其他植物的生长，以提高自身的竞争能力。由于环境胁迫（如干旱、严寒、伤害、高温、重金属等），能刺激植物次生代谢产物的积累和释放，因此，从这个意义上讲，逆境可能更利于中药道地性的形成。

（3）其他因素影响　除遗传和环境因素外，道地药材从选种、育苗、栽培、收获到加工炮制，人为因素对道地药材品质的形成具有不可或缺的影响。种植与加工技术对道地药材形成与发展的影响甚至比环境因素和生物因素更重要，特别是对于栽培中药材来说。炮制是中医药特有的对天然药物的一种预处理方式，是中医药理论中最具特色的领域之一。研究表明，炮制对中药具有减毒增效，改变药物作用和起效快慢等作用。

二、我国道地药材的分布

道地药材主要指某些地区栽培生产的优质药材，也包括优质野生药材。该产地称道地产区。"道"是古代行政区划名，如唐代将全国分为关南道、河东道等十余道。道地本指各地特产，后演变为"货真价实、质优可靠"的代名词。道地药材之所以质量优良，主要是因为这些地区有适宜的地理气候条件和生态环境，长期优育、栽培形成了优良的品种和先进的栽培技术，独特的加工方法形成了美观的商品性状。这些商品性状常常是鉴别道地药材的方法之一。道地药材由于品质优良，在国内外具有很高信誉，在经营中具有很强的竞争力，因而形成了较大的商品规模。据初步统计，传统道地药材有200多种，其生产数量和产值都占全国的80%以上。一些道地药材，常在名称前加上道地产区，例如川泽泻、建泽泻分别表示四川和福建产道地药材泽泻。道地药材是中药材生产中的一个重要特色。

我国地域辽阔，不同地区环境条件变化大，经过长期的生产实践，各个地区都形成了一批适合本地条件的道地药材。道地药材与地域是不可分的，根据我国中药资源的分布区域，将我国主要药材生产分为十大道地产区：

（一）关药产区

关药通常指东北地区所出产的道地药材。著名的关药有人参、鹿茸、防风、细辛、五味子、关木通、刺五加、黄柏、知母、龙胆、哈蟆油等。其中人参产量占全国人参产量的99%，人参加工品边条红参体长、芦长、形体优美；辽细辛气味浓烈、辛香；北五味肉厚，色鲜，质柔润；关龙胆根条粗长、色黄淡；防风主根发达，色棕黄，被誉为"红条防风"；梅花鹿茸粗大、肥、壮、嫩，茸形美，色泽好；哈蟆油野生蕴藏量占全国99%。

（二）北药产区

北药通常指河北、山东、山西等省和内蒙古自治区中部和东部等地区所出产的道地药材。主要有北沙参、山楂、党参、金银花、板蓝根、连翘、酸枣仁、远志、黄芩、赤芍、知母、枸杞子、阿胶、全蝎、五灵脂等。山西潞党参皮细嫩、紧密、质坚韧；河北酸枣仁粒大、饱满、油润、外皮色红棕；河北连翘身干、纯净、色黄壳厚；河北易县、涞源县的知母肥大、柔润、质坚、色白、嚼之发黏，称"西陵知母"；山东东阿阿胶驰名中外。

（三）怀药产区

怀药泛指河南境内所产的道地药材。河南地处中原，河南的怀药分南北两大产区，出产常用药材300余种，有著名的"四大怀药"怀地黄、怀山药、怀牛膝、怀菊花，以及密（县）银花、茯苓、红花、全蝎等。

（四）浙药产区

浙药包括浙江及沿海大陆架地区生产的药材，狭义的浙药系指以"浙八味"为代表的白术、杭白芍、玄参、延胡索、杭菊花、杭麦冬、山茱萸、浙贝母，以及温郁金、温厚朴、天台乌药等。浙江地处亚热带，出产常用药材400余种。

（五）江南药产区

江南药包括湘、鄂、苏、皖、闽、赣等淮河以南省区所产药材。江南湖泊纵横，素称鱼米之乡，道地药材品种较多。安徽出产的著名药材有亳州亳菊、滁州滁菊、歙县贡菊、铜陵牡丹皮、霍山石斛、宣州木瓜；江苏的苏薄荷、茅苍术、石斛、太子参、蟾酥等；福建的建泽泻、建厚朴、闽西乌梅（建红梅）、蕲蛇、建曲；江西清江枳壳、宜春香薷、丰城鸡血藤、泰和乌鸡；湖北大别山的茯苓、鄂北的蜈蚣、江汉平原的龟甲和鳖甲、襄阳的山麦冬、板桥党参、鄂西味连和紫油厚朴、长阳资丘木瓜和独活、京山半夏；湖南平江白术、沅江枳壳、湘乡木瓜、邵东湘玉竹、零陵薄荷、零陵香、湘红莲、汝升麻等。

（六）川药产区

川药指四川、重庆所产的道地药材。四川、重庆是我国著名的药材产区，地形地貌复杂，生态环境和气候多样，药材资源丰富，药材种植历史悠久，栽培加工技术纯熟，所产药材近千种，居全国第一位。川产珍稀名贵药材有麝香、冬虫夏草、川黄连、川贝母、石斛、熊胆、天麻等。大宗川产道地药材有川麦冬、川泽泻、川白芍、川白芷、川牛膝、川郁金、川黄柏、川芎、附子、川木香、川大黄、川枳壳、川杜仲、川厚朴、巴豆、使君子、明党参等。道地药材呈明显的区域性或地带性分布，如高原地带的冬虫夏草、川贝母、麝香，岷江流域的姜和郁金，江油的附子，绵阳的麦冬，灌县的川芎，石柱的黄连，遂宁的白芷，中江的白芍，合川的使君子、补骨脂，汉源的花椒、川牛膝等，都是国内外著名的中药材。川附子加工成的附片，张大均匀，油润光泽；川郁金个大、皮细、体重、色鲜黄；川芎饱满坚实、油性足、香气浓烈；白芍肥壮、质坚、粉性足、内心色白，称"银心白芍"；麦冬皮细、色白、油润；红花色泽鲜艳，味香油润；枳壳青皮白口；白芷富粉质，断面有菊花心。

（七）云、贵药产区

包括云南、贵州所产的药材。云药包括滇南和滇北所产的道地药材。滇南为我国少有的静风区，出产诃子、槟榔、儿茶等；滇北出产云茯苓、云木香、冬虫夏草等；处于滇南、滇北之间的文山、思茅地区以盛产三七而闻名于世，此外尚有云黄连、云当归、云龙胆、天麻等。云南的雅连、云连占全国产量的绝大部分；云苓体重坚实，个大圆滑、不破裂；天麻体重、质坚、色黄色、半透明；半夏个圆、色白似珠，称"地珠半夏"。本地区特产野生药材有穿山甲、蛤蚧、金钱白花蛇，红豆蔻、广防己、木鳖子、鸡血藤、广豆根、巴豆、骨碎补等。

贵药是以贵州为主产地的道地药材。贵药多生长在地形崎岖的高原、山岭、河谷、丘陵和盆地，尤以苗岭、梵净山、大娄山区为多，本地区出产的著名道地药材有天麻、杜仲、天冬、吴茱萸、雄黄、朱砂等。

（八）广药产区

广药又称"南药"，系指广东、广西南部及海南、台湾等地出产的道地药材。槟榔、砂仁、巴戟天、益智仁是我国著名的"四大南药"。桂南一带出产的道地药材有鸡血藤、山豆根、肉桂、石斛、广金钱草、桂莪术、三七、穿山甲等；广西防城的肉桂、三七和蛤蚧都是著名道地药材。珠江流域出产著名的广藿香、高良姜、广防己、化橘红等。海南主产槟榔等。广东砂仁年产量占全国的80%，阳春砂仁，量大质优；广藿香年产量占全国的92%，石牌藿香主茎矮，叶大柔软，气清香；化州橘红历史上曾列为贡品，加工品分为正毛橘红片（成熟果皮）、橘红花（花）、橘红胎（幼果）；此外，还有新会的广陈皮，德庆的何首乌。台湾地区的樟脑曾垄断世界市场。

（九）西药产区

西药是指"丝绸之路"的起点，西安以西的广大地区，包括陕甘宁青新及内蒙西部所产的道地药材。著名的"秦药"（秦皮、秦归、秦艽等），名贵的西牛黄等产于这里。甘肃主产当归、大黄、党参；宁夏主产枸杞子、甘草、黄芪；青海盛产麝香、马鹿茸、川贝母、冬虫夏草、肉苁蓉；新疆盛产甘草、紫草、阿魏、麻黄、大黄、肉苁蓉、马鹿茸等。陕西也是当归、党参的重要产地。内蒙古南部是黄芪的药材商品生产基地，黄芪身干、条粗长，表面皱纹少，质坚而绵，粉足味甜，年收购量占全国80%以上；"多伦赤芍"条粗长，具糟皮粉渣；呼伦贝尔草原上防风密集，为草原优势种，称"关防风"和"小蒿子防风"。甘草、麻黄、肉苁蓉、锁阳、新疆紫草、伊贝母等为本地区大宗道地药材，资源蕴藏量高达1500kg。其中甘草年收购量居全国90%。麻黄年收购量占全国第二位。

（十）藏药产区

藏药指青藏高原所产道地药材。本区野生道地药材资源丰富，有川贝母、冬虫夏草、麝香、鹿茸、熊胆、牛黄、胡黄连、大黄、天麻、秦艽、羌活、雪上一枝蒿、甘松等。其中甘松野生蕴藏量占全国96%，大黄、冬虫夏草野生蕴藏量占全国80%，麝香、鹿茸资源占全国60%。冬虫夏草、雪莲花、炉贝母、西红花习称"四大藏药"。冬虫夏草产于四川阿坝、松潘，青海玉树、果洛，西藏那曲、昌都等地，尤以生长在海拔4500m以上西藏那曲地区者为虫草中的佳品。雪莲花为西藏东北部海拔3500~5000m雪域的天然纯净野生产品，品质优良、功效卓著。炉贝母产于青海玉树、四川甘孜、西藏那曲等地。西红花原产于西班牙、法国等国（过去西班牙产品由西藏入境），又称"西藏红花"、"藏红花"。除此之外，本地有很多高原特有的藏药品种如雪灵芝、西藏狼牙刺、洪连、小叶连、绵参、藏茵陈等。

第五章　中药资源调查研究与动态监测

中药资源调查研究是对国家或区域中药资源的种类构成、数量、质量、分布格局和开发条件进行的考察研究。目的是为中药资源的有效保护、持续利用、科学管理提供依据，为国家宏观决策、履行国际公约或协定，开展国际合作交流及科学研究提供服务。

第一节　中药资源调查的目的与任务

新中国成立以前，我国未能系统开展全国性的中药资源调查工作，有的仅是局部地区或针对某类（种）中药资源进行有限的专题调查研究，积累了一些资料。

新中国成立以后，政府各部门（林业、农业、商业、水产、医药、矿产等）结合业务开展了一些资源调查。出版了一些著作，如《中国经济植物志》（1961）、《中国经济动物志》（1979）等。

1956 年中国科学院成立了自然资源综合考察委员会，根据 1956～1967 年科学技术发展远景规划，开展了对边远地区的资源考察，如青藏高原资源综合考察，新疆、青海、内蒙古资源综合考察，黑龙江流域资源综合考察，中国热带生物资源综合考察及中国沙漠综合考察等，收集了大量考察资料，其中也包括药用植物、动物与矿物，填补了我国自然资源的许多空白，出版了一些著作如《中国药用植物志》（1958）、《东北草本植物志》（1958 -）、《中国植物志》（1959 -）、《中国植被》（1980）、《西藏植物志》（1983）、《中国沙漠植物志》（1985）等。

1959 年卫生部发出《关于普查野生药源的通知》，各省、市、区卫生厅（局）会同医药院校师生及卫生工作者开展中药调查。1965 年 6 月 26 日毛泽东主席就医药卫生工作发出 6.26 指示，号召"把医疗卫生工作的重点放到农村去"。开展"一根针，一把草"群众运动，各地编写了《中草药手册》，出版了《全国中草药汇编》（1975）、《中药大辞典》（1977）、《中药志》（1979 -）、《新华本草纲要》（1988）。经过多年自然资源调查与整理，基本上摸清了我国药用生物资源的种类及分布。

1983 年，国家经委发布了《关于开展全国中药资源普查的通知》，国家中医药管理局、农牧渔业部、卫生部、对外经济贸易部、林业部、中国科学院、国家统计局联合下发了《关于下达全国中药资源普查方案的通知》，决定对全国中药资源进行普查，由中国药材公司和全国中药资源普查办公室具体实施。从 1983 年开始，历时 5 年，对全国 80% 以上国土面积进行调查，1994 年编写出版了《中国中药资源》《中国中药资源志要》《中国中药区划》《中国常用中药材》《中国药材资源地图集》和《中国民间单验方》。

由于自然界动、植物资源随着环境条件的变化、时间的推移，以及受人类生产和生活活动的影响，在不断变化，因此不能希冀依靠一次调查就能解决所有的问题，也不能凭借一过性踏查资料来制订中药区划，长期使用。资源调查和生产区划工作是长期的、多次的、艰巨的工作，要定期进行，由浅入深，由点及面，从普查到细查，从踏查到定点、定位、定期观测等。

一、中药资源调查研究的目的、任务与方法

（一）中药资源调查的目的与任务

中药资源调查工作，通常可以分为野外资源调查（field resources investigation）和业内资料整理（indoor coordination）两部分工作。前者是收集资料的过程，后者是对资料进行整理、分析和汇总的过程，也是调查成果形成的阶段。

中药资源调查依据调查目的不同可分为全面调查和专题（专项）调查，也可依据调查规模和地域进行分类等。一般依据调查目的和任务可分为以下 5 类。

1. 资源种类与分布调查

其任务是调查药用植物、动物和矿物的种类和分布情况，目的是摸清调查地区的中药资源基本情况。药用生物作为生物群落的重要组成部分，在进行资源种类调查时，对其生存环境和生物群落进行调查至关重要，常包括生态环境、群落类型、群落组成、更新及演替等方面的调查。

2. 资源蕴藏量（stock）及药材产量（yield）调查

其任务是对药用资源种类或特定调查区域内的某些种类资源蕴藏量或药材产量的调查，可为中药资源开发、利用和保护研究，以及生产决策提供重要依据。

3. 药用生物资源的更新调查

其调查重点是对药用生物的繁殖生物学特性和资源更新状况以及人工更新技术措施对生物种群及个体更新的影响等进行调查。为了研究更新特征对资源生物的生物学和生态学特性以及群落的演替和环境变化的影响，资源蕴藏量的时空动态变化等均要进行详细调查记录。

4. 药用生物种质资源调查

此类调查常常是对于珍稀濒危药用生物资源以及大宗常用药材的基原生物的调查，其目的是调查其生物种群多样性、生物遗传（基因）多样性以及人工种植（养殖）的品种资源状况等，为生物多样性保护和种质资源开发利用提供科学依据。对于珍稀濒危药用生物，其生存环境或栖息地也常是调查的内容之一。种质资源调查和种质资源的收集保存工作相结合，建立种质资源圃（库），为种质资源利用奠定基础。

5. 综合性资源调查或普查

综合性调查的目的不局限于某种生产或研究目的，而是服务于整个中药产业的发

展，需要对资源各个方面的情况进行调查，并为资源的动态监测和管理提供依据。调查内容为上述各项调查的综合，在某些方面甚至更为系统和广泛。例如，20 世纪 80 年代我国开展的中药资源普查，不仅调查了我国中药资源的种类和分布，还对 200 多种药材的蕴藏量、产量及市场情况进行了调查，此外，对中药资源在民间的使用经验、单方、验方等进行收集整理。

（二）中药资源调查的基本方法

1. 野外调查的基本方法

调查目的、任务和调查对象不同，调查的内容会有较大差别，调查方法和形式各异，一般可分为线路调查和定点测定调查两类。线路调查是指在调查区域内设计数条有代表性的调查路线，沿线布点观测资源的种类和分布情况，可用于精度要求不高的区域性资源种类与分布调查。基于了解某个调查区域内资源分布概况为目的，为进一步开展精确调查而进行的线路调查，常称为踏查。定点测定调查既可以准确调查资源的种类和分布，又可以精确推算资源的数量，是资源调查中经常使用的方法。根据观测点布置方法的不同，可以分为抽样调查和标准地调查等方法。

2. 抽样调查方法

在药用生物资源野外调查中，大多数情况下只能在调查群体中抽取其中部分样本进行测定，不能对每一个个体进行测定，用被抽取部分的样本对整体进行估计，这种方法称为抽样调查（方法），被调查的群体称为总体，被抽取的部分称为样本，抽取样本的过程称为抽样。抽样调查的基本原则是样本对总体应具有代表性，并能通过尽可能少的样本获得对总体的准确估计。

采用抽样调查方法所抽取样本的载体，在中药资源调查中称为样地（进行精确调查观测的地块）。在对密集分布的草本植物进行种类调查或对药材实施采收时，受工作量限制，一般将区域范围较大的样地再划分成若干小的单元，只对其中部分单元做详细观测，可称为样方（实施详细观测记载的最小平面或立体空间单元）。对于木本植物可以在确定的样方基础上，选择有代表性的植株进行详细观测记录，可称其为样株或标准株。另外，对于某些专项调查工作，如草本植物群落中某些药用植物的种类调查，可以直接设置调查样方（实际是占据较小空间的样地）进行调查。在生产活动中，有时样地和样方概念的界限并不十分明确。

在野外调查工作开始前，首先要根据调查任务和调查对象等实际情况进行摸底调查分析，确定具体的抽样调查方法、样地的数量和样地设置标准等。抽样方法很多，常见的有主观取样（抽样）、系统抽样、随机抽样、机械抽样和分层抽样等。中药资源调查常用抽样方法有以下几种。

（1）主观取样（抽样）　在调查区域内主观性选择有代表性的样地和样方。由于该方法获得的资料常具有一定的偏差和遗漏，因此，该方法获得的数据资料不宜于统计分析。

（2）系统抽样　严格按照一定的规则（方向和距离）确定样地或样方。一般以某一样方作为中心，向四个方向等距离（如100m）选取若干个样方。优点是布点均匀、定址简便，缺点是对于不规则分布的中药资源的产量调查结果会产生偏差。

（3）随机抽样　按照每个样地或样方都有同等机会入选的原则，把调查区域分成大小均匀的若干部分，每部分均有编号或确定坐标位置，利用抽签、转盘等方式随机抽取所需数量的样方数。该方法获得的数据可用于统计分析，进行可靠性检验，被认为是最可靠的抽样方法，但是需要确定样方数目较大，耗时、费力。

（4）分层抽样　分层抽样的设计思路：将调查区域的总体根据调查对象的分布情况，划分为具有不同分布特征的几个等级（称为层），调查对象之间层内较一致，层间差异较大。分别在各层中设立调查样地（也可直接设置调查样方），在样地中再设置样方开展观测、取样和记录。将各层样地的测定结果进行统计，作为每层的平均观测结果，再利用各层的面积估算分层资源情况，并依据该数据资料对整个调查区的资源总量进行估计，并给出估计的精度，计算方法可参考统计学方法。

3. 标准样地调查与样地及样方调查

针对一定区域内资源状况进行调查布点时，可以不按照系统抽样的方法布置观测样地，而是根据区域资源的基本特征，人为制定观测地点选择标准，并根据资源分布状况布置一定规格（面积）的定点观测地块，利用调查结果推断（或估算）该地域内资源特征，特别是资源数量。这种布点调查方法称为标准样地调查（方法），亦称其调查过程为标准地调查。该方法常用于某种特定目的的调查，例如比较不同生境对资源分布和资源蕴藏量的影响，其调查内容和方法与样地调查没有本质区别。

样地是调查操作工作的具体场地，为保证样地对总体的代表性，有时可以根据被调查群体的基本情况，选择有代表意义的地段设置样地，依据调查操作技术规程进行观测、记录。对于需要采用样方或样株调查的调查项目，根据统计学原理在样地设置样方（样株），依据技术方案进行观测、记录。对样地和样方进行调查观测的过程称为样地调查或样方调查。在线路调查中也可以设置样方进行观测，用以对资源的数量特征进行调查。对于个体较大的树木，则选择一定数量具有代表性的单株作为精确观测对象，所定植株称为样株或标准株。对于木本或草本植物混生的群落，一般采用先抽取样地再设置样方的调查方法，通常在样地的中心和四角布设样方，每个样地观测5个样方。

（1）样方种类　样方的种类很多，在药用植物资源调查中常用的有两种，即记名样方（list quadrant）和面积样方（basal-area quadrant）。记名样方用于统计样方内某种药用植物的株数，也在用样株法调查产量时应用。面积样方用于测定样方内某种药用植物占整个样方面积的大小，一般在投影盖度法调查产量时应用。

（2）样方（或样地）数目　样方的数目越多，调查的精确度越高，但是工作量也越大。一般来说，为满足统计学要求，样方的总数不得少于30个，由于受调查对象的复杂性以及其他因素的限制，样方数目可以有所变化。

（3）样方（或样地）的大小和形状　样方设置时应根据调查对象的特征确定样方的大小和样方形状。样方的形状通常使用正方形，也可使用长方形、圆形。样方面积的大小因调查对象不同而异，可以根据普通生态学调查方法中"种-面积曲线法"确定样方的最小面积。药用植物资源调查，一般原则是草本为 $1\sim10\text{m}^2$，灌木为 $10\sim50\text{m}^2$，乔木为 $100\sim10000\text{m}^2$。

二、中药资源调查的组织与准备工作

1. 组建调查队、制定调查计划

调查队的组建应包括熟悉植物、动物分类学、地理学、生态学、中药学等方面的专业技术人员。工作计划包括：调查目的和任务，调查范围、要求和具体方法，日程安排，经费计划，总结和验收，成果处理等。

进行药用动植物资源野外调查前，尽可能搜集和查阅有关资料。查阅资料应包括有关调查地区的自然地理情况，农业、林业、气象、植物、动物情况，有关地方病资料，本地区植物区系资料，动物区系资料、地图资料，如植被图、农业区划图、林业区划图、地形图和行政图。

2. 制定调查路线、编制工作日程表

调查路线的制定要参考植被图、行政区划图，同时应考虑交通工具问题。调查路线应包括本地区内主要生物群落类型，特别是要把含有主要药用动植物的群落类型包括进去。可以把主要群落划分成若干小区，并规定每个小区调查的主要内容和完成时间。

调查人员必须进行野外工作培训。培训内容包括：有关中药资源调查知识，如动植物区系及动植物分类学知识，包括标本采集和压制方法，植物地理学、植物群落学知识。仪器使用和方法的训练，如 GPS、数码相机等的使用。

3. 外业调查标准制定

根据事先制定统一的中药资源外业调查技术流程进行调查操作，确保整个外业调查成果规范统一。如：

（1）**数据调查采集标准**　即有统一的数据采集填写表格与数据格式。根据制定的《中药资源分类与代码》标准，为中药资源相关数据提供一套通用的描述方式及规范，为中药资源普查数据库建设和网络化共享提供标准化支持。

（2）**标本采集规程**　制定药用生物标本的采集、制作、运输和保管规程。

（3）**制定资源调查的照片拍摄规定**　包括照片格式、像素、数据量等。

（4）**外业数据整理规定**　对外业调查的原始数据如何做出初步整理，数据的保存、备份方式，数据提交的数据格式等作出规定。

除了查阅资料和进行访问外，还应召开有当地药材收购部门和群众参加的座谈会，主要用于获取资源变化趋势、栽培与野生情况、需求量、产量、年收购量、常见病虫害、民间用药经验等信息。

三、资源环境调查

对调查区域的自然环境和社会环境进行调查。社会环境包括人口（民族、数量、文化素质）、劳动力、居民生活水平、物产（特产）、经济发展状况、交通状况、从事医药工作人员的数量、质量，常见病与多发病（种）等。

自然环境调查包括如下：

1. 区域地理位置

即调查地区的范围所在行政区划及经纬度。对于调查地区及附近的山脉、河流、湖泊、交通干线情况均应作为地理位置相关内容予以记载。

2. 地形、地貌

调查地区的地形、地势、海拔。根据实地观察，分别对山地（相对高度在200m以上）、丘陵（相对高度在200m以下）、平原、高原、盆地、山谷、岛屿及水域、湿地、湖泊、江河、海洋等进行记录。

3. 气候

可参照当地气象站的记录资料，还应访问群众，了解当地重要作物的播种、定植、收获情况，以及常见树木的发芽、展叶、开花、结实和常见动物的活动、生殖及迁徙物候期的情况。气候记载应包括以下几项内容：

（1）温度 年平均、最低月平均、最高月平均、绝对最高、绝对最低温度，另外还包括初霜期及终霜期或平均无霜期温度。

（2）降水量 年平均、最低月平均、最高月平均降水量、冬季积雪时间及厚度。

（3）湿度（相对湿度） 年平均相对湿度、最低月平均、最高月平均相对湿度。

（4）风 常风情况、季风情况及风力，沿海地区还应记录台风等。

4. 土壤

土壤调查的主要内容包括：土壤类型、土壤剖面的形态特征、土壤理化性质和肥力特征、土壤利用现状，药用植物和其他植物根系分布状况等。对岩石土壤母质情况只作一般了解。土壤形态特征主要通过土壤剖面调查来完成，土壤理化性质主要通过取样分析获得。

5. 植被

植被是一个地区植物区系、地形、气候、土壤和其他生态因子的综合反映。植物群落是指在一定地段上具有一定种类组成、层片结构和外貌，以及植物之间和植物与环境之间有一定相互关系的自然组合。调查范围内植被类型如森林、草原、沙漠、湿地等分别记载其分布、面积和特点。在调查时，对调查范围内的各种植物群落，特别是有拟调查的药用植物种类的植物群落应作样的调查，并应分层记载。调查内容包括：植物种类的组成，优势植物种群和建群种及其高度、盖度、频度、密度或多度等。对于植物群落的调查包括：

（1）名称 一般是根据群落中优势种类来命名。对群落的结构和群落环境的形成起主要作用的植物，称为优势种，它们是个体数量多，投影盖度大，生物量高，体积较大，生活能力强，优势度较高的种。若群落中有成层（上、中、下三层）现象，就对各层中优势种进行命名，同层中种名与种名之间用"＋"号连接，异层用"－"连接。如紫金山灵谷寺的"马尾松＋麻栎－枫香树－草本"植物群落；峨眉山白云寺"冷杉－箭竹＋杜鹃花－草本"植物群落。如植物群落被破坏（砍伐、放牧、开荒、火灾等）应注意标注。

（2）多度（或密度） 即某药用植物在群落中分布的密度。求取多度的方法有两种：

①记名计数法 即在样地中直接统计多种植物的个体数目，然后以下列公式来计算某种植物的多度：

$$某种植物的多度 = \frac{该种植物的个体数}{样地中全部植物种的个体数目} \times 100\%$$

②目测估计法 一般用相对概念来表示，即非常多（背景化＋＋＋＋＋）、多（随处可见＋＋＋＋）、中等（经常可见＋＋＋）、少（少见＋＋）、很少（个别，偶遇＋）等5级。这种方法有较大的主观性和经验性，准确性也较差，但是迅速，在植被概略性调查中仍可采用。

（3）盖度和郁闭度 植物（草本或灌木）覆盖地面的程度称盖度，以百分数来统计。如该样地内某种植物覆盖地面一半（另一半裸露），其盖度为50%。

郁闭度是指乔木郁闭天空的程度，以小数表示。如该样地树冠盖度为70%，其郁闭度则为0.7（前者用百分比表示，后者用小数表示）。

（4）频度 即药用植物在群落中分布的均匀度。它的统计方法是，在该植物群落的不同位置，设置若干个样地，统计其中出现该植物的样地数，除以样地总数，所得之商换算成百分比即为频度。

例如：调查兴安杜鹃在某"落叶松－兴安杜鹃－草类群落"中的频度，共设置20个样地，经调查统计，有10个样地出现兴安杜鹃（不管其多度大小），则其频度 =10/20 ×100% =50%。

频度不仅表示出该植物在群落中分布的均匀程度，同时群落分层频度调查，还可以说明自然更新情况、该群落的利用价值，并为计算蕴藏量提供数据。

测定各种植物的频度，采用小样地（面积要小于群落的最小面积），但样地的数量要多，至少10个。

四、植物药资源调查

1. 药用植物种类与分布调查

对野生药材资源植物种类和分布的调查，可以采用现场调查、路线调查、访问调查和野外样方调查方法进行。

2. 药用植物蕴藏量调查

中药资源调查重要内容之一就是产量调查，它对于充分开发利用和保护中药资源是一个极其重要的数量指标。进行产量调查时，应进行单株产量、蕴藏量调查，并进行经济量和年允收量测算。

3. 有关产量的概念

（1）生物量 一株植物所有器官的干重，包括地下器官。

（2）单株产量 指一株植物药用部位（如根、根茎、全草、叶、果实或种子）的平均产量（克/株）。

（3）**蕴藏量**　某一时期内一个地区某种中药资源的总蓄积量。某种药用植物的蕴藏量，即该植物在某地区占有总面积乘以单位面积的产量。

（4）**经济量**　某一时期内一个地区有经济效益那部分植物蕴藏量，即只包括达到采收标准和质量规格要求的那部分量，不包括幼年的、病株或达不到采收标准和质量规格的那部分量。

（5）**年允收量**　是指在不危害生态环境和资源更新的条件下，一年内允许采收的总量。每种药用植物"年允收量"都应在不同生境、不同群落类型中进行实验性调查。调查时应该了解采挖部位、植物生活型、物种生物学特性、生境、群落类型、年自然更新速率等。并应设计不同采收年限、采收比例，从而确定其在某一群落类型中年允收量及其采收周期。

4. 样方产量调查与计算

样方产量计算，可以采用两种方法，即投影盖度法与样株法。

（1）**投影盖度法计算产量**　投影盖度是指某一种植物在一定土壤表面形成的覆盖面积比例。它不决定于植株数目和分布状况，而是决定于植株的生物学特性。用投影盖度法计算产量时，要计算某种药用植物在样方上的投影盖度和1%盖度上药材的重量，再求出所有样方投影盖度和1%盖度药材重量平均值，其乘积就是单位面积上某种药材蓄积量。计算公式为：

$$D = X \cdot Y$$

式中：D——样方上药材平均蓄积量，g/m；

　　　　X——样方上某种植物平均投影盖度，%；

　　　　Y——1%投影盖度药材平均重量，g。

投影盖度法适用于成植丛的灌木或草本植物（调查种类是群落中占优势的植物），适用于难分出单株的药用植物。

（2）**样株法计算产量**　样株法是指调查记名样方内药用植物株数和单株药材平均重量，其乘积即为单位面积药材蓄积量，计算公式为：

$$W = X_1 \cdot Y_1$$

式中：W——样方药材平均蓄积量，g/m；

　　　　X_1——样方内平均株数，n/m；

　　　　Y_1——单株药材的平均重量，g。

样株法适用于木本植物，单株生长的灌木和大或稀疏生长的草本植物。但对于根茎类和根蘖类植物，由于个体界限不清，计算起来比较困难，此时株数计算单位常常以一个枝条或一个直立灌木为单位。

5. 药用植物动态调查

自然更新调查是指在采挖某种药材地区对采挖植物自然更新情况的调查。一般是采用固定样方（永久样方）进行调查。固定样方应在选定样地上设置。其样方大小和产量调查时选用的样方应尽可能一致。其数目不应少于30个。

样方布局和产量调查时选用的方法一致。如果产量调查选用的是系统抽样法，资源更新调查时，也应选用系统抽样法。如果产量调查时选用的是随机抽样法，资源更新调查时，也应选用随机抽样法。

在固定样方上进行地下器官自然更新调查时，首先要考虑采挖强度。如果样方内株数较少就不能全部采挖，否则自然更新成为不可能。因此采挖强度要考虑到种群密度和年龄组成。

地下器官更新调查主要是调查其根和地下茎的每年增长量。由于地下器官不能连续直接进行观察，需采用定期挖掘法和间接观察法。

定期挖掘法是在一定的时间间隔挖取底下部分，测量其生长量。经过多年观察得出其更新周期。这种方法适用于能准确判断年龄的植物。

间接观察法又称为相关系数法。许多药用植物其地下器官和地上器官的生长存在着正相关，因此可以找出其相关系数。这样在调查时，只要调查其地上部分的数量指标，通过有关公式，就可以推算出其地下部分的年增长量。地上器官自然更新调查，由于每年增长数量可以连续测量，因此要比地下器官更新调查容易得多，此外在采收后仍可能继续生长。

（1）自然更新观测　　对于每种要大量采收的自然药材，应进行其自然更新观测。观测应在定位站中或设立固定样地进行。

（2）观测内容　　包括：自然环境记载、群落类型、种在群落中的地位、群落演替、种在年度中的盖度和数量变化、生长节律变化，找出影响其自然更新的主要因素。

试验内容及方法：

①试验地设计　　样地数、样地面积、每个样地中样方数、样方面积、样方间距。

②采收等级　　每个样方采收率。按照下列等级，进行采收。等级1：每年1次；等级2：2年1次；等级5：对照（不采割）。

③产量计算　　每个样方上计算植株数目（10次重复）、采集药材数目、计算产量。

五、动物药资源调查

动物种类繁多，绝大多数有感觉器官或神经系统，对环境改变能迅速作出反应（逃逸或假死等）。多以吞噬方式摄取有机物；繁殖方式多种，因此进行资源调查时比较复杂，需要针对不同种类动物采取不同调查统计方法，调查时还应考虑它们的年龄特征及后代数目等。

1. 直接调查法

直接调查法就是对一区域内的动物计数。这种计数可以通过驱赶动物、空中摄影、红外片观察等方法进行。这种方法适合对大型和白昼活动的动物。

对于一些栖息范围有限的昼行大型兽类，可直接统计其全部数量。一些群居性动物在繁殖季节常集群生活，更容易集中记数。

总体记数时，时间要相对集中，最好在一天完成，防止动物迁移漏计或重计。这种方法适用于生活在开阔地段或狭小地区的大、中型兽类。

对于一些无脊椎动物来说，也可采取小范围内的总体记数，如在一块木头和树皮之下、植物的基部周围、墙和岩石的裂缝中、枯叶、鸟巢中找到它们。

哄赶调查法：对于一些隐秘在林中或灌丛中的兽类动物，可以采用哄赶的方法统计动物的数量。此法适用于地势平坦或坡度不大的山地，过密的草丛和树丛，如无训练有素的狗的帮助，不宜采用哄赶法。

哄赶调查区域中小型兽类调查面积为 $10hm^2$，大型兽类样地面积应在 $50hm^2$。哄赶时可用石头、响铃、锣鼓、汽车、摩托车等来惊扰动物，使其逃逸，哄赶人员，进行计数。在进行调查时记录人员位于测定地区对面，这种方法适合于容易步行和有良好可见度的平台开阔地带。

2. 间接调查法

间接调查法就是对动物的附属情况进行调查。如，鸟的鸣叫、动物足迹、粪堆计数等。

粪堆计数法是比较常用的方法。这种方法基于这样的设想，即一定时间内动物粪便的积累与种群密度有关。例如调查黑尾鹿时，发现每只每 24 小时大约排出 13 堆粪便，这样在一定单位区域的粪便就可以按每头鹿每天排 13 堆粪便计算。用鹿日数换算动物数，这时，需要知道鹿在这个地区居留的时间，并在一定时间内（例如一周）进行计数。

一般按照下列公式计算每平方公里的粪堆数（PG）：

$$PG = 粪堆数 \times 10^6 / 样地面积$$

动物数/平方公里 ＝PG/日数 × 每日排出粪便数

粪堆计数法适于森林地区，但在多雨和蜣螂多的地区不太适宜。因为雨水冲洗或动物吞食会出现较大误差。

3. 线样带法

线样带法是大面积进行大、中型动物数量统计的方法。由于这种方法较少受生境条件的制约，节省人力和物力，一般一个统计人员可以在短时间内调查相当大的区域。

采用这种方法，是调查人员按照预定线路行走，一边行走，一边观察遇见的动物，并记录个体数。同时记录动物出现的距离。

在进行计算时，以动物与行走路线平均垂直距离作为样带宽度。将观察到动物数除以样带宽度与路线长度的积，得出单位面积上种群数量。再乘上调查区域总面积，得到整个调查区域动物种群数量。

$$PAz = A \cdot Z/2XY$$

P ＝种群数量

A 为调查区面积

X 为调查路线长度

Y 为每侧样带垂直宽度

Z 为调查得到的动物总数

z 为单位面积出现的动物数。

为了获得预定精度，应该进行多次重复。

六、内业整理工作

外业工作结束后，应该进行内业整理。首先对野外资料进行数据整理。

在进行资料整理时，首先要甄别资料的真实性，对调查对象的地方习用名称，必须仔细核对实物或标本，以便能正确核对种名。

内业整理时，利用软件与空间数据整理采集的原始数据（包括点状数据、面状数据整理），转换成空间数据，并录入资源调查数据库，构建数字中药框架，实现网络共享，为科学研究、政府决策提供基础数据。

1. 撰写资源调查报告

中药资源调查工作结束后，要进行调查总结工作。总结分为工作报告和技术报告。

工作报告包括三部分：

第一部分为工作概况，包括组织机构和调查队伍情况，技术方案执行情况、经费等；

第二部分主要报告调查工作中取得的成绩和存在的问题；

第三部分为技术报告。

技术报告因调查任务和内容而不同。如果是全面资源普查，内容则要广泛一些，这种总结一般称为资源普查技术报告。如涉及专门种类或专门问题时称为专题报告。

撰写资源调查技术报告时，关键是写明本地区存在资源生物主要种类、分布和资源利用情况，特别要提出主要中药资源种类蕴藏量、经济量和年允收量，并进行质量评价。进行总结前，首先要进行材料整理。

①材料整理包括：标本整理与鉴定；中药资源图绘制及野外调查数据整理与统计等。这部分工作一般应该在驻地或就近居民点进行，因为在整理过程中如发现有资料、数据、标本遗漏，可以就近弥补。经过室内整理和再次补充，为最后总结工作奠定基础。

②技术报告内容包括：前言、调查目的和任务，调查队的组成和队员，调查的范围和路线，调查日期和方法。调查地区自然情况，包括地理位置、幅员、地形、地貌、土壤、气候、植被等。药用生物资源情况，包括种类、名称、分布、多度、药用部分、蕴藏量等以及新发现或有重要价值的药用动植物情况。对本地区资源开发利用、保护更新等方面的意见和建议。

2. 资源地图的绘制

在野外调查基础上，通过资料整理和数据核对，即可以着手进行药用生物资源地图的绘制。资源地图是将中药资源的种类、分布或蕴藏量等科学、形象地以地图形式反映出来，它为有关部门在统筹安排、计划生产、合理利用开发和保护更新动植物资源等方面做参考。目前的技术条件下，采用地理信息系统，可以获得更为直观和翔实的资源调查信息结果。

按资源图的内容划分，主要可分为三类：

（1）地区药用生物资源分布图　是按照某一地区（全国、省、市县或更小的行政单位）药用生物种类及其分布绘描制。其优点是便于寻找各种药用生物的混合分布和单独分布的关系，对局部地区药材种类有全面的了解，缺点是由于种类过多，因而符号较多，图表混乱，而且不容易标记详细。

（2）单种药用生物资源分布图　是反映一种药用生物的分布，这种资源分布图使用价值大，对充分利用和开发某种中药资源有较大的价值，已广泛为中药资源学家所利用（见图5－1）。

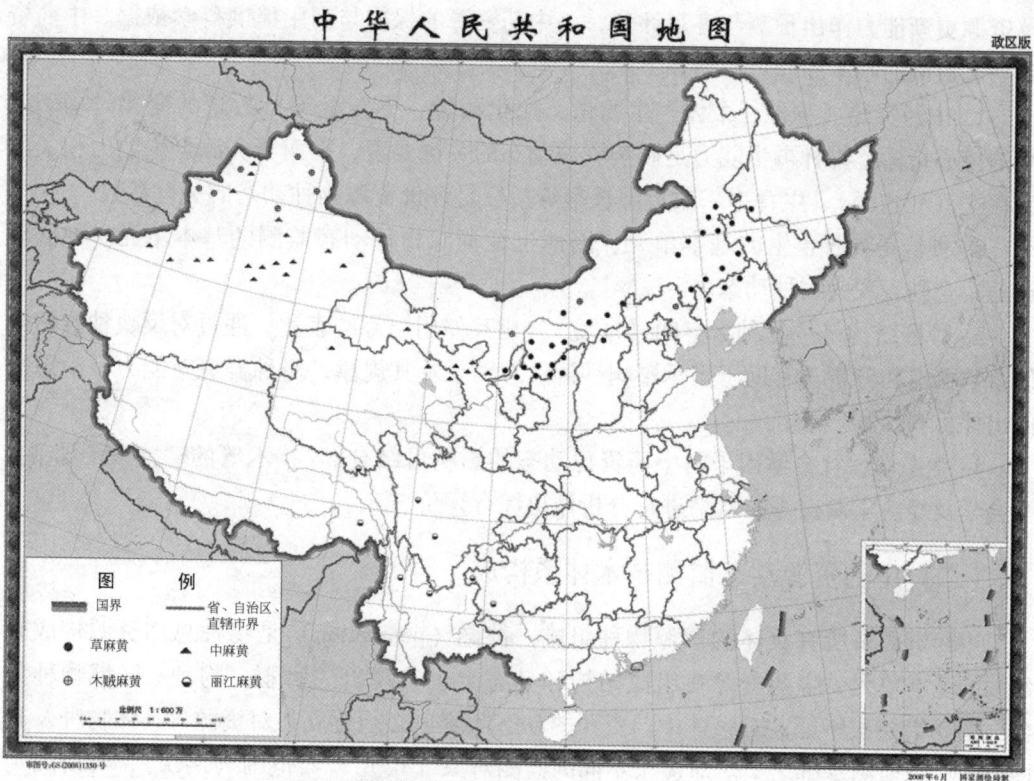

图5－1　我国麻黄原植物地理分布图（摘自周荣汉主编《中药资源学》，1993）

（3）药用生物资源蕴藏量图　它主要反映某种药用生物的蕴藏量及在不同地区的分布。它是在进行广泛的蕴藏量调查的基础上绘制的。

第二节　中药资源的动态监测

一、中药资源动态监测的基本原理与体系构成

（一）中药资源动态监测的基本原理

中药资源种类和生物产量的主体属于生物类资源，具有"可再生性"，这种特性既

为中药资源的可持续利用提供了可能，也为通过人为干扰促进和扩大资源再生（栽培、野生抚育、生物工程等）奠定了生物学基础。但无论是野生资源的自然更新还是人为的资源再生，由于其再生状况会受到资源物种自身生物学特性、环境生态变化、人类活动（对资源的利用等）及社会经济发展等多方面因素的影响，所以在一定的时间和空间范围内，资源的状况总是处于一种动态的变化之中。中药资源动态监测工作即是通过在一定时空范围内对反映资源状况的参数，如蕴藏量、分布区域面积、资源物种自身种群结构特征和适生植被群落的结构等进行连续的测定、观察，采集相关信息、整理分析，以掌握资源状况的动态变化及其规律，阐明影响资源动态变化的因子，并对资源变化趋势及资源更新能力作出预测与客观评价，为中药资源的保护与利用提供科学依据。中药资源动态监测的基本原理可归纳如下：

1. 中药资源（物种、个体、生物量、变化藏量、更新量等）数量的变化是动态监测的核心指标。物种再生能力是影响资源动态的关键要素，因而与资源再生能力相关的生存率（死亡率）、生育率、数量增长率等指标是评价资源物种动态的关键参数。

2. 种群是物种再生的基本单元，因而也是资源物种动态监测的基本单元。种群动态的集合则表现为物种动态。

3. 种群结构是"物种×空间（环境）"相互作用结果的表达，通过对反映种群结构的参数测定和分析，有助于揭示影响种群动态因子及其规律，对种群更新能力、动态等作出评价和预测。

4. 生态学、社会学因子对中药资源动态的影响可结合3S技术等的"宏观"监测、社会学及经济学调查等的结果进行分析做出综合评价。

（二）中药资源动态监测技术体系构成

中药资源由所有具体的资源物种组成，种群（population）是物种总体资源构成和延续的基本单元，中药资源在组成结构和动态上也表现出"种群—物种—区域物种集合"的3级层次特征，对整体中药资源的动态监测也必须建立在对资源各具体物种及其种群的动态监测基础之上。对应于不同的监测对象（单元）与范围（层次），对所测定的参数、信息采集与分析处理的方法与技术等都有不同的要求，乃至监测结果所反映的层次和应用领域都有所不同。相应的，中药资源动态监测技术体系大致应包括（相对而非绝对的）"微观"与"宏观"2个层面。"微观"层面的监测主要以具体的资源物种种群为监测对象（单元），主要通过在该物种的不同分布区域内选择代表性的种群进行样方调查的方法，重点采集反映种群结构、局部生境特征等的"微观"参数，侧重分析掌握种群的动态，影响动态的物种自身生物学因素和小生境因素及其规律，进而把握该资源物种的总体动态，其结果主要应用于对具体资源物种保护与再生的技术性指导，并为"宏观"监测提供基础信息，有助于提高"宏观"监测的精确度。"宏观"层面的监测以资源物种总体（或区域性全部资源物种）为监测对象（单元），主要采用3S技术（RS、GIS、GPS）等，获取反映该物种全部分布区域的面积及其地理、土壤、植被、气候等生态特征的"宏观"信息，并结合地面样方调查数据进行信息的综合处理，以全面掌握该资源物种的总体动态、生态适宜性、分布区域生境特征及其影响因素与演变规律等，其结果主要为国家对资源的管理与利用、生态环境保护、中药生产区划等的决策提供依据，并指导提高"微观"监测中样方选择的科学性与代表性。"微观"与"宏观"的结合，即构成了"种群动态监测—资源物种动态监测—资源物种动态监测的集合与分析—整体中药资源动态监测与预测"的完整体系。

二、中药资源动态监测的信息采集与分析

1. 监测因子信息采集时间

动态监测需在监测对象生命期内连续多次采集数据，对于多年生物种，采集时间可以年为单位作为 1 个周期进行信息采集和分析；对于一年生物种，则应以 1 个生命周期为单位采集和分析信息。在采集周期中需根据物种的物候期和药用特点（部位、采集期等），在不同生长阶段进行采集，如花期、果期、营养生长期、药用部位等均需进行信息采集。

2. 种群统计学参数的测定与种群动态的量化描述

根据种群统计学的原理，种群动态可以通过"在时刻 t 时单位面积（样方）中个体数（N_t）与单位时间后个体数（N_{t+1}）之间的变动"来反映，而种群个体数量及其变化可以通过采集下列种群统计学参数和建立它们之间的关系给予量化表达。

参数：个体出生数（B），死亡数（D），迁入种群的个体数（I）和迁出个体数（E）。它们之间的关系可以表示为方程：$N_{t+1} = N_t + B - D + I - E$。

种群的动态（λ）则可以通过 N_{t+1}/N_t（年增长率）作出量化描述。当 $\lambda = 1$ 时，表明种群处于稳定的平衡状态，$\lambda > 1$ 时，种群处于增长状态，而当 $\lambda < 1$ 时，种群处于降低状态。即可以通过对种群统计学参数的监测，掌握种群动态，而上述方程则称之为"种群动态模型"。有两点需要特别说明，一是该模型中的各个参数描述的是生物的"个体"行为，其中 I 和 E 参数对于描述动物种群的个体迁移行为是适合的，而对于植物来说，物种的迁移主要表现为"通过种子散布方式的次一代迁移"，虽然某些物种可通过一些特殊的方式实现植株个体的迁移（如红树、株芽蓼的"胎生植株"，禾草类的分蘖、匍匐茎、匍匐枝），但绝大多数植物是难以实现有效迁移的。所以在描述植物种群动态时，该模型可简化为：$N_{t+1} = N_t + B - D$。二是该模型是生物种群动态的基本模型，实际的状况远更复杂，如基于种群内的个体竞争，B 和 D 参数不仅和 N_t 有关，显然还与密度、种子特性（休眠、种子库、散布方式）、繁育方式等相关，且这些相关多数是非线性的。所以，在实际应用该模型时还需结合种群结构、繁殖特性、种间及种内竞争等因素进行综合分析。

3. 年龄结构分析及其描述

植株个体死亡或繁殖的概率常常与其年龄有关，同时从植株整个生命周期来看，处于某一龄期/生长发育阶段的所有个体存活到次一龄期直至生命终结，各个时期的概率都会对种群统计学参数产生影响。所以种群年龄结构分析包括在 t 时刻（样方中）所有个体的年龄/生长发育阶段构成的参数采集和统计，以及在单位时间（龄期/生长发育阶

段）后这种组成的变化。一年生植物可根据其生长发育阶段划分"年龄"（更为简化的可根据是否进入繁殖阶段来划分），多年生植物则可根据"生长年"划分年龄。反映种群年龄结构的信息可采用生命表（life table）和生育力表（fecundity schedule，反映繁殖概率）进行记录和统计，所采集的参数有：龄期开始时的存活个体数；同龄期（同生群）个体存活到次一龄期开始时的比例，同龄期个体在每一龄期中的死亡比例，特定年龄存活率（每一龄期存活个体的比例），特定年龄死亡率（每一龄期死亡个体的比例），每一龄期每一存活植株所产生的种子数（种子/植株）。进一步通过对上述参数的测定数据进行分析，可精确掌握资源物种从种子萌发开始，直到完成整个生命周期的各个龄期/生长发育阶段之间的转移率，并以生命周期图（life cycle graph）作出直观的表达。显然，年龄结构的分析对于揭示影响种群动态的因子和作用规律，预测种群未来发展趋势具有重要的参考价值。

4. 大小结构分析及资源自然更新能力评价

资源的产量和自然更新力是中药资源调查工作关心的重点问题之一，这主要取决于植株个体大小（单株生物量）及其密度（密度参数的测定，可直接采用中药资源调查的方法）。通过测定单株生物产量（重点是药用部位）、种群中处于不同生物产量阶段（达到药材质量要求程度，可提供药材采收）的植株的个体数量及比例，结合种群动态监测和年龄结构分析资料，即可掌握资源物种样方内蕴藏量、自然更新力及年允采收量。

三、资源动态信息的评价利用

中药资源动态监测的最终目的是为科学有效地开展中药资源的保护，实现中药资源的合理与可持续利用提供依据。在通过对检测样地的信息采集、数据处理和综合分析获得的有关资源数量动态、自然更新能力、影响因子、适生环境及动态未来发展趋势等资源信息后，还应组织有关专家，收集参考有关检测对象物种的生产、质量、利用、市场需求等方面的资料，结合具体目的，从该资源的保护、利用、生产等方面做出评价，促进成果的利用。动态监测结果主要应用于以下几个方面：

1. 为政府主管部门制定有关资源保护和利用管理的政策法规、经济发展规划、生态环境保护等提供决策依据。如参考数量动态和趋势预测，指导物种资源是否可以利用，还是应当保护，以该资源为原料的产业可否发展及其规模控制；根据其适生环境特征，指导建立珍稀濒危物种保护区及其保护区域等。

2. 指导制定合理的中药区划及药材生产计划。如根据物种的适生环境特征，确定中药材生产区划；根据资源的蕴藏量及其动态、自然更新能力等，指导该资源是否应当禁止、限量使用，确定年允收量；参考其动态影响因子（如年龄结构、大小结构）和生态适宜性，指导制定和实行区域布局合理的轮采、休养等保护性生产计划和措施等。

3. 为中药资源保护、再生等科学研究提供基础依据。如参考动态影响因子及其作用大小、生态环境适宜性，针对制约种群动态增长、自然更新能力的关键因素，制定该物种资源的保护与恢复技术研究方案（例如，某种群中非密度原因的幼年或小个体所占比例低时，预测对种群的个体增长和种群扩大不利，其可能原因有结实率和种子萌发率低，则可采取人工栽培繁育种子、撒播种子或人工育苗移栽等方式，促进种群结构的调整和资源的恢复），确定人工种植再生技术研究影响产量与质量的关键环节；根据遗传结构分析获得的信息，开展种质资源评价与保护技术、优良品种选育等的研究。

4. 为企业的中药资源开发利用、生产等提供决策咨询。通过中药动态监测结果，对于资源利用价值评价、企业新产品开发方案的可行性论证及原料药材生产基地建设布局等都具有重要的参考价值。

5. 增强全社会对资源与生态环境保护的意识。中药资源动态监测结果通过政府及有关媒体向社会、行业发布，将有利于增强和提高社会各界对资源与环境保护意识和参与程度。

第三节　"3S"技术在中药资源调查中的应用

所谓"3S"技术是指遥感技术（remote sensing，RS）、地理信息系统（reographical information system，GIS）、全球卫星定位系统（global position system，GPS）三种技术。这三种技术以其宏观性、实时性的特点，在农业、林业的自然资源量值和生长势监测方面，已得到广泛的应用。目前在进行中药资源调查中，也已经开始应用"3S"技术，进行资源分布面积和资源量的调查。

引进 3S 技术和计算机数据库等现代技术方法进行调查，根据不同药材的特性实施合适的调查统计方法。在部分适用药用植物资源量和野生抚育药材基地调查中可通过计算不同植物对光谱的贡献率，研究利用卫星遥感平台调查目标药材的生态环境条件及该植物分布的主要群落植被类型，利用中高分辨率卫星遥感数据调查植物种群的分布区域特征，并分析其光谱特征，从而划分出野生中药资源的产区分布，结合具体实地样方调查数据推算其分布面积、产量，分析其资源的蕴藏量及其变化特征、资源的最大可利用量等。并在此基础上建立野生资源濒危预警机制保护种质和遗传资源。

1. 遥感技术及其应用

遥感技术是指利用可见光、红外光、微波等探测仪器，在远距离、高空，通过摄影或扫描、信息感应、传输或处理方法，根据地物反射和发射不同的波谱，来识别地面物质属性的信息技术。在中药资源调查中，遥感技术主要用于产量、蕴藏量调查，通过对植被面积的计算和相关产量进行估测。应用 RS 可以辅助确定调查样点，辅助确定中药资源的分布面积，对特定调查区域进行抽样监测，结合地面调查完成大面积分布或特定生境分布的中药资源的调查，辅助进行中药资源的动态监测。

计算某种药用植物资源面积时，是根据植物不同生长期的光谱特性，选择适当的时间，合适波段的航天遥感或航空遥感资料，进行一定处理后，建立敏感区的解译标志，进行识别和分类，再通过地面实地调查资料加以补充修正，最后完成该植物的面积估测。

进行某种药用植物产量或生物量的估算时，首先利用地面遥感资料，建立光谱资料及植物产量的关系，建立产量和空间遥感资料的回归模型，估测出产量。

2. 地理信息系统技术及其应用

地理信息系统技术是指以地理空间数据库为基础，在计算机软硬件支持下，对空间数据按照地理坐标或空间位置进行预处输入、存储、检索、运算、分析、显示、更新和提供应用研究，并处理各种以空间实体和空间关系为主的技术。主要用于大面积资源调查的数据处理。这种方法的优点是直观、简洁、数据库易于更新，有利于保持现实性。应用 GIS 可以将普查数据空间化，并构建数据库，可实现普查数据的管理、分析、信息发布和生成专题地图（直观可视化管理），辅助进行中药资源的动态监测。

如中药材产地适宜性分析系统（TCMGIS－I）就是基于 ArcGIS 开发的产地适宜性评价系统，利用全国气象数据库，以道地药材产区为基准点，开展药材的全国适宜性产区研究，从人参、西洋参、川贝母、三七、黄芪的研究来看，与系统中的中药资源普查数据以及实际生产数据进行比较，分析结果比较理想。基于各种丰富的资源信息建立实际应用模型，美国资源部和威斯康星州建立的以治理土壤侵蚀为目的的多用途、专用的土地 GIS，通过收集耕地面积、湿地分布面积、季节性洪水覆盖、土壤类型、专题图件信息、卫星遥感数据信息等，建立了潜在的威斯康星地区的土壤侵蚀模型，探讨了土壤恶化的机理，并提出了合理的土壤改良方案，达到了对土地保护的目的。中药资源领域还可利用 WebGIS 思想，构建中药资源网络调查及动态监测系统，利用相应的中药资源危机模型，对中药资源进行动态监测并提供预警信息和保护对策。

3. 全球定位系统技术及其应用

全球卫星定位系统是指使用 GPS 接收机（定位仪）来确定地理数据的卫星定位系统。它目前在我国林业调查的地理定位上也广泛使用。在中药资源调查中，它可以帮助我们解决过去需要采用多种测量仪器进行地理数据（如海拔高度、经纬度、气温等）测量问题。目前还可以用于调查植物的占有面积的计算。应用 GPS 可以进行样方的精确定位和样地面积的确定，并可进行样地的属性数据采集，辅助 RS 进行中药资源的动态监测。

GPS 技术在中药资源领域的主要应用是利用 GPS 接收机进行野外定位。自从美国政府于 2001 年 5 月 1 日取消"SA"（选择可用性政策，即控制民用 GPS 的定位精度，使其大大低于军用）后，GPS 单机定位精度从以往的 ±100m 提高到 ±30m。

4. 3S 技术应用技术路线

使用 3S 技术进行中药资源调查时，主要技术路线为：

（1）确定目标 确定调查目的、目标地物（药用植物）、调查地区范围。

（2）相关背景资料的收集整理 包括：地理描述资料、地形图、调查植物的资料等。

（3）遥感信息源的获取与处理 主要通过卫星遥感图像数据和航空遥感的低空遥感图像和数据。

（4）遥感判读与制图 这一步骤是采用 3S 技术进行中药资源调查的中心环节。通过判读和制图可以全面绘制出调查植物的实地分布情况，为制作专门地图提供基础资料。

（5）面积测算与汇总　在完成上述工作后，利用 GPS 软件系统，对获得的植物图斑进行测算，并完成数据汇总。

（6）产量测算　在完成面积测算后，再根据实地进行调查的结果（采用样方调查），计算出该地区某种药用植物的总蕴藏量。

（7）结果分析　根据采用 3S 技术调查的结果，针对调查目的进行多重分析，最后得到调查研究结论。

5. 应用实例

以运用"3S"技术进行甘草资源调查为例来说明。

（1）确定调查区域范围　如调查范围为：宁夏回族自治区灵武市和盐池县部分区域。区分其地貌单元为，中北部为缓坡丘陵区，约占 80% 的面积，南部是黄土高原区，占总面积的 20%。

（2）进行遥感信息的获取和处理

①数据源的选取　选择 2003 年 9 月 21 日的影像数据 1/2 景，覆盖范围为北纬 37°11′4.56″～38°15′52.56″，东经 104°14′40.56″～107°29′4.2″。

②图像处理　对图像进行几何校正，以研究区 1∶100,000 地形图为几何参照系统，在影像上选择 20 个以上的控制点，进行几何校正。再将不同波段进行融合，进行颜色匹配与增强处理。

（3）遥感调查与制图

①甘草判读标志的建立　选择 3 条野外考察路线，考察 12 个地点。经过考察，将区域内甘草分布类型确定为 3 种：苦豆子（*Sophora alopecuroides*）＋黑沙蒿（*Artemisia ordosica*）＋甘草群落，甘草盖度在 1% 左右；甘草＋黑沙蒿群落，甘草盖度在 25% 左右；甘草＋禾本科＋豆科群落，甘草盖度在 15% 左右。

②室内判读解译　在室内采取人工目视解译方法，在屏幕上根据影像特征圈定甘草图斑，同时赋予图斑属性信息。

③野外验证与判读修改　制定出甘草初步判读结果专题图。根据调查区域内的地理环境及交通道路条件，进行野外考察。

④专题制图　在室内将图形制成甘草遥感调查现状分布图。

⑤面积量算　建立甘草分布图形数据库，进行图形数据的面积量计算和汇总。

（4）蕴藏量估算

①植被指数含义与提取　在对遥感数据进行一系列预处理后，根据植被指数公式进行计算，生成植被指数值分布栅格图，再生成植被指数值分布的矢量图形。

②甘草植被指数图的生成　对上述生成的植被指数甘草分布图，进行叠加分析，得到只有甘草分布区域的甘草植被指数分布图。

③甘草蕴藏量抽样调查　根据图形分布状况以及甘草植被指数分布级别，在不同的分布级别图斑中进行蕴藏量分析，计算出每一类分布级别中甘草的蕴藏量。

（5）甘草蕴藏量计算　将得到的每一个植被指数级别的蕴藏量与图形图斑进行关

联，得到每一个甘草类别图斑的蕴藏量值，再根据这个蕴藏量值和图斑面积进行计算，得到调查地区甘草的蕴藏量。调查结果为，该地区甘草蕴藏量为 $2.48 \times 10^6 \, \mathrm{kg}$。

第四节　中药资源危机的预警系统

加强药用植物资源预警系统性研究，建立健全中药资源预警监测体系和资源保护网络，以确保中药资源的合理采集与利用，满足社会和国民经济发展对中药资源不断增长的需求是十分必要和迫切的。预警科学是一门尚年轻正在成长中的学科，隶属于管理科学的范畴，对它的研究最早源于 20 世纪 60 年代美国对于管理失败的研究。在我国，最早可以追溯到 20 世纪 90 年代初。

建立珍稀濒危药用物种及资源蕴藏量的预警系统就是对中药资源的种类、数量（产量、蕴藏量）、生态环境的变化和群落的演替规律，以及其他影响中药资源变化的诸多因子（如市场需求、价格因素）情况等作定期或长期观察和切合实际的综合统计与分析，及时预报中药资源的消长变化与市场、价格等因子的关系，为决策部门提供参考。

监测的主要品种是市场需求大、资源相对不足的药用物种和资源稀少且易受威胁的药用物种和国家保护的野生药材物种；监测的重点区域为中药资源开发破坏区和保护区，其他区域为一般观测区。中药资源监测系统的功能设计与应用包括：设置中药资源监测数据库、中药资源分布图与遥感图像复合、规划预测与动态仿真、编绘中药资源分布系列图等。

建立药材生物学特性数据库，在此基础上利用"生物适生地分析系统"对野生道地药材变为家种的可能区域、适宜种植季节、生产基地的科学选择等重大生产问题进行计算与分析，利用"小气候自动监测系统"对其计算结果的阈值进行确定，以最短的时间得到以县为最小单元的合理区域布局的区域分布图及相关的计算结果，同时进行野生和人工种植的中药材生长发育与气候土壤等生态条件的关系、重要指标、机理和规律的研究。该研究可以直接指导生产实践，克服中药材家种生产的盲目性，解决中药材泛栽滥种问题，为中药材的栽培和管理提供科学、可靠的依据。

一、药用植物资源预警系统的建立原则

在药用植物资源预警系统建立过程中要遵循的原则是：

1. 规范性　监测预警系统中的监测方法、监测指标、统计方法、软件平台等应规范，并尽量与国际惯例接轨。

2. 可靠性　系统应有良好的稳定性、安全性和可靠性。

3. 可扩充性　系统应便于扩充，便于升级换代。

4. 其他　要采取重点监控与分类监控相结合的原则。

中药种类繁多，应该客观分析当前各种中药的基本情况，区别对待，采取重点监控的方法。在重点监控的基础上，要积极探讨不同中药的共性问题。中药虽然种类繁多，但从资源保护与市场供需的角度来看，我国的中药资源基本上可以分为 3 类。其中，前

两种是重点监测的对象。

1. 国家统管的药材，包括甘草、杜仲、厚朴和麝香；

2. 市场自由流通，但列入《野生药材资源保护条例》和《濒危野生动植物物种国际贸易公约》的药用植物；

3. 普通中药材。

二、资源危机阈值的确定

保护珍稀濒危植物、动物物种的重要性和深远意义，在国内外已宣传多年，早在1980 年中国就证实加入《濒危野生动植物国际贸易公约》（华盛顿公约），1984 年公布了中国第一批珍稀濒危保护植物名录，1987 年国务院发布了"国家重点保护野生药材物种名单"，1988 年国家环境保护局主持编写《中国稀有濒危植物》一书正式出版（现以《中国植物红皮书》正式在国际上发行），共收载保护物种 388 种，药用约 102 种，其中属于常用中药约 33 种。分为濒危（endangered）、稀有（rare）和渐危（即脆弱或受威胁，vulnerable or threatened）3 个类别。

珍稀濒危中药物种等级划分的标准为：

1. 一级（濒危）　濒临灭绝状态的中药物种，具有以下特点：

（1）数量极少，分布区狭窄，在分布地带有绝灭危险。

（2）仅生存在特殊的正在恶化的生境中，对自然变化适应能力不强，或遭受毁灭性的开发和灾害性的病虫害。

（3）资源迅速减少，市场供应紧缺。

（4）具有极重要的医疗、科研、经济价值的中药物种，国家药典收载的常用种。如人参、冬虫夏草等。

2. 二级（濒危）　处于衰竭状态的重要野生和栽培（饲养）的中药物种，具有以下特点：

（1）数量和分布区有限。或分布省区较多，但只是零星存在。

（2）是单种属或少种属的常用中药物种，国产特有种类，生境有一定的特殊性。

（3）栽培（或饲养）条件要求高，资源减少快，市场较紧缺；来自高大的木本，大型的哺乳动物或珍稀的古化石中药物种。

（4）在医疗、科研、经济上有重要意义的野生或栽培（饲养）的中药物种；国家药典收载的较常用品种，如白果、甘草、杜仲、明党参等。

3. 三级（濒危）　处于减少中的重要常用中药物种。具有以下特点：

（1）分布区较广，但数量不断减少的中药物种。

（2）生境发生改变，不断影响中药物种的发展。

（3）开发利用过度，特别是属工厂生产所需原料，资源骤减的中药物种。

（4）部颁标准或地方标准收载，已形成商品的重要民间药，受自然或人为的影响，可以预见将来可能成为濒危物种的中药品种。如石斛、天麻、雪莲、麻黄、川贝母等。

为了认真落实保护措施，除制订有三级保护标准，还应指出针对不同等级的具体保护要求内容。

一级：要特别重点保护，严禁采收和捕猎。特殊研究需要，需经严格的审批手续，审批权应控制在中央有关部门。

二级：要特别加强重点保护，部分控制采收和捕猎。根据客观的野生和栽培（养殖）数量，规定生产指标，其措施要保证自然资源得到不断发展而不是不断减少。

三级：要注意保护，可有计划或分区域地采收和捕猎。禁止毁灭性的滥挖、滥伐和毒杀、捕捉活动。

第六章　中药资源的开发利用与产业化

中药资源作为自然资源的一部分，具有自然资源的基本属性和特点，即有价性、整体性、社会性、时空性、有限性等。其价值的开发和利用随着社会经济文化发展水平和人们生活水平的不断提高而逐渐显现出来。在社会生产力发展水平低下的情况下，中药资源的开发利用程度较低，其资源相对比较丰富。但随着社会经济的不断高速发展，人们对生活的需求亦日益提高，特别是近 20 年来，中药资源开发利用研究的深度和广度明显提高，由于过度开发、环境破坏等因素，资源紧缺已成为社会经济持续、稳定、协调发展的重要制约因素。因此，如何适时、适度、适量地开发利用中药资源是当前急需解决的重要问题。

第一节　中药资源开发利用的原则

从资源科学研究的角度分析，人类社会的发展过程，就是人类对自然资源的认知与开发利用的过程。中药资源开发利用是在中药资源调查的基础上，当单项资源研究达到一定深度以致可以从区域的角度提出资源综合开发利用时而进行的综合研究。因此，应正确地评价影响中药资源开发和中药资源生产的自然条件及社会经济条件的特点，揭示中药资源与中药生产的区位优势，按区内相似性和区际差异性划分不同级别的中药区，明确各区域中药资源开发和生产的优势及其地域性特点，因地制宜地提出生产发展方向和建设途径，以利发挥各区位、经济及技术等优势，为建立"地道药材"的商品基地奠定基础。因此，在进行中药资源可持续开发过程中首先应注意以下几个基本原则：

一、经济、社会和生态效益相结合的原则

中药资源的开发利用是一种社会经济现象，因此，必须考虑经济效益问题，即为了达到一定目的，采用某些措施和办法，投入一定的人、财、物力之后，所产生的效果和收益。在资源开发利用中，应力争以最少的劳动和物化劳动消耗，为全社会提供更多的使用价值，这是进行资源开发利用研究的根本目的。

开发利用中药资源必须与资源的性质相适应，做到低成本、高收入。各个地区的现有经济文化基础、交通运输状况、劳动力多寡、民族构成等社会经济条件不同，均影响和限制着区域性资源的开发与利用。因此，要立足本地资源，选择已有一定开发基础，

并有发展潜力的种类进行综合开发与利用。才能做到投资少、见效快、收益大。开发利用过程中，应不断加强开发利用的深度与广度，做到既能充分利用资源，又能取得最佳经济－社会－生态效益。如某山区坡地的应用，应考虑当地的区位优势，适宜种植哪些药材产量高、质量好，并能充分发挥土地的生产能力，不断提高单位面积中药材的产量。例如，巴戟天 *Morinda officinalis* 为广东肇庆地区著名的"地道药材"，在当地主要种植在丘陵山坡，一方面充分利用了当地山坡丘陵，避免了巴戟天茎基枯萎病的发生；另一方面获得品质优良、产量高的巴戟天药材；并在当地形成了特有的巴戟天种植、销售、加工等一条龙的重要资源产业链。由于近几年巴戟天价格快速上涨，加上当地所种植的土地资源有限，因此，在广东甚至其他省份的山区都纷纷开展巴戟天的种植，但由于加工、运输成本较高，导致这些零散分布的巴戟天种植户获利甚微。再如，肉桂 *Cinnamomum cassia* 也是广东肇庆地区著名的"南药"，人工种植已有近二十年的历史，常与巴戟天间作套种在山坡丘陵处，并可避免巴戟天种植后引起的水土流失现象。目前，随着商品生产的发展，当地农村大力开展农作物工业副业的开发，对肉桂进行多层次的加工，除了销售桂皮、桂枝外，利用水蒸气蒸馏的方法，将肉桂叶加工成肉桂油，作为药品、化妆品、饮料等的原料，销往全国以及欧美等国家，带来了可观的经济效益。

开发中药资源除了要考虑经济效益外，更要注意社会、生态效益。一些资源是工农业生产和尖端技术不可缺少的，一些资源则与人民的生活休戚相关。中药资源开发的重点首先是社会急需的，影响国计民生的资源，如急需的中药材、濒危的中药资源等。同时，尽管经济效益高，社会效益大，但如果对生态环境影响较大的资源开发，也是不可取的。如果以满足当代人的经济增长和社会需求为目标，却破坏了子孙后代的利益，是得不偿失的。上述巴戟天的种植开发就是很好的例子，在 20 世纪 60 年代种植巴戟天时，由于要取根挖土，深度可达 1 米左右，导致山坡严重的水土流失，因此，当地政府限制巴戟天的种植。随着 80 年代肉桂在当地种植的成功，开始在巴戟天种植山坡地间作套种肉桂，既取得了较好的经济效益，又兼顾了当地的生态效益。因此，资源的综合开发与利用在于实现对资源的整体研究，以助取得资源开发的综合效益与价值。

二、中药资源开发量与其生态、更新相适应的原则

对自然生态系统里中药资源的开发利用，其开发量要小于资源的生长、更新量，使生态系统能保持平衡稳定，即要保持某种药用植物资源再生量与资源利用量之间的比值大于或等于1，才可以做到药用植物资源的可持续利用。每个生态系统都有其特定的、大小不同的能量流动和物质循环的规律，其生态平衡关系也有差异。因此中药资源更新的速度、规模、完整性皆有差异。例如，在荒漠草原生态系统中，植被的光能利用率只有 0.1% ~0.3%，而高产玉米可达 4% ~5%。它们之间的物质循环规模就有很大差别。但不管各生态系统之间能量流动的规模相差有多大，只要其系统内部各个组分上能年复一年保持这一水平，那么这个系统就是稳定的，或者说是维护了生态平衡；如果每年从该系统取走的大量物质和能量，超出了维持资源更新的界限，而得不到适当的补偿，则必然引起该系统能流物流规模的持续降低，从而失去平衡；如果这个过程长久持续下

去，则导致该系统退化，直至崩溃，也就无法保持永续利用。例如，分布在我国西北地区的甘草、麻黄、沙棘等药材，本身是防沙、固沙的重要植被，一旦被大量采挖，必然加速土壤沙化进程。随之而来的就是草原整体退化、生态环境恶化迅速蔓延。据测算，每挖 1 公斤的甘草根会破坏草场 $2 \sim 4m^2$，每年挖 5 吨甘草就意味着 1 万 ~ 3 万公顷草场受损。因此，在甘草的主产区，其开发量每年应该控制在多少范围，才不至于破坏生态的平衡稳定，需要利用中药资源学、生态学等相关技术方法科学计算其最大持续产量。

据美国科罗拉多州试验，当牧畜采食量超过牧草植株产量的 40% ~ 50% 时，就会引起牧草产量降低，草质变坏，并导致畜产品降低及经济收入减少，只有在这一限度内实行合理放牧，最终回报才是最高的。一旦草地生态平衡，破坏将很难恢复，有时甚至是完全不可能恢复的。澳大利亚的荒漠草原，过去曾因为超载而失去生态平衡，后经禁牧 25 年后才勉强恢复。越是生境条件恶劣的地方，其生态系统越脆弱，也最难忍受环境的压力，就越要注意保护。

三、当前利益与长远利益相结合的原则

由于受生产力发展水平的限制，过去人们开发利用资源的广度和深度都是有限的，同时，生物、土地、矿产资源的数量、面积也是有限的。当今社会，人类正用最先进的科学技术手段，以前所未有的速度和规模来开发利用资源，使资源种类不断减少，数量日显不足，质量日趋下降。因此，开发资源要有规划，要与国民经济的发展速度相适应，还要与当地资源蕴藏量相一致。要树立自然资源是社会发展的物质基础，是一种资产，是国民财富的重要组成部分的观念。中药资源是自然资源的一部分，也是社会资产财富的组成部分，需要社会和全民的监督、管理和合理利用。

红豆杉是第四纪冰川时期遗留下来的古老树种，在地球上已有 250 万年的历史。在自然条件下红豆杉生长速度缓慢，再生能力差。我国分布共有四个种和一个变种，包括云南红豆杉 *Taxus unnanensis*、东北红豆杉 *T. cuspidata*、西藏红豆杉 *T. walichiana*、中国红豆杉 *T. chinensis* 和南方红豆杉 *T. chinensis var. nairei*。在 20 世纪 90 年代，由于其树皮中含有昂贵的抗癌物质——紫杉醇，红豆杉资源遭遇掠夺式开发，资源存有量锐减。目前我国红豆杉种植面积不断扩大，基本保障了药用的需求。红豆杉开发利用的例证告诫人们，只利用，不保护，只顾当前利益，不顾长远发展的掠夺式开发利用是不可取的，只有对资源进行合理利用与保护更新，才能实现永续利用的目的。

四、遵循中药资源区域分布规律的原则

由于地域分布规律的不同，各地区所处的地理位置、范围大小、地质形成过程、开发利用历史等在空间分布上的不平衡性，使得每种中药资源的种类、数量、质量等都有明显的地域性。如矿产资源的分布，主要取决于地壳内部的物质在不同地质时期的成矿活动情况。土壤资源的适宜性和限制性的不同，则是因为野生动植物和农作物、林木、牧畜都要求不同的适生条件所造成的。中药资源中"道地药材"的形成，其中重要的原因，是地域分布差异所造成的，也是导致目前中药质量复杂多变的重要原因之一。同

一物种因产地不同，质量有明显差异，如当归 *Angelica sinensis*、地黄 *Rehmannia glutino-sa*、天麻 *Gastrodia elata*、人参 *Panax ginseng*、杜仲 *Eucommia ulmoides*、巴戟天、砂仁 *Amomum villosum*、广藿香 *Pogostemon cablin* 等具有鲜明的地域分布特点。因此，在进行中药资源开发利用时，首先按照本地区资源的种类、性质、数量、质量等实际情况，采取最适宜的方式、途径和措施，来开发利用本地区的资源。重点发展与本地区资源优势相适宜的生产部门和产品，使其成为地区经济的主导部门和拳头产品，并以此带动地区经济的发展。例如，人参为我国主产的药用植物，自然资源主要分布于长白山小兴安岭针阔叶混交林、杂木及灌木林中。人工栽培人参技术早已成功，目前种植的林下参主要分布在辽宁和吉林，已形成产业化。中国人参产量约占世界的 75%，出口量约占年产量的 65%，出口国家和地区多达 33 个。人参主要用于中药原料，与多种中药配伍形成的中医成方达 1443 个，目前已批准生产的含人参的中药制剂 30 余种，同时还用于食品、保健品，目前人参的生产与开发已成为当地的支柱产业，为当地农民带来较大的收益。

如果一个地区某一特产资源不足，满足不了生产生活的需求，就需要采取一系列的措施加以补救。如进行中药材规范化种植、养殖等，开展植物野生转家种、动物野生转家养的技术以弥补自然资源再生不足和过度使用造成的资源短缺现象。巴戟天是岭南地区常用的大宗药材，且具有明显的地理分布区域，目前在广东省德庆县巴戟天主产区已很难见到野生资源分布。为了满足人们对该产品的需求，20 世纪 60 年代，开展了野生转家种的工作，目前在道地药材产区种植面积已近万亩，并建立了规范化种植产业化生产基地，一方面解决了中药工业和食品加工业等的需求，另一方面也保护了当地巴戟天野生资源。

五、统筹兼顾、综合利用原则

一个国家或地区的资源，都在一定的范围内组成互相促进、互相制约的综合体。土地资源是农业最基本的生产资料，从物质交换和能量转化角度来看，它的农业利用应组成一个统一的整体。农业可以生产牧业所需的饲草料；畜牧业可以供给农业有机肥料，林业除本身能发挥综合作用外，还可以保护农牧业生产的顺利进行。因此，在开发某地区的土地资源时，不仅要考虑耕地资源的作用，而且要考虑林地、草地以及其他土地资源的开发，实现一业为主，农林牧多种经营，全面发展。在土地类型多样的丘陵山区是如此，就是在类型单一的平原河谷地区也应该如此，以便充分利用土地，最大限度地挖掘它的生产潜力。中药资源属于农业或林业的一部分，在资源综合利用方面，许多经验值得借鉴，如在广东省肇庆、高要地区，肉桂的种植，一方面为中药加工业提供了药用原料——桂皮，另一方面也为当地工业发展提供了原料——肉桂叶，利用肉桂叶提取肉桂油，同时作为巴戟天药材的遮阴植物，两者间作配套种，取得了较好的经济效益和生态效益，目前已成为当地农民致富的主要渠道。

第二节 中药资源开发利用的途径

目前，中药及天然药物资源产品在全世界范围内越来越受到人们的重视，对其资源的依赖程度不断提高，开发和利用资源的途径和方法日益扩展，人类消费自然资源的能力空前增长。近年来，欧盟天然药物市场发展要快于化学药品，天然药物市场销售年均增长在10%左右。日本，有40%的医师开汉方药和天然药物，35%的病人接受天然药物治疗，特别是许多天然药物制成的保健品。可见，国际植物药市场大有潜力。我国是中草药生产大国，中药资源的开发利用有着广阔的应用前景和发展潜力。

一、健康食品（功能食品）的开发与利用

中药及天然药物作为治疗药物、食品增补剂、自然健康产品，已成为全球医药工业研究开发的热点。1994年，美国国会颁布了"膳食补充剂健康和教育法令（DSHEA）"明确了中草药以及与其相关的健康产品，可以作为食品补充剂进入美国市场；加拿大1999年也将中药列入"自然健康产品法规"，于2004年1月1日正式实施；欧盟于2004年4月30日正式颁布了"欧洲传统草药法令"；"澳大利亚治疗物品法令1989"中规定植物或草药作为补充医药产品。以上法案的制定和实施，大大拓宽了中药作为保健品、健康食品进入国际市场的途径。

用于保健药品和保健食品的中药，多为药食同源品种。2002年卫生部公布的"可用于保健食品的物品名单"中，其中药食同源的天然植物76种，可作保健品的多达114种，它们大多为既富有营养，又能提高机体免疫功能且无毒副作用的中药品种，如人参、西洋参、黄芪、党参、五味子、当归、山药、枸杞子、地黄、麦冬、山茱萸、山楂、百合、茯苓、大枣、蜂王浆（蜂乳）、沙棘等。以上中药资源均可开发成保健食品或功能性食品。

二、植物性农药的开发与利用

随着人们生活质量的提高和对生态环境的关注，无公害农产品成为大家的需求。植物性农药是无公害农产品生产的重要保证，其国内外市场非常广阔。据发达国家经济发展的经验和规律，人均国民收入超过800～1000美元之后，市场对农产品和食品的需求就开始由追求数量增长转向追求质量效益方向发展。在我国，农业正经受着由数量型向质量型、由产量型向效益型转变的深刻历史变革。我国现行的以追求数量增长为主的传统农业技术已很难满足和支撑无公害安全农产品生产和保障人民安全健康的需要。为了人类更好地生存，为了与我国农业可持续发展策略相适应，目前开发的新农药必须具有安全性高、残留低、无公害、生物活性高、使用费用低、选择性高的特性。在上述因素中，首先考虑与环境的相容性，其次是生物活性。未来农药的发展方向将从非选择性农药转向选择性农药，从传统的有机化学物质转向"生态合理农药"、"环境和谐农药"，以利于环境保护，促进农业的可持续发展。天然源农药活性成分是自然存在的物质，自

然界有其降解途径。植物性农药是天然源农药的重要组成部分，有着广阔的发展前景。

我国中药资源中明确具杀虫、杀菌作用的植物约有 30 余科 100 余种，其中具开发价值的主要有：楝科、菊科、豆科、芸香科、紫菀科、唇形科、番荔枝科、毛茛科、大戟科、天南星科等植物。据研究可用作杀虫剂、杀菌剂的品种有：苦楝 *Melia toosendan*、雷公藤 *Tripterygium wilfor-dii*、大茶根 *Gelsemium elegans*、侧柏叶、烟草、桃树叶、黄藤根、皂角树叶、除虫菊 *Pyrethrum cinerariifolium*、野菊花 *Chrysanthemum indicum*、芦荟 *Aloe barbadensis*、大黄 *Rheum plamatum*、桑叶、何首乌 *Polygonum multiflorum*、黄芩 *Scutellaria baicalensis*、黄芪 *Astragalus mongholicus*、商陆 *Phytolacca acinosa*、了哥王 *Wikstroemia indica*、乌桕叶、苦皮藤、臭椿叶、洋金花、黄杜鹃 *Rhododendron molle*、银杏外种皮、麻黄油等。

近年研究发现的印楝素、苦皮藤素、雷公藤素、胡椒素、尼西那素、番荔枝素、万寿菊素、海藻素等对昆虫都有较高的抑制活性。已产业化生产的品种有：硫酸烟碱、印楝素乳油、川楝素乳油、皂素烟碱可溶性乳剂、苦皮藤、羊角扭苷水剂、鱼藤酮乳油、茴蒿素水剂和双素碱水剂等 40 余种植物性杀虫剂。

大蒜精油乳化液具有广泛的杀菌作用。银杏外种皮粗提液对多种果树病害具有一定的防治效果。苦参提取物抑菌活性的研究表明，苦参乙酸乙酯提取物对多种真菌和细菌有显著的抑制作用。烟草、茶饼、鱼藤、雷公藤等植物的提取物能抑制某些病菌孢子的发芽和生长，或阻止病菌侵入植株。另外，还发现茶子、花椒，以及某些红树、蕨类植物等具有较强的抑菌活性。大黄提取物可对番茄花叶病毒有抑制活性。紫杉树皮提取液对植物病毒具有较明显的抑制作用。

据研究，由商陆、甘草、连翘等几种植物提取物配制而成的复配剂 MH11-4 对植物病毒有较好的防治效果。可杀线虫植物有：大蒜、穿心莲 *Andrographis paniculata*、苦楝皮、常春藤 *Hedera ngpalensis*、烟草等。抗细菌植物有：大蒜、穿心莲、荆芥 *Schizonepeta tenuifolia*、洋葱、仙鹤草 *Agrimonia pilosa*、半枝莲 *Portulaca grandiflora* 等。已发现有些植物既可抗真菌又能杀线虫等。

三、食用色素的开发与利用

食用色素是食品添加剂的重要组成部分，它不仅广泛应用于食品工业以改善食品的色泽，给予人们一种美的享受，而且还广泛用于医药和化妆品。19 世纪中叶以前，人们都是用天然色素着色，自从 1856 年英国 W. H. Perkins 发明了第一个合成有机色素苯胺紫以后，相继合成了许多有机色素，由于这类色素色泽鲜艳，性质稳定，成本低廉，很快就取代了天然色素。随着科学的发展，人们发现许多合成色素对人体有害，甚至有致癌致畸作用，因此许多被淘汰。据统计，世界各国曾作为食用的合成色素品种近 90 种，但现在各国仍广泛使用的仅十余种，有的国家如挪威已完全禁止使用任何合成色素。天然食用色素不仅安全性好，许多还有一定的营养价值，重新受到消费者的欢迎，因此对天然色素的研制日益增多。

具有一定利用价值的天然色素多数来源于植物组织，而中药中具有丰富的资源，他们色调自然，安全性较高，有的色素本身兼有营养和治疗作用，如核黄素、胡萝卜素、叶绿素、姜黄素等，不少药用植物本身就是提取天然色素的原料，如从姜黄的根茎中提取姜黄色素，从红花中提取红花黄色素，从栀子的果实中得到栀子黄色素，从玫瑰茄 *Hibiscus sabdariffa* 的花萼中提取的红色玫瑰茄色素等。

此外，还从紫草中提取到天然紫色素。某些药用昆虫分泌产物也是常用天然色素的来源。紫胶原胶系中药材，为清热解毒良药，紫胶虫所分泌的一种紫胶色素（蒽醌色素），常用于汽水、糖果等着色。我国有大量的野生色素原料植物，有良好的开发利用前景。

四、天然香料、香精的开发与利用

我国芳香性植物资源十分丰富。据调查，香料植物资源 400 余种，如肉桂、八角茴香、花椒、丁香、薄荷、陈皮、砂仁、干姜、高良姜等已直接应用于调味料或矫味剂。食用香料植物指用于各类食品或饮料起加香调味作用的植物性原料，是植物的某个部位或全部。美国香辛料协会（America Spice Association）规定凡是主要用作食品调味用的植物，均可称为食用香料植物。

香料植物在食品中具有调味调香、防腐抑菌、抗氧化等作用，还可以作为饲料的天然添加剂。根据食用香料植物的利用部位不同，可分为：根茎类香料植物，如姜、菖蒲等；茎叶类香料植物，如月桂、辛夷、五味子等；花类香料植物，如菊花、桂花、金银花等；果实类香料植物，如花椒、柠檬、香橙等；种子类香料植物，如扁桃、胡椒、八角茴香等；树皮类香料植物，如斯里兰卡肉桂、中国肉桂、川桂皮等。

食用香料植物的开发利用，在农业和食品中具有重要的地位。当今和未来世界，对食品追求的目标是无污染、无残毒、安全可靠且口味芳香、花色各异。作为赋香原料，天然药用植物具有独特的优越性，不仅具备上述条件，而且增强了食品的抗腐败和抗氧化性，甚至起到了保健食品的作用，是人工合成香料远远所不能比拟的。因此，无公害植物性香料日益受到人们的青睐。

药用植物中食用香料开发利用，可根据食品口味的基本类型进行分类调配。甜味食品适用的香料植物主要有：斯里兰卡肉桂、中国肉桂、茵陈蒿、八角茴香、小茴香、姜、迷迭香等；酸味食品适用的香料植物有：胡椒、茵陈蒿、牛膝、月桂、芥菜、斯里兰卡肉桂、中国肉桂等；咸味食品适用的香料植物有：胡椒、蒜、肉豆蔻、葛缕子、小豆蔻、莳萝等；油脂类食品适用的香料植物有：洋葱、辣椒、洋香菜、蒜、牛膝、肉豆蔻等。此外，丁香和桂皮等的精油以及小豆蔻、芫荽子、众香子、百里香等的精油还有一定的防腐作用。

近年来，人们对芳香植物和精油的医疗效果日益关注，芳香治疗已得到社会大众的认可。在治疗中以植物精油为基本治疗物质，通过植物精油焕发肌体本身的治愈力。柑橘油可散发出使人愉快、有清新感的香气，既能解除疲劳，又能减轻烦恼。有些植物精油对神经系统有兴奋或镇静作用，可根据精油香气特征调配成多种具有保健功能的制剂产品。

五、其他产品的开发与利用

以中药提取物或天然营养物质作为化妆品的乳化剂、基质、添加剂，是开发新一代药物性化妆品的重要途径。应用较多的植物类中药资源有：当归、人参、甘草、五味子、黄芩、黄连、黄柏、桂皮、薄荷、川芎、柴胡、地黄、益母草、半夏、白术、泽泻、大黄、茯苓、何首乌、枸杞子、牡丹皮、防风、独活、羌活、枳实、厚朴、菊花、杏仁、薏苡仁、白芍、麻黄、山楂、党参、槐花、升麻、藁本、紫草、芦荟、白芷、荆芥、生姜、大枣、冬虫夏草和沙棘等。动物药材主要有：蛤士蟆油、胎盘、貂油、地龙及蜂蜜等。矿物药主要是：滑石粉、麦饭石等。

第三节　中药资源产业链的延伸

人类进入 21 世纪，回归自然成为新的潮流，中药现代化的发展将显示出广阔前景。

一、基于民族民间用药经验的延伸产业链

中国是一个多民族国家，具有 5000 年的文明史，各少数民族在漫长的医疗实践过程中积累了丰富宝贵的医药知识。各少数民族应用的药物总计达 3750 种之多，尤其是藏族、傣族、苗旗、彝族、高山族等少数民族蕴藏着丰富的药物应用经验，具有很大的挖掘潜力。如东北长白山区民间使用仙鹤草 *Agrimonia pilosa* 的冬芽驱除绦虫，疗效显著。经系统研究发现驱绦虫作用显著的活性成分是鹤草酚（aprimophol），进而经结构改造成为鹤草酚精氨酸盐，毒性减半。从苗族用于治疗偏瘫的草药灯盏细辛 *Erigeron breviscapus* 中发现其含有焦袂康酸（pyromeconic acid）、飞蓬苷（erigenoside）、野黄芩苷（scutellarein）等，具有扩张血管，增加血流量，减低外周血管阻力，改善脑血流的药理作用，经临床观察认为，对脑血管意外所致的瘫痪有效，现已开发生产的制剂产品有灯盏素片及灯盏花素注射液。从景颇族草药木扎中提取开发出新药昆明神衰果素片，用于头痛、失眠的治疗。在我国民间也应用大量的草药资源。例如，冬凌草素即是从河南民间用于治疗食道癌、贲门癌的草药冬凌草 *Rabdosia rubescens* 中开发出来的一种抗癌新药；抗血吸虫药萱草根素是从安徽民间用于抗血吸虫的百合科植物萱草 *Hemerocallis fulva* 根中发现得到的。尚有芫花酯甲、天花粉蛋白、野百合碱、棉酚等均是来源于民间应用经验。

二、基于中药废弃物资源化利用的延伸产业链

据初步统计，中药资源产业化过程中每年消耗植物类药材约 70 万吨，产生的废弃组织器官、废渣等高达数百万吨，废渣、废水、废气的排放和处理已成为行业发展面临的棘手问题，对生态环境带来了巨大的压力。据报道，近年来我国中药及天然药用生物资源生产面积达 240 余万公顷，药材（传统药用部位）产量可达 540 万吨，而废弃的植物根系、地上茎叶等组织器官高达 1100 ~1600 万吨，造成严重的资源浪费和环境污染。

中药废弃物资源化利用是一个涉及经济、环境、社会效益等多个目标的连续过程，在其资源化过程中经济效益目标和环境效益目标之间的权衡及其动态演变特性与资源化模式密切相关。因此，基于中药资源化学研究思路的中药废弃物利用策略与资源化模式，在中药资源产业化过程中遵循循环经济理念，遵循经济效益、生态效益和社会效益相统一的发展原则，提高资源综合利用价值，提升资源产业价值的资源性产品开发，延伸资源经济产业链，是培育具有产业价值的资源优势的重要源泉和途径。

中药废弃物的产生源于药材原料生产、药材初加工与饮片加工、中药制剂以及含中药轻化工、健康食品等产品的生产过程。主要包括：①药材生产与加工过程中产生的非药用部位的废弃组织器官；②在中药制药等资源性产品制造过程中产生的废渣、废水、废气等；③对中药多元功效物质基础的科学认知和精细化利用水平滞后，中药资源的利用大多尚处于"总提取物"、"部位（群）"等粗放式利用状态，致使资源性化学成分的利用价值或潜在利用价值未能得到有效发掘和充分利用；④以中药制药为主体的资源性产品制造过程中，由于提取和精制工程集成度不高、工艺技术水平的相对落后，资源性物质的利用效率有待提高，造成部分可利用物质重新回到自然环境而导致资源的浪费和环境的污染等。

1. 药材采收、加工过程产生的废弃物资源化模式

药材种植生产、田间管理过程中，产生间苗废弃的植株、枝条、茎叶、幼果等；在药材初加工过程中药材去栓皮、去核、去木心、去须根等，产生大量栓皮、果核、木心、须根等废弃组织器官。而废弃物中富含纤维素、粗蛋白、粗脂肪、糖类以及多种次生代谢产物等，具有多方面的潜在利用价值。

人参属药用植物人参 *Panax ginseng* 和三七 *P. notoginseng* 的传统药用部位为其根部，在其种植采收过程中造成地上部分的资源浪费。经现代研究表明，其花序、果实、茎叶、须根等部位也含有较高含量的可利用物质人参皂苷类化学成分等，现已利用其地上茎叶开发出治疗心血管疾病的产品。废弃的酸枣 *Ziziphus jujuba* var. *spinosa* 果肉中富含活性产物三萜及皂苷类、脂肪酸（醇）类、有机酸（酯）类、甾体类、黄酮类、脑苷类及糖类等可利用物质。活性筛选显示其具有抗炎、抑制肿瘤细胞增殖、预防化学性肝损伤、调节免疫等多重活性，具有潜在的药用和保健功能的利用价值。另外，废弃的大枣 *Z. jujuba* 叶、酸枣叶中均富含三萜类成分，具有甜味抑制、降血糖、抗炎、抗氧化、抑制肿瘤细胞增殖、预防化学性肝损伤等多种生物活性。川芎 *Ligusticum chuanxiong* 地上废弃茎叶中富含黄酮类、甾醇类、酚酸类及神经酰胺类等资源性化学成分。山楂 *Crataegus pinnatifida* var. *major* 或山里红 *Crataegus pinnatifida* 的叶富含黄酮类化学成分，其含量为山楂果实的 20～120 倍，以山楂叶中提取的山楂黄酮为原料生产的山楂功能饮料，其降血脂的有效率达88.60%，并兼有降血压的作用，是冠心病、高脂血症患者及控制疫病，增进健康的理想饮料。山楂核干馏后得到的山楂核馏油，主要是有机酸、酚类、醇类、碳基化合物等，经过精馏等分离提纯工序，精制成天然型烟熏液，成品为琥珀红色液体，用于熏制鱼、肉等。山楂核干馏液可用于配制软膏、霜剂，治疗湿疹、神经性皮炎、烧伤等，具有明显疗效。

　　银杏叶为银杏科植物 *Ginkgo biloba* L. 的干燥叶，在银杏栽培过程中以及银杏叶变黄脱落的叶片数量巨大，造成资源的浪费。研究表明，银杏落叶中富含多种可利用物质如黄酮类、银杏内酯类、核苷类、氨基酸类、微量元素等，具有很好的潜在利用价值。

　　柑橘属 *Citrus* 植物的果实是世界第一大宗水果，也是常用柑橘类中药。全球柑橘产量已达亿吨级，约占水果总产量的21%。柑橘及其制成品国际年贸易额为232亿美元，仅次于小麦、玉米。柑橘加工过程产生大量的柑橘皮渣，约占鲜重的40%~50%，柑橘皮渣除含有水分、纤维素、木质素外，还含有丰富的香精油、果胶、色素和类黄酮等生物活性物质，其综合利用价值极高。采用提取果胶后的果渣继续加工制取柠檬酸，每100kg柑橘废料可生产215g柠檬酸。

　　白果药材入药前将其具有刺激性的外种皮去除，造成资源浪费和环境污染。研究表明，银杏外种皮中主要含有银杏酚酸类、白果酚类化学成分，其中酚酸类成分可有效抑制软体动物供能生化代谢中的关键酶，并对线粒体氧化磷酸化产生解偶连作用，有效抑制昆虫蜕皮过程的酪氨酸酶和繁殖过程的前列腺素合成酶等，杀灭传播疾病或危害农作物的有害软体动物，具有显著的杀虫、灭螺等活性，可作为绿色农药开发应用。

　　从当归 *Angelica sinensis* 地上废弃茎叶中分得16个倍半萜及酚酸类等资源性成分，活性筛选显示其具抗凝血、抑制大肠杆菌、枯草杆菌、杀灭马铃薯线虫活性等作用，可用于牛乳房炎、鸡鸭等畜禽菌痢的治疗。

　　中药废弃物多为植物类药材，在药材种植、初加工及饮片加工过程中产生的废弃组织器官，多富含纤维素、半纤维素等化学物质。通过现代工业技术集成，可实现其资源化利用，并应用于药品、食品、精细化工等多个领域。如芦苇 *Phragmites communis* 的传统药用部位为其根部，称为芦根。具有清热泻火，清胃止呕的功效。而丰量的地上部分被弃之或腐烂于水中而污染环境。通过资源化开发地上部分已用于生产纸浆，其出浆率高于一般木材，是一种高产优质的造纸原料。从芦竹 *Arundo donax* 中提取获得纯纤维、普通纤维、戊聚糖以及一些半成品加工成汽车轮胎帘子线、人造丝、纺织黏胶丝、纤维板和硬压板等。桑皮纤维、龙须草纤维等均可被作为新的植物纤维材料。

　　利用微生物发酵技术或固定化细胞技术使来源于植物半纤维素的木糖转化为木糖醇，条件温和，污染少，工艺简单易控，目的产物单一，生产成本较低。酵母菌是最高效的木糖醇生产菌，尤其是假丝酵母属（Candida）转化能力较强。如三七废渣通过生物发酵获得木糖醇等。生物质热解是在完全无氧或有限供氧条件下进行的生物质降解反应，主要产物有生物质炭、生物质焦油、生物质醋液和生物质燃气。气化则是在热解基础上引入汽化剂促使长链挥发性产物向小分子气体烃转变。以两面针药渣为代表的木质中药渣可通过热解气化法制取洁净燃气。

　　纤维素类物质经酶解转化为可吸收利用的糖类或蛋白质类物质，提高其利用价值。如野菊花、忍冬、夏枯草等组合废弃物利用白腐菌对其进行固态发酵，发酵初期向培养基中添加葡萄糖，可以加快白腐菌的菌体生长速度，促进其对纤维素的降解和利用。

　　药材生产与加工过程中产生的废弃组织器官根、茎、叶、果实、种子等，富含粗蛋白、粗脂肪、多糖类物质，是一种良好的牲畜饲料或饲料添加剂。利用生物技术，通过微生物发酵将废弃组织器官转化为菌体蛋白饲料，可大幅度提高废弃物的利用价值，增加附加值。柑橘加工废料含有丰富的碳水化合物、脂肪、维生素、氨基酸和矿物质营养成分。进行青贮处理后，生产适口性好的优质饲料。甘草制剂生产后的残渣量大，约占原料甘草的75%左右，其中约含5%～10%的混合还原糖、少量果胶、食用色素、蛋白质、氨基酸及丰富的纤维素，提取后可用于食品添加剂、饲料添加剂等。红花种子工业上可作人造油漆、清漆和醇酸性树脂的原料。榨油后的饼，蛋白质含量较高（带壳者含蛋白质19%，去壳者含36%），为良好的饲料。

2．资源性产品深加工制造过程固体废弃物的资源化模式

单味药中药制剂尤其是中药配方颗粒剂，提取后的药渣数量巨大，造成资源浪费和环境污染。据不完全统计，目前中药单味药的配方颗粒品种近500种，年产量2000吨，可见中药固体废物数量之大，值得进一步综合利用，维护环境并产生效益。

中药标准提取物是针对某一类或几类目标化合物而采用特定的提取溶剂或提取工艺进行提取制备，致使废弃药渣中富含具有潜在药用价值或保健功能的可利用物质。例如，工业制备甘草酸铵盐过程中，从甘草中提取获得甘草酸、甘草次酸后，药渣中仍富含黄酮类、糖类物质，具有显著的抗溃疡、解痉、抗炎、降血脂、抑制血小板聚集等作用，可以进行废物利用开发。薄荷 *Mentha haplocalyx* 地上部分提油后的残草废弃物中富含蒙花苷、香叶木素苷等黄酮类、熊果酸、齐墩果酸等三萜类化合物，具有良好的免疫调节和抗肿瘤等资源利用价值。

现有提取三七总皂苷的制备工艺越来越成熟、简单，大多数厂家在利用三七总皂苷后，药渣中丰富的三七多糖被丢弃。通过对三七总皂苷提取后的药渣进行重新提取、分离与纯化，得到三七多糖，提高了三七资源的再开发利用价值，有效节约了生物资源。此外，三七渣中含有的大量淀粉、多糖等营养组分，通过固态发酵技术将其转化为蛋白饲料，在消除环境污染的同时给畜牧养殖业提供了一种新型保健饲料。五味子 *Schisandra chinensis* 干燥果实的醇提残渣中含有丰富的粗多糖，且具有较好的免疫增强作用。

中药配方颗粒是国家中医药管理局组织实施的对传统中药饮片进行剂型改革的一项科研成果。它是利用现代生产技术，以中药饮片为原料，按照一定的生产工艺制成的提取物，与适宜的辅料或药材细粉制成的仅供临床调剂用的颗粒状制剂。中药配方颗粒的研制，以中医药理论为依据，尊重几千年来汤药水煎的历史，充分利用现代的科学仪器设备，结合现代先进工艺，最大限度地保留水煎剂的有效成分。因此，其工艺多采用水煎煮方式，药渣中残留大量的脂溶性或低极性的可利用物质，值得进一步开发利用。如对丹参 *Salvia miltiorrhiza* 中所含水溶性的丹酚酸类成分开发利用较多，脂溶性的丹参酮类成分被丢弃。此外，水提醇沉方法使其醇沉沉淀部分废弃，研究表明水提醇沉物中富含大量糖类物质，通过加水溶解，调 pH 值，离心或滤过使药液澄清，再通过除杂脱色，药液减压浓缩、喷雾干燥即得水苏糖固体粉末，可获得纯度为70%～95%的水苏糖，具有良好开发潜力。

脉络宁注射液由牛膝、玄参、石斛、金银花制备而成，在其制备过程中，药材经水提、醇沉、乙酸乙酯精制等多步工艺后，尚具有免疫调节作用的活性成分丢失，造成资源浪费。有专利公开了利用脉络宁注射液制备过程中的废弃物制备免疫调节剂，用于预防和治疗免疫性疾病。中药药渣经腐熟处理后，作为基质用于中药材、蔬菜或果苗的无土栽培，充分利用了药渣所含有的营养成分，避免了土壤中重金属、农药等有毒物质对药材、蔬菜或水果的污染。利用生产脉络宁的中药渣研究开发了一种中药渣育苗和栽培基质，获得国家发明专利，并利用连片设施进行瓜果无土栽培取得了成功。

随着绿色畜牧业的发展，研究和开发环保型绿色饲料添加剂已成为发展趋势，中药废渣以其无污染、低残留、毒副作用小、无耐药性和多功能性等优势，而具有重要的开发价值。如黄芪、人参、党参、茯苓、当归、天冬、麦冬、枸杞子、党参、山楂、陈皮、大枣、五味子、葛根、麦芽、神曲、厚朴、人参、黄芪等，提取有效成分后的药渣可直接开发成饲料或饲料添加剂，能增强动物免疫功能，促进动物生长，方法简单，成本低廉。根茎类中药废渣采用 0.6~1.5 倍体积的水介质充分浸泡，并进行蒸汽爆破预处理，获得蒸汽爆破预处理料；经酶解后，进行发酵，可作为生物饲料或饲料添加剂。例如："十全大补"药渣可作为肥育猪饲料添加剂，具有改善其生长、胴体特性和肉质的效果。

补益类中药废渣多含有丰富的蛋白质、糖类、纤维素或木质素，是一种具有发展潜力的生物质资源。通过脱水干燥、燃烧发电、气化发电以及集成乙醇发酵、沼气发酵的复合转化技术等使其转化利用。能源化转化技术是指把木质生物质转化成代替化石资源的能源，如生物燃料、化工原料、反刍动物饲料等。

中药废弃物资源化过程是一个复杂的系统工程，既涉及中医药领域，又涉及农业、工业、服务业等行业。中药废弃物资源化利用过程体现了资源的综合利用和多途径、多层次利用价值，应用现代科学方法和集成技术，结合中药资源及其废弃物的特点，促进中药资源产业化过程中由传统工艺向生态工艺转化，摒弃"生产－使用－报废－排放"的传统系统，建立一种"生产－利用－回收－再资源化"的循环经济理念，综合开发利用有限的中药资源，以达到可持续、循环利用的目的，对促进中医药事业发展具有特殊的现实意义和战略意义。

三、基于生物技术拓展的延伸产业链

现代生物技术是以生命科学为基础，结合基因工程、酶工程、发酵工程和蛋白质工程等技术和其他基础学科的原理，按照预先的设计以获得优良品质的动、植物或微生物品系，生物体的某一部分或其他代谢产物等为目的的综合学科。目前该技术已广泛应用于中药资源的开发与利用。

利用生物培养技术将药用植物组织进行离体培养，建立无性繁殖体系并诱导分化为植株，应用此方法可对重要药用植物进行野生转家种和品种选育的研究，目前较成功的实例如丹参 *Salvia miltiorrhiza*、枸杞 *Lycium barbarum*、巴戟天、人参、广藿香等。也可用此方法对一些珍稀濒危药用植物种质进行保存。

毛状根培养具有生长迅速、次生产物合成率高且稳定的特点。迄今已有数百种具有开发利用价值的次生产物从不同植物的发根培养物中获得。已建立毛状根培养系统的药

用植物有甘草 *Glycyrrhiza uralensis*、青蒿 *Artemisia annua*、人参、丹参、绞股蓝 *Gynostemma pentaphyllum* 等。人参毛状根 20 吨规划的发酵培养物已可商品化生产。除毛状根培养系统外，尚有采用根瘤农杆菌感染植物组织形成畸形芽，如已建立了薄荷 *Mentha haaplocalyx*、颠茄 *Atropa belladonna* 等药用植物培养系统。

药用植物内生真菌能够产生许多结构新颖的活性次生代谢产物，已成为发现新天然活性物质的重要途径。几乎所有的植物组织中都有内生真菌的存在，研究证明药用植物内生真菌能够产生与宿主植物相同或相似的次生代谢产物，特别是还发现许多新的活性成分。1993 年，在短叶红豆杉内生真菌（tax - omyces andreanae）中发现紫杉醇，从而国内外掀起对药用植物和濒危植物内生真菌的研究热潮。

颠茄是多年生草本植物，有镇痉、止分泌、扩瞳的功能。从颠茄的内生真菌 *Mycelia sterila* 中分离到 6 种活性次生代谢产物。活性测试表明对革兰阳性菌有抑制作用。狗牙根在中国民间被用来治疗肝炎和止血，从中分离到一种内生真菌，从其发酵液的乙酸乙酯层分离到 2 种新化合物，对白色假丝酵母菌有较好的抑制作用。

植物多样性、复杂性和特殊性使其内生真菌也具有多样性、复杂性和特殊性，因而内生真菌所产生的次生代谢产物化学结构特殊、生物活性多样，活性化合物的结构类型已远超出其植物代谢产物的范围，成为寻找新生物活性物质的重要新资源途径。近年来，由于某些药用植物资源被过度和无序开发，导致生态环境恶化，大面积植被被毁，资源锐减。如何通过药用植物内生真菌获得活性成分，达到保护药用植物资源的目的，已成为备受关注的问题。

对于药用植物内生真菌中活性次生代谢产物的研究，以寻找新活性化合物为目标，并从所获得的化合物中发现具有生物活性的物质。由于对内生真菌中次生代谢产物的研究刚刚起步，尚存在许多问题，特别是要加强对内生真菌发酵条件、菌种改造、代谢调节等方面的研究，以大量获得这些活性次生代谢产物，方可真正解决某些药用植物资源匮乏的问题。

目前许多类型的次生代谢产物生物合成途径已经阐明，采用生化手段找出形成此类成分的关键酶，确定其基因结构，再进行克隆、表达或基因重组以提高酶活性，快速合成所需次生代谢产物，如查耳酮合酶（CHS）是黄酮类化合物合成的关键酶，天仙子胺 $-6-\beta-$ 羟基化酶是合成莨菪胺（scopolamine）的关键酶等，随着研究的深入和更多类型次生产物合成酶的发现，此方法必将成为人类获取有用天然产物，节约天然药物资源的重要途径。

利用生物技术可以提高药用植物品种的抗性，如抗病虫害的能力。还可以把外源基因导入到植物体内，与本身基因整合，使外源基因能随细胞的分裂而增殖，在体内得到表达，并能传给后代，而形成转基因植物。利用转基因生物生产的药物现已不断问世，如荷兰 Gen Pharm 公司，利用转基因牛生产乳铁蛋白；英国罗斯林研究所的转基因羊生产 $\alpha-$ 抗胰蛋白酶；美国 DNX 公司转基因猪生产人血红蛋白等。此外，利用植物作为生物反应器的研究也正在兴起。

第七章　中药资源保护、更新及可持续发展

随着世界经济和人类医疗保健事业的快速发展，中药资源的社会需求量急剧增加，资源危机程度日趋严重。科学地保护野生资源，合理开发和利用现有资源，依据社会需求实现资源更新与扩大再生产，是实现中药资源可持续利用，保障人类健康事业良性发展的根本性举措。

第一节　中药资源保护

中药资源保护是国家和社会为确保中药资源的合理开发和可持续利用而采取的各种保护行动的总称。中药资源保护是自然资源保护以及生态环境保护的一个组成部分。具体内涵是：在了解作为中药的资源植物、动物的生长发育规律和自然资源状况的基础上，维护野生资源在自然环境中的动态平衡，制订年允收（猎）量和自然更新、人工更新技术，以及管理制度和法律法规，从而使中药资源得以永续发展和利用。

一、中药资源保护的意义

我国中药资源种类繁多，但人均占有量较少；随着需求量不断增加和某些无序的开发利用，致使资源蕴藏量迅速减少，危及可持续发展。野生人参、东北虎、华南虎、赛加羚羊等濒临绝迹；麻黄、冬虫夏草、红豆杉、肉苁蓉、野生甘草、八角莲、黄芪、松贝、新疆阿魏、紫草、麝、马鹿、中国林蛙、蛤蚧、穿山甲、玳瑁等资源的开发利用过度；当归、三七、厚朴、杜仲、黄柏等的野生个体已很难发现。因此，开展中药资源保护具有现实意义。

（一）有利于保护生物多样性

每一种药用生物对其生存的生态环境都有特定的要求，同时在其生长发育过程中不断地适应和改变着生态环境。生态环境是中药资源分布和质量优劣的决定因素，生态环境一旦遭到破坏，药用动植物的生存将会受到直接威胁。因此，中药资源保护与生态环境保护息息相关。

生物多样性是生物（动物、植物、微生物）与环境形成的生态复合体以及与此相关的各种生态过程的总和，是人类赖以生存的条件，是经济社会可持续发展的基础，是生态安全和粮食安全的保障。一般认为生物多样性包括遗传多样性、物种多样性和生态系统多样性三个层次。遗传多样性是指种内基因的变化，包括种内显著不同的种群间和同一种群内的遗传变异，其测度主要包括染色体多样性、蛋白质多样性和 DNA 多样性三个方面。物种多样性即指物种水平的生物多样性，是指地球上生物有机体的复杂性。生态系统多样性是指在生物团内，生境、生物群落和生态过程的多样性，以及生态系统内生境差异、生态过程变化的多样性。

中药资源保护与生态环境保护和生物多样性保护三者之间具有相辅相成、相互依赖的关系。因此，从根本上要保护中药资源就要保护其生存环境，保护了生存环境就直接或间接地保护了生态系统。这不仅保护了药用物种的生物多样性，同时也保护了生态系统中其他生物的多样性。

（二）有利于实现资源的可持续利用

中药资源的保护与开发利用是矛盾的对立与统一事件，保护是开发利用的基础，开发利用则可促使保护。从长远的观点出发，搞好资源保护，则能更好、永续稳定地对中药资源加以利用，以取得更长久的社会效益和经济效益。过分强调保护，而不开发利用，则这些资源不能产生效益服务于民，造福人类，从而失去了其存在的意义；过分强调开发利用，而不注意利用强度限制和资源的再生能力，采用"杀鸡取卵"、"竭泽而渔"的掠夺式开发，必然加速某些药用物种的濒危和绝灭，使今后无资源可用。因此，应正确认识和处理好中药资源保护与开发利用这对矛盾，对现有资源既要最大限度、充分合理地加以开发利用，使其充分发挥为人类服务的作用，促进地方经济发展，又要加强保护和管理工作，保护野生资源及其生存和发展所必需的生态环境，实现可持续利用。

（三）有利于促进中药现代化发展

中药行业是我国一个古老的行业，有许多因素制约其发展，影响其进入国际市场。经济的全球化对中药现代化和国际化发展提出了新的要求，WTO 的加入对中药现代化和国际化的进程起到了积极的推动作用。随着中药现代化进程的加速，必然促进中药产业化的发展。中药现代化与产业化的发展需要大量的中药资源作保障。另外，中药资源也是保健品、食品、化妆品等产品的重要原料，而且用量很大。

随着世界上回归自然潮流的影响，中药现代化、产业化发展进程加快，为我国提供了一个很大的市场空间。我国企业要争取占领这些市场，首先必须进行中药资源的保护并实现其可持续利用，以保证中药现代化和产业化的可持续发展。

中药资源是中医药学研究的重要内容，是中药材、中药饮片和中成药生产的前提和保障，没有丰富的中药资源，中医药学研究和中药生产都将成为无米之炊、无本之木。因此只有保护好中药资源，特别是大宗、名贵、濒危中药材的野生资源，能够源源不断提供质优、量多的中药资源供人们使用，才能促进和保障中医药事业的可持续发展。

二、珍稀濒危药用生物及其等级划分

（一）珍稀濒危药用生物及其致危因素

珍稀濒危药用生物（rare and endangered medicinal organism），通常是指那些数量极少，分布区狭小，处于衰竭状态或目前虽未达到枯竭状态，但预计在一段时间后，其数量将会减少的野生药用动植物类群。在我国，珍稀濒危药用生物通常特指《中国稀有濒危植物名录》《野生药材资源保护管理条例》《国家重点保护野生动物名录》中规定重点保护的药用动植物类群。

目前，我国野生药用生物资源已经出现了严重的危机，有些种类已处于濒临灭绝的险境，有些种类已经出现了野生灭绝。导致这种现象发生的原因是多方面的，如国际社会对天然药物的认可与强度开发，以药用生物产品为原料的医疗、保健、轻工、化工等行业的迅速发展，药材的掠夺式乱采乱挖，采收加工各环节中的资源浪费，以及生态环境的不断恶化和动植物的生物学特性等。最为直接的原因可以概括为以下三方面。

1. 过度采挖和捕猎

由于市场需求，加上经济利益的驱动，过去人们对野生药用资源的保护很少关注，"靠山吃山，靠水吃水"的观念严重，只管利用资源，不管资源保护。总的趋势是沿着"越贵越挖 – 越挖越少 – 越少越贵"的恶性循环方向发展，致使野生资源日渐枯竭，尤其是人参、川贝、冬虫夏草等名贵药材更是如此。有些药用动物，过去被认为是"害兽"，为保护人民的生命财产，而遭到大力捕杀；有些则被认为是"野味"而大量食用。上述因素导致某些野生药用生物种群数量锐减，甚至使某些种类趋于灭绝。

2. 生境破坏或被侵占

生态环境是药用生物资源分布和药材质量形成的决定性条件，生态环境一旦遭到破坏，药用生物的生存将会受到直接威胁。人类社会的经济活动和文明发展对药用生物生存环境的影响和破坏日趋严重，且越来越多地侵占着原来本属于野生动植物生活的场所。大面积的森林砍伐、烧山和农田垦殖、围湖造田、填湖建房等，破坏了自然环境和天然植被，使生态环境日益恶化，使很多药用动植物失去了栖息场所。例如，我国热带地区森林的大量砍伐，把一些热带药用植物种类推向面临绝灭的境地。又如，甘草资源的锐减与草地开垦为农田有关。工业化、矿山开发和城市化发展使大面积的山林、土地改变了原来的面貌，不仅在一定程度上破坏了山林植被，而且工业污染引起的生态环境恶化对药用生物的生存也带来很大威胁。如杭州笕桥和广州石牌地区过去分别为麦冬和广藿香道地药材的栽培基地，现已成为工业区，不仅失去了栽培土地，其特有种质也不知踪迹。

3. 生物自身的原因

生物的生存繁衍都需要合适的生态环境，生境的改变和破坏直接影响了药用生物种群的大小或存亡，并会导致一些适应能力差的物种数量骤减或消失。少数药用生物种类，因其对自然灾害、环境变化的适应能力差或自身生殖力较弱，致使其种群日趋濒危，甚至灭绝。例如，熊类的生殖能力与其他哺乳动物相比较弱，幼仔在母体内发育时间甚短，硕大的母体所产幼仔体重仅 200～300g，幻仔出生时正值隆冬，全靠冬眠期的母熊体能支撑喂养，野生母熊需 2～3 年乃至更长时间才能繁殖一胎。这些特点在很大程度上制约着熊类种群数量的增长。

（二）濒危物种的等级划分

关于濒危生物物种的分级及其标准，不同的国际组织和国家均不一致。1996 年起，国际自然及自然资源保护联盟（International Union for Conservation of Nature and Natural Resource，简称 IUCN）出版了濒危物种红皮书和红色名录，得到国际社会的广泛承认。此外，我国于 1987 年也制定了濒危物种等级划分标准。

1. IUCN 濒危物种红皮书（等级划分）

IUCN 将濒危物种分为八个等级。

灭绝（extinct，EX）　如果一个生物分类单元的最后一个个体已经死亡（在野外 50 年未被肯定地发现），列为灭绝。

野生灭绝（extinct in the wild，EW）　如果一个生物分类单元的个体仅生活在人工栽培和人工圈养状态下，列为野生灭绝。

极危（critically endangered，CR）　野外状态下一个生物分类单元灭绝概率很高时，列为极危。

濒危（endangered，En）　一个生物分类单元，虽未达到极危，但在可预见的不久将来，其野生状态下灭绝的概率高，列为濒危。

易危（vulnerable，Vu）　一个生物分类单元，虽未达到极危或濒危标准，但在未来一段时间内，其在野生状态下灭绝的概率很高，列为易危。

低危（lower risk，LR）　一个生物分类单元，经评估不符合列为极危、濒危或易危任一等级标准，列为低危。其又分为 3 个亚等级：①依赖保护（conservation dependent，CD）。该分类单元，其生存依赖对该分类类群的保护，若停止这种保护，将导致该分类单元数量下降，在 5 年内达到受威胁的等级。②接近受危（near threatened，NT），该分类单元未达到依赖保护，但其种群数量近易危类群。③略需关注（least concern，LC），该分类单元未达到依赖保护，但其种群数量接近受危类群。

数据不足（data deficient，DD）　对于一个生物分类单元，若无足够的资料，对其灭绝风险进行直接或间接的评估时，可列为数据不足。

未评估（not evaluated，NE）　未应用由 IUCN 濒危物种标准评估的分类单元列为未评估。

2. 中国濒危物种等级划分

参照 IUCN 濒危物种等级标准，我国的濒危物种有几种不同的分法。

（1）我国珍稀濒危植物物种分类法

中国植物红皮书将我国珍稀濒危动物种分为三类：

濒危种类　是指那些在其整个分布区域或分布区的重要地带，处于灭绝危险中的物种，这些物种居群不多，种类稀少，地理分布有很大的局限性，仅生存在特殊的生境或有限的地方；它们濒临灭绝的原因，可能是由于生殖能力很弱，或是它们所要求的特殊生境被破坏或退化到不再适宜它们的生长，或是由于毁灭性的开发和病虫害所致。

稀有种类　是指那些并不是立即有灭绝的危险，但属我国特有的单种属（每属仅1种）或少种属（每属有2～10种，而我国仅2～5种）的代表物种；它们分布区有限，居群不多，种类也较稀少，或者虽有较大的分布范围，但只是零星存在。

渐危种类　是指那些由于人为或自然的原因，在可以预见的将来很可能成为濒危的物种；它们的分布范围和居群、数量正随着森林被砍伐，草地被破坏，生境的恶化或过度开发利用而日益缩减。

《中国珍稀、濒危保护植物名录》（第一册）（中国植物红皮书）中共列物种388种，其中濒危的121种，稀有的110种，渐危的157种。

（2）我国珍稀濒危动物物种分类法

濒危种（endangered species）　野生个体数量已降到濒临灭绝的临界程度，致危因素仍在起作用，数量仍在下降，若不采取措施，在不远的将来，这个物种可能会灭绝。

渐危种（vulnerable species）　野生种群在整个分布区或绝大部分分布区内，数量明显下降，在可预见的将来，极有可能变为濒危种。

灭绝种（extinct species）　某种动物和植物，曾在地球上出现过（一般指在过去50年前），但现在世界上已不再见到有任何活着的个体。

产地灭绝种（extirpated species）　该种动物或植物，历史上原产于某地区或某个国家，由于人类的活动，现在该地区中这种动物已不复存在，而在原产地以外的地方依然存在，甚至数量较多或者在动物园中尚饲养着许多个体，如麋鹿。

受特别关注的种（species of special concern）　该物种由于下列原因受到特别关注：由于栖息地的急剧改变，严重缩小或遭到破坏，它们可能会成为渐危种；某些特殊的需要使得它具有特别的价值；由野生动物学家提出的其他理由等。

外缘种（peripheral species）　某种动物分布区很大，数量很多，但在某个国家，由于处在分布区的边缘，数量很少，在这个国家中属濒危或渐危种，为了确保这个物种在该国不至灭绝，同样需要特别保护，如新疆河狸。

未定种（species of undetermined status）　有些动物学家提出该物种可能是濒危种或渐危种，但对它的分布区的种群数量缺乏足够的数字统计，暂定为未定种，以作进一步的调查研究。

也有的将濒危物种划分为灭绝（EX）、濒危（E）、易危（V）、稀有（R）、未知（I）、资料不足（K）、受危（T）、贸易致危（CT）等8个等级。

物种濒危等级的划分十分重要，要严肃认真对待，在具体应用上应根据各自的国情而定。例如中国《国家重点保护野生动物名录》仅使用两个保护等级：一级为中国特产、稀有或濒于灭绝的野生动物；二级为数量减少或有濒于灭绝危险的野生动物。并规定了由于科学研究、引种驯化等目的，需要猎捕国家一级重点保护野生动物时，须经国家野生动物主管部门批准；需要猎捕国家二级重点保护野生动物时，须经省级野生动物主管部门批准。《国家重点保护野生植物名录》也仅采用了两个保护等级（一级和二级）。

确定一个物种的濒危等级，需要收集大量的数据，对植物、动物的现状进行密切的监控，一旦种群数量得到有效的恢复，应及时从名单中去掉；而原来数量较多的物种，由于种种原因，种群数量大大减少，也应及时列入濒危动植物名单中。

3. 我国药用生物保护等级的划分

1987 年 10 月 30 日，国务院发布了《野生药材资源保护管理条例》，将国家重点保护的野生药材分为三级：一级保护野生药材禁止采猎，二、三级保护野生药材物种必须持采药证和采伐证后方能进行采猎。具体分级标准为：

一级：为濒临灭绝状态的稀有珍贵野生药材物种；

二级：为分布区域缩小、资源处于衰竭状态的重要野生药材物种；

三级：为资源严重减少和主要常用野生药材物种。

《野生药材资源保护管理条例》收载野生药材物种 76 种，其中药用植物 58 种（归属 29 种药材）。有 13 种为二级保护物种，如甘草、人参、血竭、黄柏等，有 45 种为三级保护物种，如川贝母、猪苓、肉苁蓉、北细辛等。

三、中药资源保护的技术途径

中药资源保护和自然资源保护一样，途径较多。就保护的对象而言，可以分为生态系统保护、资源种群保护和资源生物种质保护。就资源保护的技术途径和方式有多种分类方法，一般可分为就地保护、异地保护和离体保护三种方式。

（一）就地保护

中药资源就地保护，是指将中药资源生物及其生存的自然环境在原产地加以维护，使其不被破坏或毁灭，从而达到保护中药资源的目的。这种保护方法可以使药用动、植物种群在已适应的生长环境中得以迅速恢复和发展。就地保护可以同时对多种药用生物种群进行整体保护，使其在人为保护措施下繁衍生息，恢复和扩大种群。其措施主要有扩大和完善各类自然保护区（含中药资源保护区），实现科学的资源利用的同时进行资源保护。

1. 建立和完善包含药用动植物在内的自然保护区和中药资源保护区

自然保护区是指一定空间范围内，包括陆地和水域，采取有效措施就地保持现有状态，使该地区自然资源得以永久或较长时期的保护，免受破坏而划定的特殊区域。建立自然保护区，是保护、利用和改造自然综合体及其生态系统和自然资源的重要战略，也是保护珍稀濒危物种最有效的手段之一。在保护区内，可以就地保存药用植物、药用动物的种质资源，特别是珍稀、孑遗、濒危的药用动、植物种类。自然保护区既是物种的天然基因库，又是开展科学研究的实验基地。同时也是对人类进行文明美学教育的场所。

根据中药资源保护的性质和目的，可将中药资源保护区分为中药资源综合研究保护区、中药资源珍稀濒危物种保护区和中药资源生产性保护区三种类型。

（1）**中药资源综合研究保护区**　这类保护区是供科研和教学工作而划定的综合性保护区，为中药资源绝对保护区。该类保护区要求选择未受或少受人为活动干扰，具有保护意义，中药资源丰富的地区而建立。建立该类保护区的目的是保持自然生态系统和丰富的药用种质资源，供教学、科研和监测之用。保护区的面积视所要维护的生态系统和科研工作需要而定。保护区可结合自然保护区或单独建立。

（2）**中药资源珍稀濒危物种保护区**　是针对保护珍稀濒危药用动植物物种而建立的保护区，区内可设研究机构或研究设施。该类保护区可建立在具有原始生态系统条件的地区或已开发的地区，保护手段除自然维护外，可结合人工种植（或养殖），借以扩大野生种群，恢复和发展中药资源。

（3）**中药资源生产性保护区**　是一类既可在一定程度上维护自然生态系统，又能提供部分中药材产品的中药资源保护区。此类保护区又可分为：

①轮采轮猎区：是指根据药用动、植物资源的承受能力和中药材的合理采收季节而划定的定时采猎保护区。这类区域的划定包含两方面的内容：一是根据中药资源的生产能力制定合理的资源保护基数标准和开发利用指标，当该区中药资源达到一定生产能力时，有计划地进行限量开发，当生产能力下降到一定程度时，转为保护状态；二是根据中药材的采收季节，在保证药材质量的前提下，尽量避开药用动、植物的繁殖季节（含药用动物的哺乳季节）、药用部位的成熟时间等易阻碍中药资源发展的阶段而划定的保护区。将上述不利于中药资源的发展和不能保证药材质量的时间划为临时禁猎或禁采季节，借以保证中药资源长期可持续利用。

②人工粗管散养（植）区：这是一种带有人工维持和发展中药资源的保护区。此类保护区内可采取人工繁育、野生放养或种植、粗放型管理等措施来发展中药资源。当资源量达到一定量时，适时适量进行采挖和捕猎。

③野生转家种或家养研究基地：这是一种具有保护、研究和开发中药资源作用的保护区。在维持野生药用资源的基础上，积极开展药用动、植物野生转家养、家种的试验研究，试验成功后逐步推广应用于生产。

2. 采用科学的生产性保护措施

采用科学的生产性保护措施，对中药资源的保护具有重要作用。科学的生产性保护措施主要包括抚育更新和合理采收两个方面。

（1）**抚育更新**　抚育更新的目的在于，在药材的原产地恢复和发展中药资源。如各地普遍采用的封山育林、保护林药，在原适生地播种或将药用动物放归山林，控制某地药材的采猎季节等。与保护区保护的主要区别在于，就地抚育没有明显的保护区界，要求也没有保护区严格。其特点是，药用生物不脱离原有的适生地，将资源的自然更新和人工抚育相结合。采用这种措施来保护和发展中药资源的实例很多。内蒙古和宁夏等地区在肉苁蓉的产地营造梭梭林，大力发展肉苁蓉的寄主资源，实现肉苁蓉的产地抚育。黑龙江的五常、尚志等地，将林蛙放归山林进行林蛙的半野生抚养。江西在盐肤木生长区施放五倍子蚜虫，增加了五倍子的产量。西藏在贝母原适生地，进行了贝母种子的撒播，形成了近似于自然生长的贝母种群。在内蒙古鄂尔多斯高原，采用人工播种的方法大规模发展甘草半野生化资源，对该地区甘草资源的恢复和生态环境的维护产生了重要作用。

（2）合理采收　合理采收主要包括采收方法、采收季节和采收量三个方面。

①采收方法　药材的采收除获得药用部位外，还应注意保证药材原动、植物的再生能力和资源的良性循环。在药用植物的采收中，边挖边育、挖大留小、挖密留疏等采收方法是目前最值得推广的技术。过去将胡黄连的茎苗作废物弃去，1978年西藏用其茎苗作繁殖材料获得成功，为保护胡黄连资源发挥了良好的作用。吉林省在采收刺五加时，采取留幼株并保留部分根茎留在土内的方法，保护刺五加资源。20世纪70~80年代，我国对黄柏、杜仲、肉桂、厚朴等皮类药用植物进行环状剥皮技术研究获得成功，现已在部分地区应用，产生了较好的保护效果。

②采收季节　避开药用动、植物的繁殖期，在药用部位有效成分（或主要活性成分）积累到最高程度时，适时进行采收。

③采收量　根据每一种药物种类资源的再生能力进行合理采收，合理的采收量应控制在资源的再生量之内，保证药材的常采常生，持续利用。若超负荷采收，则会导致资源减少，甚至消亡。

（二）异地保护

异地保护又称迁地保护，即将珍稀濒危药用生物由其原产地迁移到条件较好的人工环境中进行保存的一种保护方式。通过建立药用植物园、动物园和家种家养基地，对珍稀濒危药用动植物进行引种驯化，实施迁地保护，既保护了珍稀濒危物种，保存了种质资源，又可研究它们的生物学和生态学特征。

目前，我国已建立了多个药用植物园或在植物园内设立了专门的药用植物种质资源圃。如中国医学科学院药用资源开发研究所植物园、杭州药用植物园、中国科学院武汉植物研究所药用植物种质资源圃等。在这些植物园内，引种了许多有重要价值的药用植物，为研究药用植物异地引种，保护药用植物资源奠定了良好的基础。例如，中国科学院西安植物园将分布在秦岭大巴山区和陕北黄土高原的37种珍稀濒危植物移植到西安植物园；南京中山植物园从鄂西山区引种一些珍稀植物；中国科学院武汉植物园从长江三峡库区将一些珍稀濒危植物移植到宜昌市和武汉植物园进行迁地保护的研究。

而动物园的建立对保护我国珍稀濒危动物起到了重要作用。如东北虎、华南虎、麋鹿、长臂猿、梅花鹿、云豹、猕猴、海里鼠等几十种药用动物的养殖技术已得到很大提高，有的种类在繁殖方面已突破了难关，初步达到了异地保护动物和扩大种群的目的。

变野生种类为家种家养种类，发展大规模的种植业和养殖业，也是中药资源异地保护的重要途径之一。自20世纪50年代以来，我国在引种驯化方面已取得了一定的成绩。如华南热带作物研究所引种的沉香和海南龙血树等，取得了显著成效。特别是海南龙血树的引种成功，对发展血竭生产，保护资源具有十分重要的意义。

（三）离体保护

离体保护，主要是指利用现代生物技术来保存药用动、植物体的整体、某一器官、组织、细胞或原生质体等。其目的主要是长期保留药用动、植物的种质基因，为中药资源优良种质的长期保存和开发利用储备基础物质。从广义上讲，离体保护也可包含在迁地保护范畴内。

1. 组织培养与快速繁殖

组织培养是采用植物某一器官、组织、细胞或原生质体，通过人工无菌离体培养产生愈伤组织，诱导分化成完整的植株或生产活性物质的一种技术方法。组织培养的基本原理是利用细胞是生物有机体的基本结构单位，细胞在生理发育上具有潜在的全能性。利用组织培养来保护中药资源具有很多优点，生长环境条件容易控制，且不受季节或区域的限制。通过组织培养便于药用植物大量繁殖，还可以消除植株的病毒感染，培养无病毒植株等。组织培养不仅可以长期保存药用动植物的基因材料，又是一种扩大中药资源的新方法。

我国科学工作者在植物组织培养方面做了大量的工作，据不完全统计，目前用组织培养方法成功地获得试管苗的药用植物约有 200 种，如当归、白及、紫背天葵、党参、菊花、山楂、延胡索、浙贝母、番红花、龙胆、条叶龙胆、川芎、绞股蓝、人参、厚朴、枸杞、罗汉果、三七、西洋参、桔梗、半夏、怀地黄、玄参、云南萝芙木、红景天、黄连等。

2. 建立中药资源种质资源库

为了收集和保存药用动植物遗传物质携带体及其本身，免于毁灭性的破坏或造成基因流失，应建立中药资源种质资源库。种质资源库的建立有利于保持药用物种的优良性状，提供丰富的遗传资源和研究材料，培育适合各种生产条件的优良品种。地道药材的优良性状，除了受环境因素影响外，主要是由其内在的遗传特性所决定的。在人们长期栽培、养殖、选育和自然条件的影响下，地道药材的优良性状会逐步发生改变或消失。若能长期保存这种优良遗传基因的载体，则可以为研究和维持优良遗传基因提供先决条件。例如抗倒伏和抗病基因在药用植物培育中的应用，就是在掌握了大量优良基因的基础上，应用选育技术或基因工程等生物技术实现的。建立中药资源种质资源库，能够为将来实现药用生物原料大规模工厂化生产提供条件，在国际交流方面也有着重要的意义。

药用植物的种质资源可以多种形式建库保存，如种子库、种质资源圃和基因载体物质库等均可以作为种质资源库的形式。在药用动物种质资源保存方面，麝的精液保存已获成功，为实行麝的人工授精，发展优良麝的种群打下了良好的基础。

四、中药资源保护对策

（一）加强宣传教育，提高全民资源保护意识

我国公众的自然资源保护意识还比较薄弱，自然资源"取之不尽，用之不竭"的错误观念严重地影响着中药资源的保护管理工作。因此，要利用各种形式广泛开展宣传教育工作，从幼儿园、小学抓起，将其列入全民素质教育和文化科学水平教育的一项重要内容，经常开展保护自然资源、保护生态环境相关的教育活动，使珍惜和保护自然资源成为每个人的自觉行动。

（二）制定并落实有关政策法规，科学管理中药资源

我国虽然已经制定了《野生药材资源保护法》等法律、法规，但还缺乏更为具体的执行细则。为适应形势需要，今后应加强对中药资源保护的立法，制定相关的法律、法规，做到科学管理，才有可能切实有效地保护和合理利用中药资源。

1. 中药资源权属法规　在中药资源保护的立法中应制订资源所有权、经营管理权与开发利用权的相关法规，推行"谁保护谁享有，谁开发谁投资，谁受益谁补偿"的产权制度，建立中药资源侵权救济法规，并做出实质性规定。

2. 中药资源规划　根据国民经济发展，要求产权部门对中药资源开发、利用、保护、恢复和管理做出近期和远期规划，解决中药资源开发利用与生态保护、当前利益与长期持续发展的矛盾问题，从而以最佳方式开发利用中药资源。

3. 中药资源有偿使用法规　目前，中药资源仍处于无价和无偿开发阶段，这无疑会诱使开发者盲目采挖（捕猎）和破坏中药资源。为此，应该按照市场经济规律，遵循有偿使用原则，制订中药资源开发利用补偿、税收等相关法规，使中药资源保护与可持续利用建立在一定的经济基础之上。

4. 中药资源的计划管理　采购或采集中药材的企业或个人，应制订年度采收计划，经同级药品管理部门批准，凭批准文件进行采购或到产地采集。药品生产企业应用中药材（包括新的中药材），应提出"资源利用报告书"，报告书包括：该种中药材在采收地区资源情况（蕴藏量、经济量和年允收量），计划年采收量，是否采取了资源恢复技术措施等。

（三）进行科学预测，保护、发展和利用协调发展

通过弄清濒危药用植物、动物的蕴藏量等情况，掌握各类资源的现状、更新特点、速度及可利用的强度，特别是珍稀濒危物种的情况，制订出各地区合理利用、发展计划，做到保护和合理利用相结合以及中药资源的可持续发展和利用。对生长周期长的木本药材和一些经济价值较高的草本药材以及珍稀药用动物，应合理安排采伐区（捕猎区）和禁伐区（禁捕区）；对那些已经在制药工业上大量使用的野生中药资源，应进行引种栽培或驯化饲养，发展人工中药资源的开发，保证野生中药资源不至于成为濒危

种，甚至灭绝。还应采取科学的采挖方法，根据不同的药用部位进行合理的采收利用。如叶类药材，一般应在生长旺盛时采收；药用部位为不带根及根茎的茎叶（如淫羊藿等）则不要采挖地下部分；树皮类药材应推广科学的剥皮方法，不要危及其生命以利持续利用，也可结合伐木时剥取；根和根茎类药材应挖大留小，划片采挖，分区保护；木本药材要结合绿化造林来增加其数量，并选择优良母树定期采种、留种；对于附生或寄生类中药材，还应注意保护其附生或寄生的生态环境。总之，必须遵照最大持续产量原则，既保证中药资源的永续利用和药材的均衡生产，又保持大自然的生态平衡不被破坏。

（四）实施生物多样性保护策略

在保护生物多样性方面，世界资源研究所（WRI）、国际自然与自然联盟（IUCN）和联合国计划署（UNEP）提出了 7 个方面的保护策略，可供借鉴。

1. 建立生物多样性保护的国家政策　改革现行的导致生物多样性浪费和滥用的政策，采用新的国家政策和核算方法，促进生物多样性的保护和合理利用。

2. 将生物多样性保护纳入国际经济政策　完善生物多样性公约，加强国际和各国保护的法律机制；使社会的发展过程成为生物多样性保护的动力。

3. 为生物多样性的保护创造条件　纠正导致生物多样性损失的土地和资源的不合理开发，建立政府和地方社区之间新的资源管理体制，鼓励对野生资源在保护的前提下合理的持续利用。

4. 管理人类环境中的生物多样性　为地区生物资源保护和发展的制度化创造条件；支持民间机构对生物多样性保护的开展，将生物多样性的保护与生物资源管理和利用结合起来。

5. 加强保护区建设　加强保护区建设应作为国家和国际有关机构的一项重点工作，增强它们在生物多样性保护中的作用，保证保护区对生物多样性保护所作贡献的持续性。

6. 保护物种、种群和遗传多样性　提高在自然生境中保护物种、种群和遗传多样性能力；加强迁地保护设施建设，以保护生物多样性；通过教育提高公众对保护生物多样性的认识，并为当地生物多样性的保护和持续发展作贡献。

7. 增强保护生物多样性的能力　增加对生物多样性的价值和重要性的了解和评价，帮助公共机构传递保护生物多样性及发挥其效益所需的信息，改进生物多样性保护的基础和应用研究，发展人类保护生物多样性的能力。

通过实施生物多样性保护策略，加大中药资源保护力度，促进中药资源保护工作。

五、与中药资源保护有关的国际公约、政策和法规

《濒危野生动植物国际贸易公约》（Convention on International Tread in Endangered Species of Wild Fauna and Flora，CITES）。该公约于 1973 年在美国华盛顿签订，又称"华盛顿公约"，这是对全球野生植、动物贸易实施控制的国际公约。公约的宗旨是对

其附录所列的濒危物种的商业性国际贸易进行严格的控制和监督，防止因过度的国际贸易和开发利用而危及物种在自然界的生存，避免其灭绝。它要求每一个缔约国都要设立科学机构和管理机构，通过发放许可证和证明书等一系列制度来保证公约的有效执行。此公约共有 25 条，包括 3 个附录。列入附录 I 的动植物是一些有灭绝危险的物种，严格禁止国际商业性贸易，只有在特殊情况下才允许进行贸易。列入附录 II 的是一些目前虽未濒临灭绝，但如对其贸易不严加管理，就可能有灭绝危险的物种。列入附录 II 物种的贸易，必须持有出口国和进口国公约权威管理机构颁发的 CITES 证书。对于与列入附录 II 相似的物种，由于它们的形态十分相似，其贸易也必须加以控制。列入附录 III 的物种是拥有该物种的任何一个成员国提出的，需要其他成员国的合作，以防止过度贸易危及该物种的生存。3 个附录规定了全世界进行贸易受保护的野生植动物物种，限制了 2 万多种濒危野生植、动物物种的贸易。

该公约于 1975 年 7 月起生效，共有 152 个主权国家加入。附录 I、附录 II 于 1983 年 4 月生效，附录 III 于 1992 年 6 月生效。随后，2002 年 11 月在美国圣地亚哥召开的本公约第十二届缔约国大会上通过了对公约附录 I、II、III 的多项修改，一些被列入附录 III 的物种将被转入附录 II 中，修订方案自 2003 年 2 月 13 日起生效。我国于 1980 年 6 月 25 日正式加入此公约，成为公约的成员国之一。

《生物多样性公约》（Convention on Biological Diversity，以下简称《公约》）。该公约是在联合国规划署（CNEP）主持下制订的，于 1992 年在巴西里约热内卢召开的"联合国环境与发展"大会上通过，包括我国在内有 150 余个国家首脑在公约上签字。该公约于 1993 年 12 月 29 日正式生效，现已有 168 个国家在公约上签字。该公约提出了保护生物多样性的目标、策略、实施方案，其主要特点有：

1. 确定了生物资源的归属，即各国对本国的生物资源拥有主权。

2. 确定了各国有权利用其生物资源，同时也承担有相关的义务，在其管辖或控制范围内活动时，不应对本国和其他国家的环境或本国管辖范围以外地区的环境造成损害。

3. 规定发达国家应向发展中国家转让有关生物多样性保护和持续利用的技术。

4. 规定由发达国家提供资金，帮助发展中国家能履行《公约》。

《野生药材资源保护管理条例》以下简称《条例》于 1987 年 10 月 30 日公布，1987 年 12 月 1 日起施行的资源保护条例。该条例将国家重点保护的野生药材物种分为三级：一级为濒临绝灭状态的稀有珍贵野生药材物种；二级为分布区域缩小，资源处于衰竭状态的重要野生药材物种；三级为资源严重减少的主要常用药材物种。并规定一级保护的物种严禁采猎，二、三级保护的物种必须经县以上医药管理部门会同同级野生动植物管理部门提出计划，报上一级医药管理部门批准，并取得采药证和采伐证后才能进行采猎。

《国家重点保护野生药材物种名录》是我国依据上述《条例》的规定，由国家药品监督管理局会同国务院野生植物动物管理部门及有关专家共同制定出台的第一批重点保护野生药材物种名录，共 76 种。其中动物 18 种，植物 58 种。在动物物种中，属一级

保护的有虎 *Panthera tigris*、豹 *Panthera pardus*、赛加羚羊 *Saiga tatarica*、梅花鹿 *Cervus nippon* 等 4 种，属二级保护的有马鹿 *Cervus elaphus*、林麝 *Moschus berezovskii*、原麝 *Moschus moschiferus*、黑熊 *Selenarctos tibetanus*、乌梢蛇 *Zaocys dhumnades*、银环蛇 *Bungarus multicinctus*、五步蛇 *Agkistrodon acutus* 等 14 种。在植物物种中，属二级保护的有乌拉尔甘草 *Glycyrrhiza uralensis*、胀果甘草 *Glycyrrhiza inflata*、杜仲 *Eucommia ulmoides*、黄皮树 *Phellodendron chinese*、厚朴 *Magnolia officinalis*、人参 *Panax ginseng* 等 13 种，三级保护的有猪苓 *Polyporus umbellatus*、北细辛 *Asarum heterotropoides*、连翘 *Forsythia suspensa*、胡黄连 *Picrorhiza scrophulariiflora*、紫草 *Lithospermum erythrorhizon*、五味子 *Schisandra chinensis*、山茱萸 *Cornus officinalis* 等 45 种。以它们为基原的中药共 29 种，其中属二级保护的 7 种，三级的 22 种。

《中华人民共和国野生动物保护法》于 1988 年 11 月 8 日由第七届全国人大常委会第四次会议通过，1989 年 3 月 1 日起施行。该法明确规定：国家对珍贵、濒危的野生动物实行保护，国家重点保护的野生动物分为一级和二级两类。为配合该法的执行，国务院分别于 1992 年 3 月和 1993 年 10 月发布了《中华人民共和国陆生野生动物保护实施条例》和《中华人民共和国水生野生动物保护实施条例》。

《国家重点保护野生动物名录》是我国于 1989 年 1 月 4 日施行的。这是根据《中华人民共和国野生动物保护法》的规定制定的保护名录，共 257 种（类），其中属一级保护的有 96 种（类），属二级保护的有 161 种（类）。其中有药用记载或具有药用价值的动物共 161 种（类），属一级保护的重要药用动物有虎、豹、赛加羚羊、亚洲象 *Elephas maximus*、梅花鹿、白唇鹿 *Cervus albirostris* 等 67 种，属二级保护的有穿山甲 *Manis pentadactyla*、棕熊 *Ursus arctos*、麝（类）、蛤蚧 *Gekko gecko*、玳瑁 *Eretmochelys imbricata* 等 94 种。

《中华人民共和国野生植物保护条例》于 1996 年 9 月 30 日由国务院颁布，1997 年 7 月 1 日起施行，共 5 章 32 条，包括总则、野生植物保护、野生植物管理、法律责任、附则。

《国家重点保护野生植物名录（第一批）》于 1999 年 9 月 9 日实施。该名录共收载重点保护野生植物 255 种，其中属一级保护的 52 种，包括红豆杉 *Taxus celebica* 及本属的所有种、水杉 *Metasequoia glyptostroboides*、莼菜 *Brasenia schreberi* 等；二级保护的 203 种，如榧属 *Torreya*（所有种）、金钱松 *Pseudolarix kaempferi*、樟树（香樟）*Cinnamomum camphora*、鹅掌楸 *Liriodendron chinense*、黄檗 *Phellodendron amurense* 等。

《国务院关于禁止犀牛角和虎骨贸易的通知》于 1993 年 5 月 29 日实施。通知规定取消犀牛角和虎骨药用标准，今后不得再用犀牛角和虎骨制药。对已生产出的含犀牛角和虎骨成分的中药成方制剂，必须自通知发布之日起半年内查封，禁止出售。

《中国珍稀濒危保护植物名录》（第一册）。该名录于 1984 年 10 月 9 日公布，1987 年环保局、中科院植物所进行了修订。该名录将我国珍稀濒危植物品种及其保护分为三级，一级有 8 种，二级有 143 种，三级有 203 种，共 354 种。其中 160 余种为药用植物或具有药用价值的植物。一级重点保护植物是指具有极为重要的科研、经济和文化价值的稀有濒危种类；二级重点保护植物是指在科研或经济上有重要意义的稀有或濒危的种类；三级重点保护植物是指在科研或经济上有一定意义的濒危或稀有种类。

综合上述，我国制定、公布并施行一系列有关植物、动物（含药用种类）的法规、条例、名录等，表明我国关于野生药用植物、动物（含药用种类）资源保护的法律体系已初步形成。

第二节　中药资源的更新

在自然条件下，药用植物和动物通过自身繁殖和生长来实现个体数量的增长和种群的恢复、更新。植物药和动物药资源属于可更新资源，其更新的方式有天然更新（natural renewal）和人工更新（artificial renewal）两类，前者是指药用动植物的自我更新和繁殖，后者是根据生物的特性，施用人工技术促进动植物的更新和繁殖。

药用植物的更新包括三个层次：即种群（population）更新，也就是种群内个体的更新与增殖；二是群落（community）更新，即一个群落演替（succession）为另一个群落；三是器官或药用部分（organ part of used）的更新。三者既有区别，又密切相关。

一、种群更新

种群（居群）是指占据某一地区（特定空间）的某个物种个体的总和，或指生活在同一地区中，属于同一物种个体的集合。种群不仅是物种的具体存在单位，也是群落的基本组成部分，任何一个种群在自然界中都不能孤立存在，而是形成群落。同一种群内的个体能自由授粉、繁殖。任何一种植物都是以种群形式存在的。种群具有自己独特的性质、结构及个体间与环境的关系。种群有许多特征，如年龄结构、空间结构、数量特征、性比等。

种群的年龄结构与更新关系最为密切。种群内不同年龄个体的组配情况，与种群的繁衍、更新关系很大。栽培植物或一年生植物的种群里，年龄结构通常是同龄的；而天然群落或多年生植物的种群年龄结构通常是异龄的。异龄种群中的个体有不同年龄，它们分别构成不同的龄级（age class）。如果一个种群的年龄结构幼年个体占有较大比重，说明其为增长种群；如果幼龄与老龄的比率近等，说明其为稳定种群；若幼龄级的个体很少，而老龄个体相对较多，则为衰退种群，这种群落更新困难，种群趋于消亡。所以说，种群的年龄结构，既反映种群的动态及发展趋势，也表明其可能更新的程度。在研究种群更新时，必须着重调查种群的年龄结构。年龄结构的调查方法一般是在样地里选择若干个样方，逐个调查，统计其中各个体的年龄。木本植物的年龄可用年轮或茎枝上的芽鳞痕等特征来判断；多年生草本则要根据它们个体的发育形态变化来测算，如人参的实生苗的形态随生长年限而变化，第一年的人参实生苗称三花（即 1 枚三出复叶），第二年称巴掌（即 1 枚掌状复叶），第三年称二甲子（2 枚掌状复叶），第四年称灯台子（3 枚掌状复叶），以后则可根据根茎残迹（俗称"芦碗"）的多少来推算年龄。暗紫贝母 *Fritillaria unibracteata* 的植物形态随年龄的不同而变化，一年生的实生苗称一根针

（仅具一片卷曲如针状叶片），二年生叫鸡舌头（叶片展开如鸡舌状），三年生叫双飘带（具 2 片带状叶片）。

种群的空间结构是指种群在一个地域上的分布方式，即个体是如何在空间配置的。组成种群的个体在其生活空间的位置状态或分布，称种群的内分布型（internal distribution pattern）或简称分布（dispersion）。种群的内分布型大致可分为三类：均匀型（uniformity），随机型（random），成群型（clumped）。

种群的数量特征用密度、多度或丰富度、盖度、频度等来表示。密度（density）即单位面积或单位空间内的个体数，多度（abundance）或丰富度（richness），即群落中植物种的个体数量，盖度（coverage），即植物地上部分垂直投影面积占样地面积的百分比，频度（frequency）即某个种在调查范围内出现的频率，常按包含该种个体样方数量占全部样方数的百分比来计算。

性比（sex ratio）是种群结构的另一个特征，即种群中雌性与雄性个体数目之比。这对单性花、雌雄异体种群有重要意义。如果雌、雄性个体之比相差悬殊，则种群的增殖会受到阻碍，对果实的产量和种群结构均不利。如沙棘是单性花，雌雄异株植物，如其天然种群性比为 3∶7，则需用人工方法调节其种群的性比。

此外，药用植物种群的数量变化规律与环境的最大承受能力关系也很密切，一种药用植物种群刚开始增长时，数量会很快增加，但当增加到一定程度，即种群个体数目接近环境所能承受的限度时，种群将不再增加而保持相对稳定。种群与种群之间的关系也对药用植物种群的繁衍产生影响，如郁闭度的大小、光照强度对绞股蓝影响很大。绞股蓝为中性偏阴植物，它需攀附其他植物向上生长以得到光照，在遮阴环境下不能开花，光照过强又会抑制其生长，而相对照度在 70% 左右时，其有效物质积累和产量均最高。由此表明绞股蓝周围植物种群的种类及其特性对绞股蓝资源的再生影响很大。

正在发展中的物种表现出形态复杂多样，适应性强，分布广，生命力强，天然更新好的特点。在群落中如多度大，年龄结构多属于增长种群。而衰老或濒危种群则相反，其形态单一，适应性差，分布区窄（或为间断分布），其多度则小，年龄结构属于衰退种群等。对于这种衰老种群必须给予人工干预，否则难以更新。如孑遗植物银杏、水杉等稀有濒危植物已有广泛的人工繁殖与栽培。即使是发展中的种群，也应给予人工辅助与保护，促其自然更新。

二、群落更新

群落由不同种群所构成，在自然界中，群落的结构有所不同，有的简单，有的复杂，它们也处于不断更新之中。广义的群落更新包括群落变化（change）与群落演替（succession）两方面内容。

（一）植物群落及其变化

任何植物在自然界中都不是孤立存在的，而是与植物、动物以及微生物等结合形成一定的自然组合，即生物群落（biotic community）。生物与生物间，生物与环境间相互影响。如果仅从植物角度考虑，在生物群落中还可划分出植物群落（plant community）。各种植物群落都有一定的外貌、组成与结构。群落的概念可大可小，如草甸、森林、草原、冻原都是自然群落；农田、杉木林、毛竹林也是群落，是人工群落。植物群落不是停滞不前的，而是在不断变化，不断发展的。归纳起来，植物群落的变化有 3 种形式：季相（aspect）变化，即群落外貌的季节性变化；其次是年际变化（yearly change），即群落的每年变化；第三是群落更新变化（regeneration），指的是内部的更新，即某些个体死亡（或人为采集），被另一些个体所替补。以上三种变化，都不是群落类型的变化，只是外貌或种群个体上的更新，这种更新有利于群落的稳定性。

植物群落的更新首先决定于植物繁殖体，主要指孢子、种子、鳞茎、根茎、块茎等的数量和质量，同时也决定于是否有适宜的环境以利繁殖体的传播、发芽、生长以至定居。如有些阳性植物，虽然种子和幼苗很多，但如果处在茂密的林冠下，阳光无法透入，因而幼苗不能很好生长，以致死亡。

种类组成是植物群落最基本、最重要的特征之一，它是群落形成的基础，任何一个群落，都是由一定的种类组建而成的。有些种只出现在某一群落中，即所谓特征种（characteristic species），它是一定群落的标志。有的种在某一群落中出现，但也偶尔在其他群落或几个群落中出现，根据出现的幅度，这些种分别称为偏宜种（selective species）、适宜种（preference species）或随遇种（indifferent species）等。

对于特征种和偏宜种植物群落的分布往往指明某种植物的分布，可以从该植物群落的分布面积，结合该种植物在群落中的多度、密度、频度等特征来估算该地区的这种植物的生物量，同时，也可以引导人们有方向地在某地区寻找与采集某种药用植物。

（二）群落演替

群落演替是一个植物群落的更迭，即一个植物群落被另一个植物群落所代替的过程，它是群落动态的一个重要特征，也是群落的根本变化。药用植物群落中植物种类的更替，以及非药用植物群落中药用植物的迁移和定居，均可理解为药用植物群落的演替。

群落的演替有各种类型，如旱生演替与水生演替等。演替最终达到的群落称顶极群落（climax community），顶极是受大自然条件控制的，演替系列的变化是有规律、有顺序的，从先锋群落到顶极群落经过一系列的演替过程，这种过程和进度是十分复杂的，特别是受气候和生境条件的制约，但往往也受到人为因子的影响。在没有植物生长的裸地（barren area），环境条件是很极端的。只有那些顽强的先锋植物（地衣、苔藓类）才能生存下来，一代又一代生长，积累有机物质，随后，有他种生物侵入，排斥先锋种。如闲荒地（旁荒地）上的蒿属、禾本科植物的侵入。随着土壤愈加肥沃和地面有更多阴蔽，又给另外新种的生存创造条件，使它们可以侵入进来。同样，侵入的新种又会被其他的种类所代替，这样，从少数小型的先锋植物，发展到匍匐地面的灌木和草类，再到灌丛、小树和大树。随着一群植物种的出现，也发生土壤肥力的提高和近地面大气条件的改善，最后达到一群生物种。在这群生物中，幼年个体与成年个体共同生存，植物逐渐形成一定成熟的群落如森林、草原、冻原等。

植物群落的形成，从裸地上植物传播体（种子、孢子等）的迁移或传播，定居（包括发芽、生长）和增殖、竞争到群落的形成，是一个时间上和空间上的动态过程。从一个群落演替为另一个群落，也是动态过程。没有一个群落永远存在，或迟或早将被其他植物群落所代替。

对宁夏灵武白家滩流沙上的植被演替规律研究表明，先锋植物是醉马草 *Oxytropis sp.*，次之为白沙蒿 *Artemisia sphaerocephala*，再者是黑沙蒿 *A. ordosica*。到黑沙蒿时期，植被占有面积很大，其中有黑沙蒿＋麻黄（*Ephedra sinica*）群丛，黑沙蒿＋柠条 *Caragana korshinskii* 群丛、黑沙蒿＋茵陈蒿 *A. capillaris* 群丛、黑沙蒿＋岩黄芪 *Hedysarum fruticosum* 群丛等，再向后即发展为红沙 *Hololachne soongarica* － 珍珠菜 *Salsola passerina* 顶格类型。每一个植物群落，都是由一定的植物种类组成的。因此，研究植物群落的动态，必须首先研究种群动态。各种植物在群落中并不是具有同等重要的作用，其中有的是主要组成者，对群落有巨大影响，而有的则影响较小。建群种（edifieator）是群落的建造者，决定着整个群落的内部结构和特殊环境，它们多是群落主要层次的优势种（dominant species）（通常是指那些个体数量多、对群落空间覆盖面大、生物量大、生活能力较强的种类），要稳定这个群落，发展群落中的药用植物种群，保证良好的群落内部环境，必须首先保护建群种。一般来说，药用植物很少是建群种，多为附属种，仅是群落建成的参加者，不但自身对群落环境影响很小，而且一旦建群种遭到破坏，药用植物种群也会因失去群落环境而无法生存。所以，要发展药用植物种群，必须注意发展建群种群。如一些木本植物群落，如果采伐后不及时营造，则原来林下的一些阴生植物如蕨类等将会遭到破坏。

自然群落的演替是有规律、有顺序地进行的。群落的演替，是群落内部关系（包括种内和种间关系）和外界各种生态因子综合作用的结果。演替的发生可能有以下原因：

（1）繁殖体的迁移和定居 在自然界中植物繁殖体的迁移和散布现象普遍存在并经常发生。植物繁殖体的迁移和定居是植物群落演替的先决条件。

（2）群落内部环境的变化 通常是由组成群落的植物种类的生命活动所引起的。一些植物种类生命活动的结果，对自己或其他物种均可能产生有利或不利的居住环境。由于群落中植物种群特别是优势种的发育而导致群落内光照、温度、水分状况的改变，也可为演替创造条件。

（3）种内和种间关系的改变 组成一个群落的多个种之间，以及同一物种种群内不同个体间，均存在相互适应的协同关系，这种关系随外部环境和群落内部环境条件的改变而不断进行调整。在调整过程中，竞争力强的种得到充分发展，竞争力弱的被抑制，直至淘汰。这种情况常出现在尚未发展成熟的群落。

（4）外界环境条件的变化 一般来说，决定群落演替的根本原因在于群落内部，但群落外部的环境条件，气候、地貌、土壤、冰川、地震、火山、森林大火等因素的改变和出现，也可成为引起演替的重要条件。

（5）人类的活动 现代社会形态下人类对生物群落的影响最大，其作用远远超过自然因素。因为人类的社会活动通常是有目的、有意识的，可对地形、地貌和生态环境变化起到促进、抑制甚至破坏、改建和重建等作用。人为活动还可科学地建设药用植物群落。

总之，群落的演替是一个地区植被的根本变化，虽然这种变化有其一定规律，但人的因素是重要的，起着决定性作用，只要能更好地研究和了解自然，就能驾驭和改造自然。

三、药用器官更新

中药使用的部位多样，有的是植物的全体，如仙鹤草（全草）、江香蒿（全草）。大部分是一些器官或某一部位，如人参（根）、麻黄（茎）、大青叶（叶）、天麻（块茎）、黄精（根茎）、杜仲（树皮）、番红花（柱头）等等。植物的器官更新是普遍的、经常的。研究它们的更新，找出更新规律，不仅可以增产增殖，促进人工更新，而且可以为确定适宜采收期和间采期提供依据，特别是对那些药用部位是根及地下变态茎的药用植物更有意义。

研究器官（部位）的更新必须从研究器官的发生、发育与建成入手。掌握各部分的发育过程与条件，才可以促进更新。研究内容包括器官的发生（部位、数量、时间、方式），形态（外部和内部）建成，苗的分枝方式（二歧、假轴、合轴等），营养更新及营养繁殖，器官的形态发生等，同时应当研究器官的相关性及器官发生、发育的外界环境条件（温度、光照、湿度等），植物的生活型、生态型，植物的开花结果，大年小年，营养施肥等。

各种药用植物器官的发育与更新有其一定规律，各种植物都在不断自我更新和自我完善。如人参，由胚根发育来的主根，长到一定年龄即衰老或腐烂或由于外因造成损伤，代之而起的是根茎（芦头）长出的不定根，俗称"芌"。"芌"的生活力旺盛，抗病力远远超过原来的主根。经过一定年限，老"芌"又可被新生"芌"所代替，如此不断交替，延续百年。所谓"百年老参"，实际上其主根早已不复存在，而"芌"也已更新多次。这种现象在很多药用植物如乌头（Aconitum）、手掌参及兰科植物也存在。

黄精类 Polygonatum spp. 植物的根茎，每个叶腋都分化出一个腋芽，随着茎节的生长逐个分化。腋芽发育形成次生根茎，愈接近抽茎芦的腋芽形成根茎速度愈快，距抽茎节远的腋芽通常潜伏不发育。根茎的生长及分枝方式有三种，即单芽发育优势型，二歧腋芽发育型和腋芽阶梯发育型，其中第三种生长速度快，生长潜力大。连续生长3年以上的老根茎、须根（不定根）衰老失去吸收能力，根茎也随之腐烂，故黄精宜在3年左右采挖一次，采收的方法是切取老的根茎，将幼嫩的根茎留于地下，继续生长。

以往认为树剥皮必死，但经过试验研究，树皮的再生能力很强，只要剥取方法适当（不要过多伤害木质部及射线薄壁组织），气候又温暖适宜，剥取2~3年以后，即可增生新皮，继续生长。杜仲的叶子已开发为制剂原料和保健饮料，需求量很大，可以利用植物器官间的相关性，打除主茎顶梢，促其分枝、矮化，既增生叶量，又便于采摘，这也是器官更新和增产的方法。

根据侧苗复壮学说，可利用植物的侧苗进行繁殖和复壮，例如用更新芽、小块茎、小球茎、小鳞茎及莲座状苗等，这种方法对于在自然界失去种子繁殖能力的植物显得更重要。又如百合、卷丹 *Lilium* spp. 叶腋形成小鳞茎，延胡索属块茎组植物，腋芽形成小块茎，这些都有复壮作用，它们落地后，利用收缩根的力量，逐步将小的繁殖体拉入土壤中，避免不良环境（主要是寒冷）对它们的伤害。

四、中药资源更新的基本措施

（一）开发利用与保护更新并举

开发利用与保护更新是资源管理的两个不同环节，二者既矛盾又统一。只利用不更新，必然导致资源的枯竭；而不采挖老龄的，也不会促进新苗的生长。两者处理得当，可以互补互促，相得益彰。在采挖中草药的同时，必须考虑到更新与再造，并尽可能为其创造良好的更新条件，如实行边采边造（林），采大留小，采育结合等方针。在采收全草和枝叶类药材时，应尽量在果实成熟后进行，以便种子散布，自然繁衍；采挖地下部分的最好挖大留小，挖取老的根茎段和老的鳞茎，保留幼龄段（如黄精、玉竹等）和子鳞茎（如百合和平贝母等）；剥取树皮宜于在适当季节，分段剥取（如黄柏、杜仲等）。对于多年生草本植物群落，生长密集的宜重采，反之宜少采。采集中还应适当保留健壮母株，繁殖良种，并辅以人工撒播种子。

（二）防止逆行演替，促进进展演替

逆行演替又叫退化演替，其表现特征是演替群落结构简单化，往往由于人为（如放牧、森林采伐）或气候原因（如趋于干燥）造成放牧演替和采伐演替。如内蒙古、山西和新疆等部分地区原来拥有丰富的麻黄、甘草资源，近年来，由于掠夺性的采挖，不少地方分布稀少，草原退化，出现逆行演替，因此，必须采取围栏保护，促其更新。在林区也应根据林木特点，确立采伐方式（择伐或皆伐），防止逆行演替，促进进展演替。

（三）在保护建群种的前提下发展药用种群

在植物群落中，如果建群种是药用植物，在采收时应注意继续保护其优势，进行适当间采；若药用植物不是建群种，也应在保护建群种优势的前提下，促进药用植物的更新，防止群落的不良演替。药用植物更新的关键之一是要有大量的繁殖体和传播体，并要注意其每年形成的数量和质量，特别是在其数量较少的年份，要加以保护，并辅以人工繁殖。

（四）通过野生抚育促使种群和群落更新

野生抚育（wild nursery）是根据药用植物、动物生长发育特性及对生态环境条件的要求，在其原生或相类似的环境中，人为或自然增加种群数量，使其资源量达到能为人

们采集利用，并能保持群落（community）结构稳定从而达到可持续利用的一种药材生产方式。中药材野生抚育能够提供量多质优的野生药材，保护珍稀濒危物种，促进中药资源可持续利用。中药材野生抚育的基本方式方法有：

1. 封禁（enclosing）

即封闭抚育区域禁止采挖，以促进目标药用植物、动物种群的自然更新。通常把野生目标药用植物、动物分布较为集中的地域通过各种措施将其封禁，通过自然繁殖增加种群密度。封禁的措施有划定区域，采用公示牌标示、人工看护、围封等各种方式。如甘草、麻黄的围栏养护。

2. 人工管理（purposive management）

即在封禁基础上，对目标药用植物、动物种群以及封禁区域的生物群落和生长环境施加人为管理，创造有利条件，促进药用植物、动物种群生长和繁殖。人工管理措施因药用植物、动物不同而异，如五味子的育苗补栽、搭用天然架、修剪、人工辅助授粉及施肥、灌水、松土、防治病虫害等；罗布麻需要清除混生植物、灭茬更新等；刺五加则采用间伐混交林的方式；冬虫夏草采用寄主昆虫接种等。

3. 人工补种（additional seeding）

即在封禁基础上，根据野生药用植物的繁殖方式和繁殖方法，在药用植物原生地人工栽种种苗或播种，人为增加药材种群数量。如膜荚黄芪抚育采取人工撒播选育的种子，刺五加采用带根移栽等。药用动物则可适当投放健壮的目标动物。

4. 仿野生栽培（semiwild cultivation）

即在基本没有野生目标药用植物分布的原生环境或相类似的环境中，完全采用人工种植的方式，培育和繁殖目标药用植物种群，建立人工群落。仿野生栽培时，药材在近乎野生的环境中生长，不同于中药材的间作或套种。如林下栽培人参、天麻等。另外，我国目前有大面积荒山荒漠，可利用速生、抗风沙、耐盐碱的药用植物进行绿化，做到造林防沙，林药兼收，如在沙化地区种植沙棘、麻黄、柽柳、枸杞、岩黄芪、沙拐枣、阿魏、罗布麻及猪毛菜等。药用动物也可采用这种方式驯养。

5. 就地营造药用植物人工群落

在有野生种群分布的地区，选择适宜的药用植物发展人工群落，如原杜仲产地湖南慈利县发展大面积的杜仲人工林；辽宁亚风县特产五味子，则发展大面积北五味子林地。建立人工群落要认真研究该植物的习性及该地区的环境条件，选择适宜的种类进行搭配，经过实验，也可引进外地珍贵药用植物，逐步改造本地植物的群落结构及群落环境。

第三节 中药材的规范化生产

中药材规范化生产，是针对传统中药材生产过程中的生产技术、操作规程和药材质量均没有统一规范要求的情况下，提出按照有关部门制定颁布的《中药材生产质量管理规范》《中药材生产质量管理规范认证管理办法》等法规文件，开展药用植物种植和药用动物养殖，进行无公害、无污染的优质药材生产，从而保证中药材质量，促进中药标准化、现代化和国际化。

一、中药材规范化生产法规及实施情况

中药材是生产中药饮片、中成药、中药提取物的主要原料，其质量优劣是保证中药产品质量和中医临床疗效的重要物质基础。随着中药材社会需求的增加和野生资源逐年减少，许多中药材种类都需要通过人工种植或养殖才能满足社会需求。中药材生产过程中，生物种质、产地环境和生产技术措施等诸多因素对其质量与产量具有决定性作用，中药材采收、产地加工和储藏运输等后期生产环节对药材质量都有可能产生影响。由于生产技术不统一，种质混乱，产地环境差异，以及采收加工等后期生产技术不规范等因素，导致中药材质量不稳定、重金属和农药残留量超标等问题。建立中药材规范化生产基地，实施规范化生产技术控制和过程管理，才能有效地解决中药材生产质量问题。

为保证原料药材质量，国际上一些知名天然药物制造商和行业组织，已在原料药材生产方面采取了一系列管理规范来控制质量。如日本厚生省药务局于1992年制订了《药用植物栽培和品质评价》；欧共体于1997年起草了《药用植物和芳香植物种植管理规范》（草案）等。目前，日本已经对其国内25个重点植物药的栽培和品质评价进行了总结和规范。

为了规范中药材生产技术和管理，保证药材质量，我国药品监督管理部门于1998年11月在海口召开了中药材规范化生产（中药材GAP）第一次研讨会，成立了《中药材生产质量管理规范》起草专家组。1999年5月、2000年9月和2001年9月，国家药品监督管理局连续三次召开了《中药材生产质量管理规范》起草工作会议。2002年3月18日经国家药品监督管理局局务会审议通过，2002年4月17日正式颁布了《中药材生产质量管理规范（试行）》（下文简称《规范》），规定自2002年6月1日起施行。由此开始，我国中药材规范化生产进入到有法可依的新阶段。

为了进一步规范中药材GAP基地建设和规范化生产管理，推进中药材规范化生产认证（通常称为中药材GAP认证）工作，国家食品药品监督管理局于2003年9月19日，以国食药监安【2003】251号文印发了关于《中药材生产质量管理规范认证管理办法（试行）》及《中药材GAP认证检查评定标准（试行）》的通知，并规定自2003年11月1日起，国家食品药品监督局正式受理中药材GAP的认证申请，并组织认证试点工作。2003年11月18日，有关专家对首批8个中药材品种的规范化生产基地进行了现场检查，截止2009年底，已经有47种药材，49家企业和60个基地通过中药材GAP认证。

二、中药材规范化生产的主要内容和关键技术

中药材规范化生产包括多个生产环节，是一项十分复杂的系统工程，不管哪个环节出现问题，都有可能影响中药材质量。

（一）生产基地地域和土地选择

中药材生产具有非常强的地域性，特定的生态环境是生产优质中药材的条件之一。中药材生产基地及其种植土地选择应遵循产地适宜性优化原则，做到因地制宜、合理布局。

1. 气候条件

主要考虑的气候因子包括气温、地温及其积温，降水量和蒸发量，日照时数和太阳辐射强度，无霜期等，其中光照、积温、年降雨量等相对较为重要。生产基地气候条件必须符合药用植物或动物的生物学和生态学特性要求，有利于药用部位、器官或组织的生成和生长，以及药用活性成分的形成和积累。

2. 地理环境和土壤条件

主要考虑生产基地的地理位置、地形地貌、土壤质地、土层厚度和土壤肥力等条件，要符合该药用植物或动物生物学和生态学特性要求。土地的灌溉条件、水源、地下水位高度及其水质等也要符合生产要求。土壤中存在的重金属及农药残留物等有害物质超标，应为生产基地选择的否决性条件。另外，土地是生荒地还是熟地，前茬是何作物，有无同科同属植物重茬现象也应列入考察条件。土壤质量应达到国家土壤质量标准（GB15618－1995）的二级标准。

3. 水源与水质条件

中药材生产基地用水包括灌溉用水和产地初加工用水，根据来源不同分为地下水和地表水两类，均要求清洁无污染。水源质量检测也是中药材生产基地地域选择的否决性指标。灌溉用水水质必须达到国家农田灌溉水质标准。产地初加工用水水质要达到二级饮用水标准。水源周围要求无污染源，如粪堆、厕所、畜禽场、动物食品加工场等。

4. 其他因素

除气候、土壤和水源外，对大气质量也有要求。中药材生产基地一般应远离工矿、城镇、高速公路及其他污染区，要求无大量工业废气污染源，空气应清新洁净、尘埃较少。生产基地大气环境质量执行 GB3095－1996 标准中的二级标准。

（二）种质选择与良种繁育

药用生物种质是影响药材产量和质量的根本性因素。《规范》要求必须明确生产用物种、品种、品系或种质。所用优良品种或种质应该具备如下品质：①具有优良的药材质量性状，外观质量性状要符合传统标准和商品要求，内在活性成分的种类与含量及其质量指标要达到或高于《中华人民共和国药典》标准，且有较高的稳定性。②药材的经济性状良好，具有高产、稳产与优良的外观性状。③适应性强，适应基地环境条件，其优良性状可以得到充分发挥。④抗性强，包括抗病虫害以及抗旱、抗涝、抗寒、抗高温和抗土壤盐碱等方面的能力。⑤符合生产目标要求，如有些药材的生产目的是用于生产中药饮片，有些则要作为提取某种活性成分的原料。

另外，《规范》要求生产单位需开展所生产药材的良种选育工作，要建设与生产规模一致的良种繁育基地。

（三）栽培与养殖管理

1. 药用植物的栽培管理

（1）种植地规划　主要包括道路规划和排灌系统规划。道路规划要有利于产品运输与田间劳作。灌溉与排水系统规划，必须与当地地形、地貌、水文地质等相适应，灌水系统要根据灌溉方式的不同进行规划，排灌系统布局要有机结合。

（2）繁殖技术　药用植物繁殖方法包括有性繁殖与无性繁殖两类。进行有性繁殖首先要搞清种子的生物学特性，掌握选种、采种与贮藏方法，进行适宜的播前处理，根据环境、土质等条件控制适宜的播种期、播种方式、播种深度和播种量。无性繁殖包括分根繁殖，块根、块茎或球茎繁殖，以及扦插、嫁接繁殖等方式。无论是有性繁殖还是无性繁殖，在苗期均需要进行精心管理，确保幼苗健壮生长。

（3）移栽定植技术　部分草本药用植物可以直播，但更多的药用植物，特别是木本药用植物，需要在播种育苗后进行移栽。根据气候和植物生物学特性的不同，可在春季、秋季或雨季移栽。要根据植物生物学与生态学特性、土壤肥力状况与经营条件等来确定合适的栽植密度。

（4）田间管理技术　田间管理技术主要包括施肥、中耕除草、灌溉与排水、株形调整及防寒越冬等措施。不同植物需要的肥料种类与数量不同，不同土壤的供肥能力也有差异，要实现合理施肥需要了解药用植物的需肥特性，土壤供肥能力及其对活性成分合成与积累的影响等，做到配方施肥。在植株生长期间需要及时中耕、除草与培土，旱季注意灌溉，雨季注意及时排水，以促进植株健壮生长。还要根据不同药用植物生长习性的不同，通过打顶与摘蕾、整形与修剪、搭棚支架等措施，调整株形，调节营养生长与生殖生长的关系，达到提高产量、保证品质的目的。有些特殊种类还需要埋土或搭棚，避免发生寒害或冻害。

（5）病虫害防治技术　有效、合理地防治病虫害是目前中药材规范化生产急需解决的重要问题，它不仅直接影响到药材质量，而且对于有效控制农药残留与重金属含量关系重大。病虫害发生后，首先要准确鉴定其物种，了解其生物学特性及其发生与流行规律，制定防治措施，做到严格检疫、早防治、综合防治。

2. 药用动物的养殖管理

与药用植物栽培管理相近，药用动物的规范化养殖包括养殖基地选定，优良品种或种质的选择、繁殖、饲养及管护，病虫害防治等技术环节等。

（四）采收与产地加工

1. 采收

采收是影响中药材产量与质量的重要环节。采收的内容包括方法与时间。采收方法多种多样，要依药材类别的不同而异。采收时间包括最佳栽培或养殖周期和年度中的具体时间。同一药材因种植的区域不同，最佳采收时间可能会有很大的差异。最佳采收时间的确定需要通过试验来进行。确定最佳采收时间的基本依据包括两个方面，一是药材中活性成分的含量，二是药用部位的生物产量。

2. 产地加工

采收后的中药材除少数鲜用者外，绝大多数均需在产地及时进行加工。药用植物种类繁多，其药材的外形及含有的物质成分差异很大，产地加工要求也各不相同，一般说来，都应该达到外形规整、含水量适度、色泽好、香气散失少、有效物质破坏少的要求，才能确保药材商品的规格和质量。加工处理的方法包括清选、去皮、修整、蒸、煮、烫、浸、漂、切制、发汗、揉搓、干燥等。每种中药材的最适产地加工方法，也需要通过试验和根据当地的具体条件来确定。

（五）包装、运输与贮藏

1. 包装

包装规范化可以保证中药材质量稳定，有利于贮存、运输和减少运输消耗，便于搬运、计数、计量，利于发挥品牌效应，增加商品附加值等。要求包装材料具有安全性、可降解性、可重复利用性、稳定性、合法性。每件包装上必须注明品名、批号、规格、产地、生产日期、调出单位，并附有质量合格的标志。

2. 运输

对中药材进行批量运输时，不应与其他有毒、有害、易串味物质混装。运载车辆要相对固定，运载容器应清洁无污染，具有较好的通气性，要防潮保持干燥。

3. 贮藏

中药材在存放期间，受空气、温度、湿度、光照、微生物等外来因素的影响，易于发生霉变、生虫、变色、泛油等变质现象。因此，采取有效措施，做好中药材的贮藏工作非常重要，要根据不同药材的性质选择适宜的储藏方法和条件。

三、中药材生产的质量控制与质量标准

（一）影响中药材生产质量的因素

影响中药材生产质量的因素较多，贯穿于整个生产过程之中，其中决定性的因素包括物种的遗传性、基地的环境条件、栽培技术、采收时间和方法、产地加工和储藏条件等。

（1）物种的遗传特性　物种遗传性是决定中药材质量的首要因素，来自不同物种或品种的同一种药材，其质量必然会有差异。如中药材甘草来源于豆科甘草、光果甘草、胀果甘草三种植物的根或根茎，不同基原甘草的某些化学成分之间存在较大差异。因此，选择适宜的物种，选用优良品种是保证中药材质量稳定的基本措施。

（2）产地环境及其质量　因基地气候、土壤等环境条件不同，同一种药用植物或动物的生理生化代谢及生长发育会发生变化，进而影响到中药材的质量。

（3）栽培或养殖技术　栽培或养殖技术可改变药用植物或动物的生长情况，使其

生理活动发生变化，从而影响到药材的质量。

（4）采收期　药用植物或动物的个体发育阶段不同，其生物产量与活性成分合成积累情况不同。不同的药材需要在不同的个体发育阶段采收才能获得较高的质量与产量。

（5）产地加工　产地加工的具体方法，如蒸、煮时间及干燥温度和方法等，均会对药材质量产生影响。

（6）储存条件　储存环境的温度、湿度、储存时间等因素，均会对药材质量产生影响。

（二）中药材生产质量控制的环节与方法

1. 中药材质量控制的生产环节和技术

（1）提高和稳定中药材质量的栽培技术　选择自然条件适宜、环境质量合格的道地药材产区，建立中药材生产基地；对物种进行科学鉴定，选择优良品种或种质，开展良种繁育工作，对种子、种苗进行检验、检疫；根据药用植物的需肥特性进行合理施肥，研制专用肥料或做到配方施肥，加强病虫害的综合防治，严格控制化学农药的使用；根据药用植物的需水特性与规律，开展合理灌溉，及时排水；确定合理的播种期、播种方式、移栽期、栽培方式，进行合理的打顶、摘蕾、整形修剪等田间管理，促进药用植物的生长发育与活性成分的合成积累。

（2）维持中药材质量稳定的采收、加工、储存技术　通过试验分析，摸清药用器官生物产量及其中活性成分变化规律，确定合理的采收年龄及具体采收季节；开展产地加工研究，优选或改进有利于维持药材活性成分稳定的加工方法；包装前进行质量检验，包装材料质量必须符合相应标准；储藏场所保持洁净，储藏期间的温度、湿度等条件要适宜药材质量的维持；运输车辆要清洁卫生，运输时严禁与其他有毒、有害、易串味物质混凝。

（3）控制药材重金属和农药残留物含量的方法和技术　导致中药材重金属含量与农药残留量超标的原因主要有两个方面，一是土壤（饲料）、水源、大气等环境中存在的有害物质，经药用植物或动物吸收而富集或蓄积；二是在中药材的生产或贮存、加工过程中受到的直接污染。应注意采取以下技术措施：中药材生产基地土壤、水源、大气环境必须无污染，达到《规范》规定的质量标准；生产中要严格控制化肥的质量与施用量，多施充分腐熟、符合标准的农家肥，避免因肥料施用不当造成土壤与水体污染；严格遵守病虫害检疫制度，坚持综合防治原则，尽量采用生态措施、农业措施、生物防治措施和物理防治措施进行防治，必须采用化学防治时，应选择毒性低、残留少、易分解的农药品种（参照 GB4285－1989《农药安全使用标准》和《生产绿色食品的农药使用准则》）；在采收、加工、包装、储运过程中，要保证所使用的工具、容器、场所、原料洁净，避免产生直接污染。

2. 中药材生产质量控制的技术标准和管理规程

针对影响药材质量的生产环节及技术，制定科学、合理、可行的质量标准体系和标准操作规程（standard operating procedure），以及相应的管理制度和规程，是实现中药材生产质量控制的基本保障。

（1）建立生产质量技术标准体系　主要包括：①环境质量标准：包括空气环境质量标准、土壤环境质量标准和农田灌溉用水质量标准；②种子、种苗质量标准；③肥料施用标准：包括各种有机和无机肥料的施用标准；④农药使用标准：包括各种生物农药和化学农药等农药的使用标准；⑤药用动物养殖和药材产地加工用水质量标准。

（2）制定各生产环节操作规程　主要包括：①整地技术规程；②种子种苗检验技术规程；③育苗技术规程；④移栽（养殖）技术规程；⑤田间管理技术规程，包括施肥、灌溉、病虫害防治、中耕除草以及打顶等技术环节；⑥药材采收技术规程；⑦药材产地加工技术规程；⑧药材储存技术规程；⑨质量检验技术规程等。

（3）制定生产管理制度或规程　可以分为：①生产管理，主要包括从基地建设到药材采收、加工和包装各生产环节的管理制度与规程；②质量管理，主要包括生产过程各环节的质量监控、检查制度、药材质量检验及审核制度、实验室管理等方面的制度；③药材储存、运输管理，主要包括仓储管理、出入库管理、仓库养护等方面的制度；④文件管理，主要包括文件编制与管理、档案管理等方面的制度；⑤机构和人员管理，主要包括部门职能及岗位职责、人员管理和培训等方面的制度。

（三）中药材规范化生产的药材质量标准

中药材规范化生产的最终目的是生产质量合格、稳定的中药材产品。建立符合企业生产实际的中药材质量标准是中药材规范化生产的一项重要内容。

1. 国家标准

由国家制定并颁布的药品标准即为国家药品标准，包括《中华人民共和国药典》和由原卫生部颁布的其他药品标准（部颁标准），若部颁标准与药典有相同品种而记载内容不相符，则以药典为准。国家药品标准属于强制性标准，中药材 GAP 基地生产的药材质量必须符合或高于国家标准。

2. 地方标准

除《中华人民共和国药典》与部颁或局颁标准已经收载的品种外，各省、自治区、直辖市对所辖区域内使用的一些中药材种类，制定并颁布有自己的标准，称为地方标准。如《四川省中药材标准》《贵州省中药材标准》《黑龙江省中药材标准》等。地方标准收载的药材，只准在本地区内销售使用。中药材 GAP 基地生产的药材质量，也必须符合或高于地方标准。

3. 企业标准及起草说明

按照中药材 GAP 规范生产药材的质量，必须符合国家或地方药材质量标准，在此基础上可以根据自身产品的质量状况，自行制定企业标准。企业标准要反映自己产品的特色，一般都高于国家或地方标准的要求，检测项目较多，限度范围较高。企业标准的制定，一般要有利于产品创优和预防假冒。企业标准的制订，必须以大量研究数据为基础，要编写标准起草说明，阐明制定质量标准中各项指标的理由，说明各项指标确定的依据、检测的技术方法、条件和注意事项等。

第四节 中药资源的可持续发展

中药资源的可持续发展是中医药事业可持续发展的基础，是中药现代化发展过程中需要建设的一项基础性系统工程。其内容涉及中药资源的生产、开发、利用、保护和管理等多个方面。本节将就中药资源可持续利用体系的构成要素及其技术性对策进行阐述。

一、中药资源可持续发展的概念

中药资源可持续发展，就是在可持续发展思想指引下，从实际出发，依靠富有远见的宏观调控政策、先进的经营管理机制，因地制宜确立中药资源发展战略与选择发展模式，合理利用中药资源，保护生态环境，增强发展后劲，确保当代人及其后代对中药资源不断提高的需求得以满足。中药资源可持续发展的主要任务是使中药资源具有长期的发展能力，不断提高综合生产能力，持续满足人们需求，保护生态环境和增加物种的生物多样性。使中药资源的生产能力和再生产能力达到可持续稳定的提升，最终实现生态、经济和社会效益的统一。中药资源可持续发展具有保护性、协调性、动态性、针对性等基本特征。

二、中药资源可持续发展体系与构成要素

中药资源可持续发展体系具有描述、评价、解释、预警、决策等功能性作用。遵循可持续性、动态性、生产性、全面协调性、科学性、预见性、稳定性、生态性等原则，根据中药资源的特点、中药资源现状，构建中药资源可持续发展体系。

可持续性是为了能使中药资源永续利用。它要求长期与近期之间、当代与后代之间在中药资源的利用和保护上保持协调发展、合理利用的原则，而非掠夺性地开发利用和破坏。即当代人对中药资源的利用，不应使后代人正常利用中药资源的权利受到影响和破坏。

中药资源可持续发展是个系统工程，应该建立全面科学的支撑体系。包括中药资源可持续发展研究体系、保护与监控体系、合理开发利用体系及评价指标体系。

（一）中药资源可持续发展的研究体系

1. 中药资源生物多样性保护研究平台

建立生物多样性信息系统库，重视珍稀濒危特有中药赖以生存的特殊生态系统和生境的保护及被破坏或退化生态系统的恢复，加强其种群生态学、生态遗传学等方面的研究和珍稀濒危机制的研究。中药资源的有限性和可解体性说明中药资源并非是取之不尽用之不竭的，中药资源的持续利用依赖于生物多样性保护。药用动植物生物多样性的保护研究是其资源可持续利用的重要组成部分。生物多样性的保护包括就地保护研究、迁地保护研究和基因库保存研究3个主要手段。以保护求发展，以开发促保护，就地保护与迁地保护相结合，天然更生与人工培育相结合，是中药资源可持续发展的基本对策。

进行药用动植物种质基因库规划与设计，建立种子（质）基因库；开展生物技术的研究，保存种质资源。在国家已经公布的重点保护动植物名录和中国生物多样性保护行动计划（BAP）中提出的优先保护物种中，选择重点品种，进行调查研究。利用分子生物学技术，用形态描述和分子标记分析相结合的方法，进行遗传多样性评价，构建出含有野生种、农家种和主要改良种的核心种质，进行有效保护，进行种质的创新及新品种的选优和优质高产栽培技术的研究。

2. 中药资源合理开发利用研究技术平台

主要进行中药材引种驯化及野生抚育研究。由于栽培药材仅占常用中药材品种的30%左右，因此，中药材引种驯化及野生抚育研究是当前的重要研究领域。需要注意的是，在发展目标药材规范化、规模化种植的同时要注意保护野生药材资源、保护生态环境，实现生产的可持续发展。其中药材野生抚育作为一种新兴的中药材农业产业化模式引起了国内外的广泛关注。它突破了传统的中药材生产经营模式，有效解决了当前中药材生产面临的药材质量差和资源、生态环境破坏严重等难题，实现了生态环境保护、资源再生和中药材生产的三重并举，有广泛的前景和生命力。

3. 中药资源调查方法学研究技术平台

传统中药资源调查研究多以定性或半定量方法为主，资源调查以产量统计推算、现场调查、路线调查、访问调查为主，极少部分辅以野外样方调查技术。传统中药资源调查方法存在调查时间长、费用多、工作量大、提供资源数据速度慢、精度差等缺陷，数据可靠性和客观性差，落后于现代科技发展和中药可持续发展的需要，应用现代高新技术如统计、计算机数据库和网络技术、遥感、地理信息系统、全球定位系统相结合研究构建实用和实时动态的中药资源信息收集体系。同时，进行药材资源普查数据库与地理信息系统建设关键技术研究，建立国家中药材资源巨型数据库，并与土壤、气候、经济、交通、人口等相关信息建立数据融合分析系统，以随时监测中药资源的种类、蕴藏量和需求量，建立中药资源的数据库及预警系统。

（二）中药资源可持续发展的监控体系

包括野生中药资源监测及药材生产基地监控，全国中药资源监测体系和中药资源动态的预测预报。随时掌握中药资源的数量、质量、动态情况及变化规律，协调产、供、销关系，以实现宏观动态管理。

1. 中药资源数据库及决策系统

中药资源数据库及决策系统是一个直接为中药资源保护与开发工程服务的开放式的系统。它具有广域性和双向信息交流性，可以对外发布有中药保护与开发的动态信息，同时收集社会各界对中药资源开发与保护管理提出的意见和建议，动员全社会参与中药资源保护、管理、决策。天然中药资源信息管理系统主要由数据库系统、分析系统、规划和评价系统及决策管理系统等四个主要部分组成。根据重点药材品种的产量、资源蕴藏量、主产区分布及需求量，建立重点中药资源品种的决策系统。系统综合运用计算机模拟技术、多媒体技术和药材生理模型、产量构成模型以及专家经验等，对中药材重点品种的产量、资源蕴藏量、生物学特性、主产区分布及需求量等方面进行全面的展示和表达，系统建立多个数据库，根据其相互关系和生产目标的需要，提供计算机专家咨询服务和智能决策。运用地理信息系统的构建框架和现有的四级地理矢量数据，在上述资源数据库的基础上，建立我国重要中药材地理信息系统，以电子地图的方式实现中药材资源的各级地理区域的直观、形象、生动的双向查询、统计和分析，为全国和各地区药材资源的保护、利用，药材生产的发展和经营决策提供有力的工具。

2. 珍稀濒危药用物种及资源蕴藏量的预警系统

建立珍稀濒危药用物种及资源蕴藏量的预警系统就是对中药资源的种类、数量（产量、蕴藏量）、生态环境的变化和群落的演替规律，以及其他影响中药资源变化的诸多因子（如市场需求、价格因素）情况等作定期或长期观察和切合实际的综合统计与分析，及时预报中药资源的消长变化与市场、价格等因子的关系，为决策部门提供参考。监测的品种主要是市场需求大、资源相对不足的药用物种和资源稀少且易受威胁的药用物种和国家保护的野生药材物种；监测的重点区域为中药资源开发破坏区和保护区，其他区域为一般观测区。中药资源监测系统的功能设计与应用包括：设置中药资源监测数据库、中药资源分布图与遥感图像复合、规划预测与动态仿真、编绘中药资源分布系列图等。

3. 药材基地数据库和网络系统

中药资源监测地理信息系统，不同于传统的信息管理，它将空间数据与属性数据进行综合分析、处理，为中药资源监测体系的建立、规划设计、管理决策提供更丰富的信息，可以提供用户所需的电子报表和电子地图，更好地展示该地区中药资源监测的建立运行，准确地反映各监测区域内社会、经济、生态效益的变化，最终实现计算机化管理。地理信息系统的建立通过空间数据和属性数据及时更新和处理，可随时提供图文并茂的信息，满足各项中药产业经营管理的需要。该系统对涉及生产管理及生态环境、种质资源、栽培管理、收获加工、运输贮藏、质量检测、人员设备、文件管理等各方面的管理措施建立数据表。采用面向对象的程序设计方法，综合应用信息可视化技术、多媒体技术和数据库技术，为规范化药材基地建立一个信息管理平台。对多个基地、多种药材生产管理过程中所产生的信息数据进行及时的采集、输入、处理、查询和输出。这种研究不但在理论上有重要价值，而且可以直接指导生产实践，克服中药材家种的盲目性，为解决目前的泛栽滥种问题，为中药材的栽培和管理提供科学、可靠的依据。

4. 药用植（动）物种质资源数据库及动态管理系统

建立药材资源自然保护区、药用动植物园、药用动植物基因库保存物种及其动态变化的数据库，在资源监测中心和各分布区建立管理系统，以网络化的形式实现我国药用植物种质资源动态变化的监测，为我国中药种质资源的合理保护和有序利用提供依据。

5. 重点药材生产适宜分析和生产基地选址预测系统

建立药材生物学特性数据库，在此基础上利用"生物适生地分析系统"对野生道地药材变为家种的可能区域、适宜种植季节、生产基地的科学选择等重大生产问题进行计算与分析，利用"小气候自动监测系统"对其计算结果的阈值进行确定，以最短的时间得到以县为最小单元的合理区域布局的区域分布图及相关的计算结果，同时进行野生和人工种植的中药材生长发育与气候土壤等生态条件的关系、重要指标、机理和规律的研究。该研究可以直接指导生产实践，克服中药材家种生产的盲目性，解决中药材泛栽滥种问题，为中药材的栽培和管理提供科学、可靠的依据。

上述数据库和管理系统的建立和应用立足于现代的国际和局域网络技术，在全国实现数据的动态交换和在使用权限范围内的合理共享，从而使资源调查的数据更好地为我国国民经济的各行各业服务。

（三）中药资源种质保护体系

1. 进行国家中药资源自然保护区规划

中药资源自然保护区是物种保护的主要方式，通过计划规划设计国家中药资源自然保护区对中药种质资源进行就地保护。如青藏高原中藏药材资源自然保护区；荒漠沙生药用动植物资源自然保护区；北药动植物资源自然保护区；南药药用动植物资源自然保护区等。

2. 建立国家药用植物种质资源收集圃网络系统

根据中药区划，在调研的基础上，并结合我国植物区系特征，对全国进行药用植物种质资源收集圃网络系统的规划，加大药用植物种质资源收集圃或植物园的建设。同时要大力加强对物种的收集力度，使物种的保存数量有所突破。重点依托现有的药用植物专类园，按照生物多样性保护的原则，对常用中药野生种，珍稀濒危药用植物进行重点收集，以药用植物区划的收集圃为中心，对周边的药用植物尤其是草本植物进行广泛收集，同时进行完善的科学记录。

3. 建立国家大型药用动植物基因库

建立国家级大型药用植物（动物）种质基因库和野生转家种、引种栽培研究试验基地，收集、保存并运用现代技术研究药用种质基因，同国内外开展各种形式的合作和多学科交流，促进中药资源保护工作的开展。在国家研究机构设立中药资源保护工程中心，具体负责该项目的实施，由中央和各地专业研究所、大学等共同配合完成。中心建成后，将具有国际一流的技术研究开发能力和水平，可提供世界传统药物资源开发与保护的模式和培训基地，具有良好的运行管理及自我发展能力。

（四）中药资源可持续发展评价指标体系

中药资源系统是资源、生态环境、经济、社会、科技等多方面的复合系统，因此它的评价涉及广泛。可持续发展评价即是对上述特征进行定性和定量的评价。为了更客观地表明可持续发展的程度，必须将中药资源可持续发展目标指标化、定量化、具体化，即用一些可测量的定量指标进行明确的表征，从不同角度反映中药资源可持续发展的情况，并构成指标体系，对中药资源可持续发展水平进行定量分析与评价，从而为国家和中药企业制定中药资源可持续发展政策、法规提供支持。

1. 评价指标体系的构建

评价指标体系为中药资源可持续发展的可持续能力；指标体系包括资源指标、生态环境指标、经济指标、社会科技指标；中药资源可持续发展体系中各指标间相互联系、相互影响、相互制约，形成纵横交错、纷繁复杂的关系。

可持续发展是一个开放且复杂的巨型系统，根据中药资源的现状和特点、可持续发展的原则，从资源、生态环境、经济、社会科技几个方面建立中药资源可持续发展系统的评价指标体系框架；可持续发展评价即对上述特征进行定性或定量的评价。

2. 评价指标体系的评价方法与模型

指标权重的确定采用层次分析法以确定各层指标的权重；对指标体系中的定性指标，可将其分层后按统一分制及正相约定给予赋值，定量化。对于定量指标主要参照一些现有标准和文献对阈值的划分，以及已有的实验数据和统计资料由专家按层次赋值。可持续发展各阶段的评价阈值可设为强可持续发展、一般可持续发展、弱持续性发展、不可持续性发展四个等级。中药资源可持续发展的实现取决于这几个指标之间及其子指标因子之间的相互协作、相互配合和相互促进，采用多指标综合评价方法确定中药资源的可持续发展度，从而对中药资源可持续性进行科学可行评价。

中药资源可持续发展体系的四大组成部分各有侧重又相辅相成，共同构建中药资源可持续发展模式。中药资源可持续发展是总体可持续发展这个大系统中的一个重要的子系统。国家中药资源可持续发展关系到中药的生存与发展，关系到全国中药产业可持续发展，关系到生态平衡、环境保护以及生物多样性保护等多方面，是一项复杂广泛的系统工程。而中药资源可持续发展体系的研究和建立具有重要的现实意义和战略意义。

三、中药资源可持续发展策略

中药资源可持续发展体系的正常运转，依赖于技术性对策和国家产业政策，其核心是系统应具有持续的资源生产能力，以满足社会不断增长的需求，维系供需平衡，资源的可持续发展。下面仅对中药资源可持续发展的技术性对策进行简要概述。

（一）加强现有资源的保护

保护好现存资源是中药资源可持续利用的基础，包括对现存药用生物和矿物资源保护，特别是珍稀濒危生物资源的保护。生物资源包括野生资源和人工家种家养生物的种质资源。濒危物种保护的最重要内容是保护并恢复其种群数量，使数量达到维持其群生存的"安全线"以上。建立自然保护区，改善动、植物栖息环境，建立野生动物饲养场，开展野生植物群落的人工抚育等措施，是药用生物资源保护的重要措施。对中药资源的现状进行调查，研究药用动植物的生物学特性、种群动态规律、繁殖特性，以及种群繁殖更新和人工抚育技术等，探索濒危物种致危的原因，为进行资源保护和恢复提供依据。

（二）推行中药材规模化、规范化生产

现在中药资源的蕴藏量有限，其生物资源的更新能力也有限，资源量远远不能满足日益增长的社会需要。因此，只有大力发展人工资源，不断扩大生产规模，才能从根本

上解决供需矛盾。近几十年来，中药材的野生变家种家养工作取得长足发展，可成功进行种植的药用植物和养殖的药用动物已达200多种，但其种类数量仍不足中药材市场流通量的30%。目前，中药材的人工种植和养殖，规范化生产水平较低，生产技术相对落后，有些关键技术尚未从根本上得到解决，还应加强中药材的野生变家种、家养技术研究，培养高产、优质、抗病能力强、易于栽培或便于人工饲养的新品种，提高中药材规范化规模化生产水平。

种质资源是人工培育优良品种的物质基础，保存并开发利用药用生物种质资源，培育优良品种，是提高药材产量和质量的根本性技术途径，对中药资源可持续发展意义深远。广义的种质资源是指一切可利用的生物遗传资源，或称全部物种资源的总和。狭义的种质资源通常是指某一具体物种，包括栽培品种（类型）、野生种、近缘种和特殊可遗传材料在内的所有可利用的遗传物质的载体。种质资源研究的主要内容包括对品种、类型进行收集、保存、鉴定、评价和应用，以及遗传学基础、物种的起源和演化研究等。

（三）合理开发利用野生药用生物资源

对野生生物资源进行科学利用，不仅可以合理利用现有资源满足社会需求，还能够促进野生资源的自然更新，提高药材的产量和质量，也是实施资源保护的重要方式。在那些生态环境明显退化、野生资源急剧减少的地区，必需实行围栏保护封育和限制采猎，保护生物生长繁殖所需的环境条件，促进其种群的发展和自然更新。要在对野生药用生物资源进行有效保护的前提下，在适当的区域、适当的季节，进行适量的采挖或捕猎，需要制订和执行有关野生资源利用的技术规范，使现存资源的利用和保护管理工作更加科学、规范，以保证野生资源的可持续发展。

（四）加强药用生物资源的替代性研究

供需矛盾突出、价格昂贵的药材多来源于珍稀濒危药用生物资源。该类生物多数存在生物种群数量少、生长周期长、繁殖困难或难以用常规技术规模化生产等问题。利用现代生物技术（包括组织培养、细胞培养、基因工程、细胞工程和微生物发酵工程等）开发新资源是具有巨大潜力的中药资源开发途径，对中药资源可持续发展具有重要意义。加强珍稀濒危药用生物资源的替代性研究，是保障中药资源的持续发展和供给，缓解药材资源紧缺，满足市场需求的重要途径。

资源的有限性和稀缺性决定了人类在利用资源过程中需要不断寻找替代资源以补偿之，如是既可保障资源的有效供给，又可保护珍稀濒危资源的持续发展。近些年来，运用中药资源化学与植物化学分类学的思路和手段，通过对近缘药用生物类群资源性化学成分直接或潜在利用价值的发现，获得替代和补偿性资源。探索构建形成资源－化学－品质－功效－替代性－产品创制等研究技术体系和创新研究模式。

千层塔（蛇足石杉 *Huperzia serrata*）作为抗痴呆药物石杉碱甲（Huperzin A）的原料资源，面临资源短缺的严峻现状。通过对近缘植物类群石杉属植物的系统分析评价，从中发现高含量的资源植物 *H. lolckyeri*、*H. squarrosa* 等可替代和补偿资源。在阐明不同花色牦牛角、水牛角解热镇静等活性物质的基础上，证实其替代犀角、广角、羚羊角的资源可利用价值。

（五）加强药用矿物资源的管理和利用

矿物资源属于非再生资源，用去多少自然界就会减少多少，最终将消耗殆尽。随着现代工业的迅速发展，社会对矿物资源的需求量也迅速加大。据报道，我国每年仅医药行业就要消耗石膏 4580 余吨、滑石 3500 吨、雄黄 930 吨、赭石 560 余吨。对于那些易探、易采的优质矿物，特别是那些古生物类化石、晶体类矿物资源，更应该实施有效保护，减少资源浪费。例如中药材"龙骨"，来源为生活在 1200 万～300 万年前的东方剑齿象、犀牛、三趾马等大型哺乳动物的骨骼或牙齿的化石，20 世纪七八十年代晋西北地区的药材收购站，每年可收购龙骨 10 余万斤，而现在几乎无货可收。山东莱阳县的"桂府滑石"被李时珍称之为佳品。当年盛产滑石的"朱高山"，如今因滑石被采光而易名"光山"。矿物药资源存在位置相对固定，容易被人为破坏，但亦容易实行人工监管。在严格按照国家有关部门制定的计划进行开采的同时，要积极寻找和开发替代品、切实加强矿物资源保护。对那些国内储藏量小的矿物种类，可通过增加进口贸易来满足国内市场需求。

第八章　中药资源评价与管理

长期以来，由于人们缺乏对资源的认识，总认为我国地大物博，植物资源取之不尽、用之不绝。在开发利用自然资源上的片面性和不合理性，导致许多药用资源面临枯竭或处于灭绝的边缘。正确认识资源，对现有资源作出正确、准确的评价，并在评价的基础上进行有效管理是合理利用资源，保障传统中医药事业蓬勃、永续发展，走向世界的重要基础。

第一节　中药资源的评价

中药资源评价是按照一定评价原则或标准对某区域的中药资源进行定性或定量的评定和估价。目的是为中药资源产业进行投入与产出平衡核算，扩大社会再生，加强经济与生态管理，纳入国民经济核算体系，谋求产业更大的社会效益和生态效益。

一、中药资源评价的主要内容和分类、方法

（一）中药资源评价的主要内容

自然资源的评价，系指按照一定的评价原则或依据，对一个区域的自然资源的数量、质量、时空分布、开发利用、治理保护等方面进行的定量或定性评定和估价。中药资源评价的内容包括多个方面，主要包括资源蓄积的数量、资源产品的产与量、资源的可利用和资源的可持续发展等方面。

（二）中药资源评价的分类及方法

中药资源评价工作，一般需要对调查区域的资源状况进行较为系统的综合性评价。除资源调查或普查工作外，有时也需要针对特定目的开展专项资源评价工作。例如，为建立珍稀濒危药用生物的保护区或制定相关保护政策，而开展的种群濒危程度及生存状况等方面的评估；为制定某些中药资源开发利用规划或管理政策措施，对资源的经济性和可持续利用性进行的评估等。根据评价对象、任务和目的的不同，中药资源评价可分为以下几类：

1. 根据评价区域范围，可以分为全国性和地区性资源（调查）评价，或为特定区

域开发利用、生物保护等工作而开展的区域性资源评价。

2. 根据评价对象，可以分为单独资源（药材）的专项评价与多种资源同时进行的综合评价。

3. 根据评价目的，可以分为珍稀濒危生物资源保护区建设等专业性评价，或以资源开发利用为目的的生产性评价。

中药资源评价的方法，目前基本处于定性分析阶段，定量评价的方法目前尚不成熟，可以借鉴土地、农业和旅游等行业初步建立的资源定量评价方法，逐步建立适宜中药资源特点的评价方法和指标体系。

二、中药资源的数量和品质评价

（一）中药资源的数量评价

中药资源的数量，系指在一定社会经济技术条件下，能够被人类开发利用的各种中药资源的多少。它是中药资源丰富程度的量化指标，可以反映中药资源的有限性、稀缺性和时间性。中药资源的种类、数量及其蕴藏量或储量等数量特征是正确评价中药资源开发价值的重要依据。药用生物资源的数量评价，可以分为生物种群的数量和药用部分的蕴藏量（或药材产量）两方面；药用矿物资源的数量评价，包括探明储量、可采储量和远景储量等。药用生物资源的生物种类、种群数量、分布面积、分布密度、种群的年龄和性别结构，与药材的蕴藏量都有密切关系，都是资源数量评价的重要指标。药用生物资源的数量评价，主要是通过对其种群的分布面积及特征、生物数量与蕴藏量，以及种群的年龄和性别结构等进行分析，对资源的可利用数量和生产潜力等实施评估和分级。中药资源的数量评价可以采用定性和定量两种评价方法。定量评价方法，是在对调查资料进行统计分析的基础上，依据相应的评价指标体系和量化标准，依据规定的量化评价计算方法（公式），计算评价指标的等级和分值，再根据相应标准评判资源的优劣等级。定性评价方法，一般是在对调查资料进行统计后直接与既定标准或对象进行比较，做出好与差，高与低的定性评判结论。评价地区资源数量大（种类多、蕴藏量大、药材产量高），说明资源的品位高，药材生产潜力大，可利用性和经济性也高。

1. 药用生物资源的数量评价指标

用于药用生物资源数量评价的指标主要有 4 类，即生物种类数量、生物个体数量、资源蕴藏量（可细化为资源生物量和药材蓄积量）和药材产量。生物种类数量，系指某地区拥有多少种药用生物，用以说明资源丰富的程度；生物个体数量，系指某地区某种药用生物个体数量的总和（也可用某地区所有药用生物种类个体总的数量表示）；资源蕴藏量，系指某地区某种药用生物或某种药材自然蓄积下来的物质总量（也可用某地区所有药用生物种类的物质总量表示），在泛指生物物质总量的情况下，可以用生物学概念——生物量（biomass）来表示，在特指药材总量时，可以用药材蓄积量表示；药材产量，系指某地区某种药材单位面积可采收获得药材的数量，一般用单位面积可获得的合格药材的重量来表示（也可用某地区所有药用种类单位面积产量表示）。药用生物的生物量，包括药用部分和非药用部分，为调查区域内所有生物个体干物质总和；药材蓄积量，仅为可用于生产药材的器官或组织部分的生物量。

2. 资源数量评价的其他相关指标

资源数量是一个动态指标，可随环境条件及人工采收等情况而不断变化。药用生物资源的数量，既受生物自身因素的限制，又受环境因素的影响，人为活动也会带来难以想象的干扰结果。药用生物的种群密度、年龄结构及性别结构等种群特征与资源的蕴藏量和药材产量紧密相关，一定程度上能够反映资源的生产潜力和可持续性。种群的年龄结构，系指种群中各年龄级个体数量之间所占的比例。只有达到某一年龄阶段的药用生物才具有药材生产的能力，按照种群中不同年龄个体数量所占比例可绘成种群年龄金字塔，由其形态可以评判种群的发展动向，说明评价地区资源的未来可利用量的发展动态等，一些药物只有雄性或雌性个体才能生产某种药材，利用种群个体的性别比例关系，不仅可以评判种群的繁殖能力，还可推断资源数量的动态变化，评价资源的可利用量和可用性。

（二）中药资源的品质评价

中药资源品质评价的最基本指标，一般分为药材商品性状和内在化学成分特征两个方面。另外，药材的道地性也可以作为中药资源质量评价的一个间接指标，因为产地环境对药材质量形成具有重要作用，可作为资源品质生产潜力的评价指标。

1. 药材商品性状评价

药材的商品性状（commodity character），主要是指所产药材的外观形状、颜色、断面以及外形尺寸的大小等。一般情况下，外观性状符合自然生长状况，尺寸大小符合成熟药材的标准；较大规格的药材商品等级较高。常用的方法，依据相应的药材商品规格标准对调查资料进行分级，统计各等级药材的占有率，等级越高的药材比例越大，说明资源的质量越好。比较不同评价对象所产各种规格等级药材所占的比例，就可以做出质量优劣的定性评价。20世纪80年代，我国制定了76种中药材的商品规格标准，可作为药材质量性状的评判标准。对于没有商品规格质量标准的药材种类，可以参照市场认可的外形尺寸和性状等标准制定专用质量评价标准体系。

2. 药材质量的化学成分评价

药材内在生物活性成分含量的高低，在很大程度上可以代表中药资源品质的优劣，可作为资源质量评价的重要标准。依据药材化学成分种类组成及其含量高低对药材质量进行的定性和定量评价，已经成为药材质量评价的常规方法。另外，采用生物学和药效学等方法对药材质量进行评价的研究成果，也可以作为开发中药资源质量评价的新方法。

3. 矿物类药材的质量评价

包括多项内容，如含矿率、所含有害杂质及有益伴生矿物等，矿层厚度、矿床埋藏深度、可用的开采方式、水文地质状况等，也属矿产资源质量评价的内容。矿物药材主要由无机化合物组成，很少为单质，仅琥珀的主要组成是有机化合物，其质量与化学成分、晶体结构、物理性质等密切相关。

三、中药资源的效益评价

中药资源的效益评价主要包括生态效益评价、经济效益评价和社会效益评价。

(一) 中药资源的生态效益评价

中药资源的生态效益评价是指对包含有药用生物的自然资源整体所产生的生态作用予以评价。包括评价资源生物维护生态平衡的价值，预测中药资源开发后可能产生的生态变化等。

1. 中药资源的生物多样性评价

中国是世界上生物多样性最丰富的国家之一。地跨热带、亚热带、温带、寒温带，自然环境条件复杂多样，药用植物资源储量丰富、种类繁多。

(1) 生物多样性的概念

生物多样性（biodiversity，biological diversity） 是指生物及其与环境形成的生态复合体以及与此相关的各种生态过程的总和，包括数以百万计的动物、植物、微生物和它们所拥有的基因，以及它们与生存环境形成的复杂的生态系统。生物多样性是一个内涵十分广泛的重要概念，包括多个层次和水平。即遗传多样性、物种多样性、生态系统多样性及景观多样性。

遗传多样性 其广义概念是指地球上所有生物携带的遗传信息的总和。狭义的概念主要是指种内或群体内不同个体的遗传变异总和。如种植作物大都有多个品种，拥有异常丰富的遗传多样性。

物种多样性 指物种水平上的多样性。所谓物种是指一类遗传特征十分相似、能够交配繁殖出有繁育后代能力的有机体。据科学家的估计地球表面动物、植物、微生物的物种数量，约有 500 万～3000 万种。一般讲生物多样性主要指这个层次的多样性。

生态系统多样性 指在特定区域内多种多样的生态系统。生态系统由植物群落、动物群落、微生物群落及其栖息地环境的非生命因子（光、空气、水、土壤等）所组成。群落内部、群落之间以及与栖息环境之间存在着极其复杂的相互关系，主要的生态过程包括能量流动、水分循环、养分循环、土壤形成、生物之间的相互关系，如竞争、捕食、共存、寄生等。

景观多样性 指在特定区域内景观的多样化，如农业景观、森林景观、草地景观、荒漠景观、城市景观，果园景观等。景观指由一组重复出现的、具有相互影响的生态系统组成的异质性陆地区域。景观的结构、功能和动态是景观三个最主要的结构属性，且会对功能产生重要影响。

(2) 生物多样性的测度 生物多样性的测度主要是指对生物群落内物种多样性的测度，生物种的多样性指数是生物群落中种类与个体数的比值。常用的测度方法通常有3种：

物种丰富度指数（D） 物种丰富度指数有 4 种：

$$D_{gl} = S/\ln A \qquad \text{(Gleason，1992)}$$
$$D_{ma} = (S-1)/\ln N \qquad \text{(Margalef，1958)}$$
$$D_{me} = S/N^{1/N} \qquad \text{(Menhiniek，1964)}$$
$$D_{mo} = S/N \qquad \text{(Monk，1956)}$$

式中，D 指物种数目随样方增大而增大的速率；S 为物种数目；N 为所有物种的个体数之和；A 为样方面积。

Simpson 指数（D）　又称优势度指数

$$D = 1 - \sum Pi^2 = 1 - \sum (n_i/N)^2$$

式中，Pi 为第 i 物种被抽中的概率；n_i 为第 i 个种的个体数；N 是样方内所有个体数。

Shannon – Wiener 指数（H）

$$H = -\sum (n_i/N)/\log(n_i/N) = -\sum Pi\log Pi$$

式中，n_i、N 表示的意义同上。

（3）生物多样性的价值　生物多样性是地球上生命经过几十亿年发展进化的结果，是人类赖以生存的物质基础，生物多样性的价值体现在以下三个方面：

①直接经济价值　生物多样性的直接价值体现在人类从生物多样性中直接得到了所需的全部食品、许多药物和工业原料。物种为人类提供了食物的来源，作为人类基本食物的农作物、家禽和家畜等均源自野生型。野生物种是培育新品种不可缺少的原材料，特别是随着近代遗传工程的兴起和发展，物种的保存有着更深远的意义。物种是多种药物的来源，随着医学研究的深入，越来越多的物种被发现可作药用。物种资源能提供大量的工业原料，如自然界的动植物能提供给人类所需的皮毛、皮革、纤维、油料、香料、胶脂等各种原料。

②间接经济价值　生物多样性的间接价值主要体现在维持生态平衡和稳定环境上，具体表现为：固定太阳能、调节水文、防止水土流失、调节气候、吸收分解污染物、贮存营养元素、促进养分循环和维持物种进化过程等，又如丰富而奇异的生物世界促进了仿生学的发展。生物多样性是维持生态系统相对平衡的必要条件，某些物种的消亡可能引起整个系统失衡甚至崩溃。许多目前认为无足轻重的物种，可能有着潜在的重要价值。

③伦理价值　生物多样性的伦理价值主要指精神和美学价值。多样化的生物是人类共同的资源，多样化的生物中蕴含着丰富的遗传基因、物种，构成复杂的生态系统和景观。生物多样性的合理开发和利用涉及人类现在和未来的方方面面，如野生资源的保育和生物多样性的可持续利用，这些将影响到子孙后代。生物多样性的伦理价值是当前社会经济发展必须考虑的重要课题。尽管我国药用植物资源储量丰富、种类繁多，但是长期的无序管理和过度开发，导致很多资源的浪费和物种濒危，这是一种愧对先人和后代子孙的行为。

2. 中药资源的生态功能评价

药用生物不仅可以作为药材用于保健或治病，药用生物本身在生态系统中也发挥重要的生态功能。药用植物长期适应外界环境形成了一定的生活形态，它可能是乔木、灌木、藤本、草本、蕨类、苔藓、地衣和藻类等，在陆地和海洋生态系统中与其他生物一起构成了复杂的生物群落，参与了生态系统不断进行的物质循环、能量流动和信息联系，药用植物也是生态系统的重要组成要素，虽然药用植物在空间分布上很难形成单一的乔木层、灌木层、草本层或苔藓层，但它们对群落的建成、维持群落结构的稳定极为重要，其生态功能主要体现在以下几方面：

（1）防风固沙，保持水土　药用的乔木、灌木、草本植物等能够增加土壤中的水分和地下水，涵养水源，防风固沙，通过林冠的截留，可减少降水的冲蚀力，从而减少对土壤的侵蚀，延缓地表径流过程，减少水土流失。近年来，我国在防沙、治沙方面投入了大量财力、人力、物力，采取了一系列保持水土、恢复和修复环境的有力措施，退耕还林，退耕还草，控制无节制用水等，都起到了很好的效果。

（2）减少污染，净化环境　和其他植物一样，药用植物通过光合作用吸收二氧化碳，释放氧气，维持大气中的碳氧平衡。在污染环境条件下生长的药用植物也能不同程度地拦截、吸收和富集污染物质，在净化大气、净化水质、消除噪声等环保方面作用也十分显著，此外，药用植物可以通过叶片吸收大气中的有毒物质，减少大气中的有毒物质含量；同时，还能使某些毒物在体内分解、转化为无毒物质，自行降解。例如，二氧化硫进入植物叶片后形成亚硫酸和亚硫酸根离子（毒性很强），亚硫酸根离子能被植物本身氧化，并转变为毒性相对较小的硫酸根离子。这样植物就能自己降解毒物，避免受害。许多药用植物能够挥发、分泌多种杀菌素，可杀死众多空气中的病菌。对大气中的灰尘有阻挡、过滤和吸收的作用，可减少空气中的粉尘和尘埃。

（3）利用气候条件，改善群落生态　药用植物中的乔木由于冠层密集，使林内获得的太阳能辐射减少，空气湿度增大，林外热空气不易传导至体内；到夜间，林冠又起到保温作用。因此森林内昼夜之间及冬夏之间温差减小，林内地表蒸发比无林地显著减小，林地土壤中水分含量多，可保持较多的林木蒸腾和地面蒸发的水汽，乔木层下的灌木层和草本层则进一步吸收林内的透射光和散射光，充分利用林内的光、水、热等资源，林下套种药用植物也是人们模拟野生药用植物生产的重要途径。由于植物的蒸腾作用，对自然界水分循环和改善气候都有重要作用，森林每天从地下吸收大量水，再通过树木树叶的蒸发，回到大气中，因而森林上空水蒸气含量要比无林地区上空多，同时水变成水蒸气要吸收一定的热量，所以在大面积的森林上空，空气湿润，容易成云致雨，增加地域性降水量。栽培药用植物，具有保持水土，防风固沙作用，实际上也改变了栽培地的生态条件和群落小气候。

3. 药用生物的初级生产评价

初级生产是指植物光合作用积累物质和能量的过程，是反映生态系统内物质循环和能量流动的一个综合指标。初级生产量通常指固定的太阳能或所制造的有机物质。在初级生产过程中，植物固定的能量有一部分被植物自己的呼吸消耗，剩下的可用于植物生长和生殖的这部分生长量称为净初生产量（亦称为第一性生产量）。净初级生产量通常用每年每平方米所固定的能量值表示。初级生产积累能量或有机物质的速率，称为初级生产力。初级生产力是对生态系统进行生态学评价的重要指标之一。不同类型生态系统的初级生产力差异较大，初级生产力的分配受地球上生态环境的制约，并随着生态系统的发育年龄、群落演替而改变，还受动物的捕食作用影响。陆地生态系统净初级生产量的测定方法通常采用收获量测定法。即定期收获植被，干燥至恒重，然后以每年每平方米所生产的有机物质干重表示。取样测定植被干物质的热值，可将生物量转换为能量。为了使测定结果精确，要在整个生长季中多次取样，并测定各个物种所占的比重，然后进行测定，有时只测定植物的地上部分，有时还需测定地下部分。

（二）中药资源的经济效益评价

中药资源经济效益评价是一个信息收集与分析的过程，有助于避免对中药资源不利的开发项目。经济效益评价寻求对中药资源影响进行定性的确认与评估，并在可行的情况下加以量化，其目的主要有二，其一是完善经济开发和中药资源保护投资的可行性分析；其二是为制定政策、实施中药资源管理提供决策依据。

要对中药资源进行经济效益评价，首先必须了解中药资源的价值含义，在此基础上，才有可能对社会经济活动的价值给予充分评价。

1. 中药资源的总经济价值

为了有别于传统的忽视环境资源价值的理论和方法，经济学家对资源的价值进行了重新界定，并把资源的价值称为总经济价值（total economic value，TEV）。中药资源的总经济价值分为两个部分：①使用价值（use value，UV）；②非使用价值（non use value，NUV）。

使用价值又可以分为直接使用价值、间接使用价值和选择价值。所谓使用价值是指当某一物品被使用或消费的时候，满足人们某种需要或偏好的能力。直接使用价值是由中药资源对目前的生产或消费的直接贡献来决定的；间接使用价值包括从中药资源所提供的用途来支持目前的生产和消费活动的各种功能中获得的效益，间接使用价值类似于生态学中的生态服务功能。以药材为例，水域保护、减少空气污染、小气候调节等都属于间接使用价值范畴，这虽然不直接进入生产消费过程，但却为生产和消费的正常进行提供了必要条件。

上面的两种价值都是传统经济学所一致认定的经济价值。现在，把对中药资源使用的选择考虑进来，这就是经济学家们所称的选择价值。

选择价值又称期权价值，任何一种资源都可能具有选择价值。在利用药用植物资源的时候，并不希望它的功能很快被消耗殆尽，也许会设想在未来的某一天，该资源的使用价值会更大，或者由于一些不可预见的原因，可能现在利用了这一资源，将来可能就不会获得该资源。因此，有必要对其做出选择，选择价值同人们愿意保护药用植物资源以备未来之用的支付愿望的数值有关，其出现取决于药用植物资源供应和需求的不确定性，并且依赖于消费者对风险的态度。因此，选择价值相当于消费者为一个利用的资产所愿意支付的保险金，仅仅是为了避免在将来失去它的风险。

非使用价值则相当于生态学家所认为的某种物品的内在属性，它与人们是否使用它没有关系。从某种意义上说，存在价值是非使用价值的一种最主要的形式，是指从仅仅知道这个资产存在的满意中获得，尽管没有要使用它的意图，但是人们对药用植物资源价值的一种道德上的评判，包括人类对其他物种的同情和关注。由于绝大多数人对资源的存在具有支付意愿，所以经济学家认为人们对药用植物资源存在意义的支付意愿就是存在价值的基础，随着环境意识和资源利用意识的提高，存在价值被认为是总经济价值中的一个重要组成部分。

2. 中药资源经济效益评价程序与步骤

目前，社会各界对中药资源经济效益评价重要性的认识程度越来越高，其在国民经济社会发展中的应用也越来越广泛。经济效益评价工作要做到科学合理，必须按一定的程序进行，一般来说，其正常程序步骤是：

（1）**明确评价对象系统和评价目的**　要进行评价，首先必须明确评价什么，即把药用植物资源作为评价的对象系统。对于评价系统在评价开始前，要确定出评价的目的，即评价出的结果干什么用，不同的评价目的，所选用的指标体系不一样，只有目标明确，才有针对性，这是评价前的一项基础性的工作。

（2）**明确评价系统的主要属性**　要运用系统论的观点和系统分析方法，通过对评价对象系统进行系统分析，搞清楚评价对象系统所包括的范围、内涵、外延及其构成要素，对评价系统的现象、本质问题进行研究，从而明确评价系统的主要属性，对其结构有清晰的认识，进而为选择评价指标，建立评价指标体系奠定良好基础。

（3）**建立评价指标体系**　首先需要明确选取评价指标的指导思想和应遵循的基本原则，在此基础上，根据评价的目的及其主要属性，将评价对象系统的评价总目标进一步分析分解成不同的分目标、准则，然后采用定性与定量分析相结合的方法选择具体的评价指标，最终得到一个能够反映评价对象系统本质的递价层次结构体系，即评价指标体系。

（4）**确定评价指标权重**　从实际应用的角度看，采用德尔菲法与客观赋权法相结合的方法，确定指标权重，是目前评价中一种最为理想的方法，在这里不多做介绍。

（5）**对评价指标进行无量纲化处理**　无量纲化处理，即对评价指标数值的标准化、正规化处理，它是通过一定的数学变换来消除原始指标量纲影响的方法。对指标进行无量纲化处理，从数学的角度讲，就是要确定指标评价价值依赖于指标实际价值的一种函数关系式。目前处理的方法很多，从几何的角度可以归结为3类，即直线型无量纲化方法、折线型无量纲化方法和曲线无量纲化方法，具体应用哪种方法最为合适，需要根据评价对象系统的特点和评价条件而定。

（6）**建立综合评价模型**　选择不同的方法建立相应的综合评价模型，将指标值或无量纲化处理后的量化值代入相应的模型，即得出综合评价结果。

（7）**评价结果分析**　依据各个指数的计算结果可进行综合评价结果的分析，通过分析，可知评价对象所处的实际水平，将各个评价对象按其指数的大小进行排序，则可以明显比较出各个评价对象之间的前后顺序。

（8）**作出评价结论**　根据评价结果，作出综合评价结论，即明确评价对象在评价目的方面的排列顺序或有关目标的差距，并根据统计分析的结果，找出评价对象系统中目前存在的问题和薄弱环节，分析问题产生的原因，进而有针对性地提出相应的扬长避短的对策措施。

3. 中药资源的经济效益评价方法

中药资源经济效益评价主要集中于中药资源的开发、补偿和市场营销。中药资源经济学评价方法主要有 4 种：最小成本分析、成本效果分析、成本效用分析和成本效益分析。4 种方法的主要区别见下表。

表 8 - 1　药用植物资源的主要经济效益评价方法

方　法	成　本	结　果
最小成本分析	货币值	结果相同
成本效果分析	货币值	自然单位（健康结果、存活年数）
成本效用分析	货币值	生存质量（效用值、QALY）
成本效益分析	货币值	将健康结果换算成货币值

中药资源的主要经济学评价方法除了成本效果、成本效用和成本效益的分析方法外，还有效益风险分析（benefit - risk analysis，BRA）。因为中药资源经济学分析的关键是比较药用生物开发的效益（benefit）和风险（risk）。所有药用生物开发利用都要证明其有效性和安全性。但可以说没有一种药用生物的开发是绝对安全的，总可能会有一些副作用。如果其效益远远高于风险，监督部门就会认为该资源是安全的。

除此之外，在评价过程中，还需要对其商业机遇的市场结构进行模拟分析，目前是研究药用生物开发利用后可能对市场格局的影响，并应用模型模拟分析来评价商业机遇。内容包括目前和预测的市场大小、潜在市场、中药资源开发单位成本、资源配置及其定价。

目前对中药资源开发进行成本－效益分析，可以分解为 3 个步骤：一是识别开发的成本和效益；二是把未来的成本与效益贴现为现值；三是对经过贴现的成本和效益进行对比。

（三）中药资源的社会效益评价

多样性的药用生物资源与其他生物一起组成结构复杂多样的生态系统，孕育了各具特色的药用生物，发挥了巨大的社会效益。主要表现在：丰富的药用生物资源为社会提供了大量的药用生物，也为药用生物的科学研究提供了雄厚的物质基础；天然药物的开发利用促进了医药产业的发展，进而促进农业产业结构的调整，促进经济增长，增加就业机会，稳定社会秩序；建立区域特色的药用生物栽（养）殖基地，形成特色的人文和自然景观，为文化、生态旅游和弘扬中华文化奠定基础。

1. 提供大量的天然药物

我国是世界天然药物丰富的原料基地，种类众多的药用植物为社会提供了大量的天然药物，随着世界各国对天然药物提取物兴趣的增加，我国已成为世界最大的天然药物提取物出口国。药用生物等提供的中药因其疗效稳定，毒副作用小，逐渐被世界人民所接受，它对世界医药发展的贡献逐渐增大。特别是近年来，随着化学的发展及西药理论的引进，中药的活性成分得以提取和明确，使中药在医药行业中的应用逐渐深入，也开拓了其在日用品、保健品、食品等方面的应用。此外，植（动）物中许多具有良好功效的新药物不断被发现，药用生物资源也成为新药开发的重要来源。但这种需求的剧增造成我国部分特产资源迅速枯竭，有的甚至濒临灭绝，如贯叶连翘、冬虫夏草、千层塔等。

2. 促进规范化栽（养）殖管理技术体系的形成

药用生物资源是医药产业的原料，对其品质有着特殊而严格的要求。而当前我国人工栽培药用植物或养殖的药用动物，所采用的单一种植（养殖）模式，易造成生态的失衡，引发病虫害的发生，同时由于近年来环境污染的加剧，造成一些药材基地环境的污染，导致药材中有毒物质的含量严重超标，这些都严重影响了药用资源的产量与品质。药材的生产形势迫切要求对药用资源进行 GAP 认证，促进种植、栽培、生产和加工、贮存的标准化进程和相应 SOP 管理体系的制定。通过对资源的研究，变野生资源为家种（养），对濒危、珍稀药用生物资源，运用野生抚育和现代生物技术相结合的方法，实现资源的可持续发展，为我国中药资源综合利用开拓新的途径，增加产品在市场中的竞争力，有力地促进中药产业的发展。

3. 促进区域农业产业结构调整

根据区域药用生物资源特色，发展药用植物种植业和药用动物养殖业，实现中药材产业化，不仅可以增加农民的人均收入，以中药产业改造传统农（牧）业，替代传统农（牧）业经营模式，还可以促进产业的结构调整，改善农（牧）业结构，提高单位土地产值，实现农（牧）业总产值大幅度提高。通过对药用植（动）物资源的研究，进行栽培（养殖）技术培训，将加快实现农（牧）业现代化的步伐，使以自然经济为主的传统农（牧）业向依靠科技进步的现代农（牧）业转变。

4. 发展以特色药用生物种植或养殖，带动健康医药产业发展

随着社会发展，物质文化水平的提高，人们愈来愈要求更多地接触大自然，获得娱乐和休养，从而缓和紧张的工作心情，调节生活节奏，丰富生活内容，促进身心健康。当今世界自然风光旅游是其中的一项重要内容，森林造就了山清水秀的自然景观。人们在森林中可以敞开情怀，尽情地享受与领略苍松翠竹的原始美、自然美。百花盛开的药用植物园也是人们旅游休养的好去处。美丽的药用植物园景观，具有极高的审美价值，也是文学、摄影、绘画、电视、电影的创作源泉，观后给人们以美的享受，不但丰富的人类的物质文化生活，也陶冶了情操。药用植物能产生大量植物杀菌素，对于循环系统的各种疾病具有医疗保健作用。因此，景观旅游所产生的社会效益将是非常巨大的。

5. 积极发展具有特色的中医药传统文化

中国是世界上药用生物种类最多的国家，应用历史悠久。早在 2600 多年前，《诗经》已记载有枣、桃、梅的栽培，既供果用，又可入药。汉武帝时就建立了引种园，种有红花、大蒜、安石榴等。北魏贾思勰著的《齐民要术》中记述了地黄、吴茱萸、栀、姜和红花等的栽培方法。唐宋时期栽培技术得到了空前发展，如宋代《经史证类备急本草》中，收集了 1892 种药物，均记述有完整的药用植物栽培技术。明代李时珍著《本草纲目》中记述了荆芥、麦冬和乌头等180种药用植物栽培方法，明朝王象晋著《群芳谱》（1621种）、清代徐光启著《农政全书》（163种）、陈扶播著《花镜》（168种）、吴其浚著《植物名实图考》（184种）对药用植物栽培均有论述。可见，中医药历史悠久，源远流长，地道药材产区地方传统文化对人的思想起着潜移默化的影响，形成了独特的文化，中医药已成为中国民族文化的瑰宝，带有浓郁的民族色彩和文化底蕴，成为进行爱国主义教育的好材料。

（四）中药资源利用潜力的综合评价

中药资源利用潜力的综合评价是一个非常复杂的问题。一般可分为经验判断法、极限条件法和定量评价法。

经验判断法是评价者根据中药资源调查资料和多年经验，判断中药资源潜力等级。该法的优点在于简便易行，可以考虑某些非数量因子及变化情况。缺点是主观性较大，不易进行横向比较。

极限条件法是将药用植物资源利用潜力评价的最低指标作为标准的一种方法。例如，某种资源植物虽然在经济价值、生态幅、再生能力、活性成分含量等方面都被评为一级开发目标，但是总储量较小，就被评为三级，综合评价也为三级。此法在逻辑上有一定的合理性，方法也简单，易掌握，但在多数情况下，因未能考虑人工栽培等因素，而综合评价结果较悲观。

定量评价法是采用数学分析手段对中药资源开发利用潜力进行评价，此法在上述两种方法的基础上，综合考虑问题，并具有一定的数量化标准，由于减少了主观性而受到重视，主要包括累加体系、乘积体系、模糊综合评价和聚类分析等。其中常用的方法为累加体系即指数和法。该方法是在分析中药资源自然和经济特点的基础上，选择评价项目，并对第一个被评价中药资源进行指标评价，分成等级分，把等级分相加的和作为每种被评价中药资源可利用潜力的估计值。下面以张朝芳（1984）对野生药用植物资源利用前景评价为例，介绍此法的应用。

影响药用植物利用前景的因素很多，在大量调查研究基础上，将生境、再生能力、频度、多度与利用程度5项作为评价因素，然后，各项因素分成3个等级分。每个植物在5个项目中的等级分相加，作为野生药用植物利用前景的估计值。

表8-2　评价项目划分等级标准（张朝芳，1984）

要　素	等　级
生境（H） （对生境的要求或生态幅度）	1. 对生境的要求严格，即生态幅度极窄 2. 对生境有一定要求，但不严格，即生态幅度较宽 3. 对生境无甚要求，即生态幅度宽
再行能力（R） （再生能力强弱及生长势）	1. 生长十分缓慢的小型植物或稀有植物 2. 生长一般的小型植物、中型植物 3. 生长迅速的大中型植物

要　素	等　级
频度（F） （在一个自然或行政区域内调查时根据见到次数评定）	1. 稀有植物 2. 常见到，但不出现在整个调查区域 3. 调查区域内的随遇群
多度（A） （在一个自然或行政区域内调查时根据见到数量评定）	1. 个体数量稀少，个体小 2. 个体数少，但个体大或个体数多，个体小 3. 个体数多，个体又大
利用程度（U） （在一个自然或行政区域内对某一植物利用状况的评定）	1. 大量被用作药用或供其他用途 2. 利用不多，用量大；利用得多，用量小 3. 极少供药用或其他用途

表 8-3　浙江省部分药用蕨类植物的可利用估计值（张朝芳，1984）

序号	种名	生境（H）	再生（R）	频度（F）	多度（A）	利用程度（U）	可利用量估计值（V）
1	蛇足石杉	3	1	3	1	1	9
2	闽浙马尾杉	1	1	2	1	1	6
3	石松	2	2	2	2	1	9
4	扁枝石松	1	2	1	1	2	7
5	灯笼草	3	3	3	3	2	14
6	藤石松	3	3		1	1	9
7	细毛卷柏	3	2	2	2	2	11
8	薄叶卷柏	3	2	1	1	2	9
9	深绿卷柏	3	2	2	2	2	11
10	异穗卷柏	2	2	2	1	2	9
11	兖州卷柏	3	2	2	1	1	8
12	细叶卷柏	2	1	1	1	3	8
13	江南柏	3	3	3	3	1	13
14	伏地卷柏	2	1	2	1	2	8
15	卷柏	2	2	2	2	1	9
16	翠云草	3	3	2	2	1	11
17	问荆	2	2	1	1	2	8
18	笔管草	3	3	2	2	1	11
19	节节草	3	3	3	2	1	12
20	松叶蕨	1	2		1	1	7
21	华东小阴地蕨	3	2	1	1	1	8

　　以上评价方法即属累加体系的指数和法。这种方法获得的结果，除了能为大量的资源生物利用估计量值排列出开发利用和保护等级序列外，还可为建立生物资源档案提供有益的信息。简单易行，效果比较明显。由于该方法对参评项目同等看待，未对其重要程度加以区别，因此，难免出现评价结果不尽如人意的问题。为此，应根据参评项目对评价影响程度的大小分配以相应的权重系数，而后再对某资源生物的诸评价项目求和。权重系数可以根据经验人为确定，亦可运用数学方法求取。这样得到的评价结果就会更加客观合理。

表 8 - 4　药用蕨类植物开发利用潜力及管理意见

等　　级	可利用估量值	利用管理意见
第一类	≤8	严加保护，保存种源
第二类	9～11	予以控制，酌量利用
第三类	≥12	可供开发利用

第二节　中药资源的管理

　　中药资源管理是指为了合理、科学地开发利用和保护中药资源所采取的行政、经济、法制和技术（包括生态学）途径和手段。作为资源管理者应掌握和运用管理学、经济学、政策学以及心理学等学科的基本原理，针对中药资源及其产品的生产、开发、保护、加工、流通等各领域实施科学管理。中药资源管理是一个受国家经济管理体制制约的工作，必须与中国的社会实际情况相适应。中药资源范围很广，从其自然属性看，包括动物、植物、菌物、矿物；从其生产形式看，它可归属于农、林、牧、副、渔、矿产等行业；从其产权管理看，有国营（林场，牧场）、集体所有、个体私有等。在资源产品流通方面，有农贸市场、地区药材市场、订单农业及外贸等。目前中药资源管理是一个十分薄弱的环节，管理制度不健全，人力有限，管理水平较低。

一、中药资源管理的基本内容

　　中药资源属于自然资源的范畴，是中药产业的物质基础，其管理涉及自然资源、中药材生产和流通、中药资源的研究开发和综合利用、信息和知识产权等多个领域。其管理涉及政府部门、科研机构、企业和行业协会等社会各个方面。

（一）中药资源管理的相关部门

　　药用生物和药用矿物均属于自然资源的组成部分，与其他自然资源一起存在并构成各种自然（生态）系统。草原、森林、荒坡、农田和水系生态系统是药用生物资源存在的主要自然系统，药用矿物绝大部分和其他矿藏共存。作为自然资源的构成部分，其自然状态下的保护、管理和开发利用，除中医药管理部门对其实施的行业性管理外，同时受到自然资源管理的相关部门的直接或间接管理。主要包括草原、林业、水产、矿业、环保等多个政府管理部门及其相关单位。例如，野生甘草的采挖，需要得到草原管理部门的批准，其运输也需要相关管理机构的批准；木本药材的采收，需经林业部门批准。一般以省（市、自治区）为一个独立管辖的区域范围，按照其地方法规有关规定执行。

（二）中药资源保护的管理

中药资源的保护也是中药资源管理的重要工作，与自然资源和生态环境的保护密切相关。为了保护自然资源和生态环境，国际上和我国相继制定了一系列相关的法律与条例，并付诸实施。我国在中药资源的监测、中药材市场和资源管理、药用生物野生转家种（家养）、建立药用生物自然保护区等方面做了大量的工作，在保护和管理中药资源的工作中取得了一定的成效。自然保护区的建设和管理与中药资源管理工作密不可分，自然保护区的建立对保护中药资源，防止药用生物物种灭绝具有重大作用。

各级地方政府在中药资源的管理方面也做了大量工作。例如，为了扭转野生甘草资源迅速下降的局面，新疆维吾尔自治区人民政府通过了《新疆维吾尔自治区甘草资源保护管理暂行规定》，做出了调整甘草制品生产厂家并限制生产总量，控制出口及调出药材数量，实行出疆许可证制度，征收甘草资源费，鼓励种植甘草等重要举措。广西壮族自治区人民政府为了加强中药资源保护，先后批转区医药局、林业厅《关于加强药用资源保护工作的通知》和《关于加强龙血树资源保护的通知》，在安息香、石斛类、鸡血藤、麝、穿山甲、蛤蚧等珍贵药材比较集中分布的 18 个自然保护区，实施严禁开展药材采集、狩猎、开荒种地等活动。四川省麝香产量约占全国的 50% 左右，为保护林麝资源，该省划出林麝保护区和轮猎区，进行有计划的采香和资源保护。

（三）中药材生产的管理

中药材的生产活动，包括野生资源的抚育（采集）利用，药用植物的种植和药用动物的养殖，药材的采收和产地初加工及仓储管理等环节。这些生产活动属于多个行业或领域，分别受到多个部门的管理，野生资源的采集（抚育）受到草原、森林、矿藏等相关部门的管理，中药材种植、养殖和采收及产地加工受到农业等部门的管理，中药材的质量监督管理归医药部门监督管理。濒危野生动物的养殖，需要经过国家野生动物保护管理部门的审批。国家药品监督管理局 2002 年颁发的《中药材生产质量管理规范》（试行）是针对中药材生产制定的专项管理规定。

中药材的野生转家种家养工作，受到国家多个部门的鼓励和支持，从广义来讲也应划归中药资源管理的范畴。国家多个与医药相关的部门共同制定的中医药发展规划中都对这一工作给予了高度重视，有不少部门独立或联合发文支持其产业的发展及关键技术研究工作。

（四）中药资源动态监督管理

根据中药资源调查和动态监督资料建立中药资源预警系统，是未来中药资源管理的一项工作内容。动态监督的主要任务是对中药资源的种类、数量（产量、蕴藏量）、生态环境的变化和群落动态情况作定期或长期观测（调查），并根据调查资料和监测结果，及时分析资源的动态变化情况，对资源的未来供需状况进行预测，对珍稀濒危生物资源的开发利用提出预警，为有关主管和决策部门制定相关政策和规划提供参考。

（五）中药资源产品及信息管理

目前，中药材的生产和使用者一般为不同的企业，只有极少数制药企业建立有自己的原料生产基地，因而绝大部分药材都要经过市场交易的环节。除国内使用外，中药材也是我国重要的出口商品，出口的产品形式主要有原药材和提取物两类。根据国家相关规定，中药材的交易按照农产品进行管理。中药材交易市场和贸易环节的管理，广义来讲也应属于中药资源管理的内容。中药材的流通和交易受到农产品市场、贸易以及进出口相关政府部门的管理。为便于中药材交易管理，国家共批准了 17 个中药材专业交易市场。

国家中药材主管部门针对部分野生药材资源紧张的状况，采取了一系列的措施，加强对中药材市场和资源管理，主要的措施有：对于国家管理的中药材种类，实行以产定销、限量收购；建立药材资源监测情况的上报制度，及时调整和解决有关问题；对资源较为紧张的多用途品种，在同有关部门协商后，限制非药用的使用量，保证药用供应，减轻资源负荷；实行"先国内、后国外"的出口政策，对资源紧张的药材，限制或禁止出口；打击投机倒把、走私贩私的犯罪活动，制止哄抬物价，到产地套购、抢购和盗采的活动。为保护甘草资源，国家相关部门规定了野生甘草及其制品实行指令性计划经营，不得上市自由买卖，实行出口配额等管理制度。在麝资源的保护方面，也采取了市场调控的管理措施，对麝香实行限制收购，并对麝香收购、批发、零售实行最高限价。源于濒危生物的药材，例如石斛，规定只有栽培生产基地的产品才准予办理出口手续。2001 年国家经委发出通知，要求按照"先国内后国外、先人工后野生、先药用后其他"的原则，优先安排人工种植甘草、麻黄草等紧缺药材供应国内市场，适量安排出口，限制饮料、食品、烟草等非医药产品使用国家重点管理的野生药材资源。对于源于一些濒危生物的药材，在保健食品开发时对野生药材原料的使用也做了限制规定。

二、中药资源的信息与数字化管理

（一）中药数据库的建立

建立中药资源数据库，就是要对中药资源的各种数据资料进行科学化管理和利用。其作用是多方面的，主要是为政府部门的宏观决策，为中药产业的发展，为企业经营和生产，为中药资源的开发利用和保护管理以及科学研究，提供快速准确的高质量信息。

在建立中药资源数据库时，首先要考虑实际工作的需要，即中药资源数据资料的内容，同时也要符合数据库的设计要求。目前建立的中药资源数据库多属于关系数据库。

1. 信息的选择

数据库设计过程中，要注意信息源的选择。数据来源可为国家资源调查资料、国家综合统计部门的统计资料、专业部门统计资料、区域性综合及专业性资源考察成果、实测数据、其他公开出版物及部门资料。在众多的信息资源中选用数据的原则是，首先满足用户使用要求，其次以公开出版物优先，以权威部门为准。最后当只有一套数据，且别无选择时，保留此数据作参考使用。数据库设计过程中还要注意数据标准规范、数据质量控制等。

2. 中药资源数据库的内容

数据库内容可分为文字描述性内容和数据性内容两部分。文字描述的内容主要有：原植物（动物或矿物）中文名、拉丁学名、分布（省或地、县）、生长环境、药用部位、药材名称和性味功能等。如果需要，还可包括主要化学成分、药理作用、真伪鉴别等。数据库的内容主要有：蕴藏量、产量、收购量、销售量和需要量等。如果对野外调查内容进行汇总，数据库还应包括有相应的调查资料，如样方号、样方面积、植物株数、药材鲜重及折干率等，以上是中药资源数据库必须包括的基本内容。在此基础上，即可设计数据库结构并编制有关管理程序。

3. 建立药材名和地名子库

由于数据库中的数据有一部分是以药材品种为单位或以地区（省、地或县）为单位，因此需要建立一个公用的药材品名库和地名（省、地、县）库，并以代号的形式出现于各数据库中，既可以减少数据库容量，加快运行速度，又可节约磁盘空间，实现信息交换。关于药材品名和省、地、县名称的统一代码，可参阅国家技术监督局正式发布的工农业产品代码和中华人民共和国行政区划代码，按照以上代码建立的数据库，即可在全国各地进行信息交换。

（二）数据库的管理与应用

数据库的管理维护包括修改数据库的数据和结构，增加新的数据记录，删除数据记录排序，为数据库建立索引，复制和合并数据库，防治病毒等。

中药资源信息与数据库可直接向用户提供基础数据，用户也可对数据进行深层次的开发应用。利用中药资源数据库可开展多方面的数据查询、辅助决策以及科学研究等内容。

全国中药资源普查数据库，除可以按品种对我国各个省区中药资源的种类分布、资源蕴藏量和销量等项数据进行查询外，还可以进行以下多项资源分析与预测工作。

1. 分析资源发展趋势

可以利用数据库中蕴藏量的调查结果，正确掌握我国中药资源蕴藏量的现状和变化规律，对制定资源开发利用和保护政策等都有极为重要的意义。如 1983～1993 年全国中药资源普查数据库显示，目前一些重要的药材种类如甘草、麻黄、冬虫夏草、羌活等仍以利用野生资源为主，但随着社会发展，这些药材需求量不断增加，野生药材难以满足需要，需积极开展人工栽培研究。

2. 分析蕴藏量与产区关系

利用数据库可以分析各种中药资源的蕴藏量，有目的的开展药材栽培、质量评价、商品调拨等工作。例如，可以分析野生药材蕴藏量与产区分布的关系，栽培药材产量增产区；根据全国各地多年药材种植面积年平均数来分析，分析各省（区）的植物药材蕴藏量，分析资源调查数据，掌握中药资源蕴藏量变化趋势。

3. 监测中药资源的动态变化

中药资源的动态变化监测就是对中药资源的种类、数量（产量、蕴藏量）、生态环境的变化和群落的演替规律，以及其他影响中药资源变化的诸多因子（如市场需求、价格因素）情况等作定期或长期观察和切合实际的综合统计与分析。及时预报中药资源的消长变化与市场、价格等因子的关系，为决策部门提供参考。中药资源动态变化监测是中药资源保护与管理工作得以长期正常维持和正确发挥作用的重要一环。监测的主要任务包括：监测的物种、区域情况报告。监测的物种主要是市场需求大、资源相对不足的药用物种；资源稀少且易受威胁的药用物种和国家保护的野生药材物种；监测的重点区域为中药资源开发破坏区和保护区，其他区域为一般观测区。

三、中药资源管理的相关政策和法规

在中药资源管理方面，中国政府及相关部门制定了一系列政策、法规和条例等，用以加强中药资源管理，促进中医药产业发展，保障中药资源可持续利用。其中涉及资源保护方面的文件最多。

（一）国家发布有关中药事业发展的文件

中药资源是中医药产业发展的物质基础，国务院及相关部委在制定的中医药事业发展规划中，均涉及中药资源管理及可持续利用问题。进入 21 世纪，发布的相关文件主要有：根据《国家中长期科学和技术发展规划纲要（2006～2020 年)》，科技部、原卫生部、国家中医药管理局、原国家食品药品监督管理总局等 16 个部委 2007 年 3 月联合发布了《中医药创新发展规划纲要（2006～2020)》《国务院关于扶持和促进中医药事业发展的若干意见》（国发【2009】22 号)，国家中医药管理局编制的《中医药事业发展"十一五"规划》（国中医药发【2006】42 号)，国家发展与改革委员会，根据《中华人民共和国国民经济和社会发展第十一个五年规划纲要》和《国家中长期科学和技术发展规划纲要（2006～2020 年)》的有关要求编制了《生物产业发展"十一五"规划》（2007 年发布)，国务院办公厅转发由科技部、国家计委、国家经贸委、原卫生部、原国家食品药品监督管理局、国家中医药管理局、国家知识产权局、中国科学院等八部门共同编制完成的《中药现代化发展纲要（2002～2010 年)》（国办发【2002】61 号)。

（二）国家发布的中药资源保护相关文件

为了保护自然资源和生态环境，保护生物的多样性和中药资源的可持续发展，拯救珍稀、濒危的药用动植物种类，中国相继制定了一系列相关的政策和法规，主要相关文件有：国务院于 1987 年 10 月 30 日颁布了《野生药材资源保护条例》，1987 年 12 月 1日起实施。根据该《条例》规定，国家中医药管理局会同国务院野生动物、植物管理部门及有关专家共同制定出第一批《国家重点保护野生药材物种名录》。国务院1993年5月发布《国务院关于禁止犀牛角和虎骨贸易的通知》。国务院2000年6月发布《关于禁止采集和销售发菜，制止滥挖甘草和麻黄草有关问题的通知》。为贯彻这一通知国家经贸委2001年发布《关于保护甘草和麻黄药用资源，组织实施专营和许可证管理制度的通知》。

中国政府及相关部委颁发的许多法律和文件，也涉及中药资源的保护和利用等方面的问题，主要有：《中华人民共和国森林法》《中华人民共和国渔业法》《中华人民共和国动物保护条例实施条例》《中华人民共和国自然保护区条例》《中国生物多样性保护行动》《中华人民共和国野生植物保护条例》《中华人民共和国植物新品种条例》《国家重点野生动物名录》《国家重点保护植物名录》《中国植物红皮书》《中国珍稀濒危保护植物名录》《国家重点保护野生植物名录》（第一批）等。

与中药知识产权管理和保护相关的法律、法规主要有：《中华人民共和国专利法》《中华人民共和国专利法实施细则》《中华人民共和国反不正当竞争法》《中医药专利管理办法》《国家中医药管理局专利管理办法》《药品行政保护条例》《药品行政保护条例实施细则》《中药品种保护条例》《新药保护和技术转让的规定》《新药审批办法》《新药审批办法（有关中药部分的修订和补充规定)》《中华人民共和国药品管理法》等。

（三）中药资源保护相关的国际公约

国际社会对生物资源的保护利用十分关注，联合国和国际相关组织制定了许多公约，其中最重要的是《濒危野生动植物国际贸易公约》和《生物多样性公约》，此外还有《保护野生动物迁徙物种公约》（1979年，德国波恩）、《关于特别是作为水禽栖息地的国际重要湿地公约》（亦称拉姆萨公约，简称湿地公约）、《保护南极海洋生物公约》（简称南极公约）、《世界文化和资源遗产公约》（简称世界遗产公约）、《亚洲和太平洋区域植物保护协定》等。

四、中药资源相关的知识产权

知识产权是继物力、财力和人力三大经营资源之后，当今社会的一种新的经营资源。中药资源的知识产权是中药知识产权的重要组成部分，研究中药知识产权保护的方法和措施，对中医药事业的发展具有重要意义。

（一）中药知识产权保护的作用

1. 知识产权保护是国际、国内通用的保护科技成果的法律制度。利用专利等手段实施中药资源相关的知识产权保护，可从法律上保障我国中药产品在国际市场上的竞争力。

2. 知识产权制度可有效地保护发明者的合法权益，进一步激励科技人员的工作热情和积极性，保障中药企业科技创新投入的市场回报，鼓励企业进行多层次的新产品开发，建立科技创新体系，提高我国中药科技水平。

3. 中药知识产权制度具有公开科技信息，促进交流合作的作用，对于促进中药研

究互相交流，互相启发，避免重复研究，有限配置我国人力、财力和医药资源，避免秘方、偏方、医疗经验的流失，具有重要作用。

4. 中药知识产权保护有利于创造民族品牌，促进中药产业规范化发展，推动中药现代化进程。

（二）中药知识产权保护的范围

中药知识产权保护的范围十分广泛，涉及从中药材生产到产品经营的各个环节，内容包括中药材、中药饮片、处方、制药工艺、文献及信息资源等多个方面。

1. 中药材生产技术　中药材生产是中药产业的源头，其知识产权保护的内容包括中药材栽培（养殖）生产技术、中药材包装仓储技术、药材品质鉴定技术以及新品种、新药用部位和新用途等多个方面。

2. 中药炮制技术及中药饮片　知识产权保护的内容可包括传统的炮制方法与技术、新型饮片及保鲜技术。尤其应注重创新研究成果的知识产权保护。

3. 中药制药工程技术　包括制药工艺技术、制剂机械设备、制剂辅料、自动化技术、新剂型、药渣的综合利用及污染处理技术等。

4. 处方与配方　包括中成药单味药处方、单体药处方、复方组分处方、单味药组分处方等。尤其是对民间流传的一些秘方、偏方，应加强研究与产权保护，防止流失。

5. 中药质量标准及其相关技术　保护内容包括标准品、检测方法、检测仪器及试剂等。

6. 中药产品的包装材料及外观设计

7. 中药理论研究　中药理论研究内涵十分广泛，包括传统的与病、症、证相对应的实验动物模型研究、中药作用机理研究、复方配伍规范研究、药性理论研究、活性成分研究，以及利用现代科学技术阐明中药理论和作用机理的研究等。

8. 中药领域的著作权　包括有关中药的专著、文献、论文、档案、资料、产品说明书、计算机软件、数据库、网络等方面的内容。

（三）中药知识产权保护的形式

中药知识产权保护的形式有多种，目前我国采用的保护形式可分为法律保护、行政保护、边境保护和原产地保护等几种。

1. 法律保护

我国现行的知识产权法律体系主要由《专利法》《著作权法》《商标法》和《反不正当竞争法》四部分组成，相应的保护形式有以下几类。

（1）专利保护　专利保护是目前我国中药知识产权保护最主要的形式之一。专利保护的对象是发明创造的技术方案，而且是含有关键技术的技术方案。我国1985年实施的专利法对药品和用化学方法获得的物质不予专利保护，只对药品的制造方法授予专利权。1993年修改后的专利法开始对药品给予专利保护。凡是属于专利法保护范畴的中药发明创造均可以专利的形式进行保护，包括中药活性成分、剂型、用途、产品外观设计、包装等。值得注意的是，单纯的处方是不能获得专利的，申请专利保护的是可以进行工业化生产的中成药产田。

（2）商标保护 商标保护是对商标标志性、商业性、专有性的保护，保护的对象是标志。我国于1983年3月1日起开始实施商标法，1993年2月又对其进行了修订。该法中规定人用商品必须使用注册商标，未经批准注册的不得在市场上销售。中药领域商标保护涉及的范围包括中药材的品质、中药饮片、成药、制药专用机械设备、质量检测所用的标准品及检测仪器、包装材料、包装机械，以及我国的道地药材等。

（3）著作权保护 我国的著作权实施自动保护原则，即一旦作品创作完成，该作品应自动获得著作权的保护。著作权与专利权一样都是专有权，但与专利权不同的是，著作权只保护作者的表达方式，而不保护作者所反映的具体内容。因此，从理论上讲，在中药领域著作权法的适用范围是有限的，它主要用于保护中药领域的学术研究成果。由于中药技术性质的特殊性，学者们在发表文章时，应充分考虑技术秘密公开后所带来的不利影响，故重要的技术发明等不宜公开发表。

（4）商业秘密保护 商业秘密是指不被公众所知悉、能为权利人带来经济利益、具有实用性并经权利人采取保护措施的技术信息和经济信息。我国《反不正当竞争法》第十条，明确规定侵害商业秘密的行为属于不正当竞争行为。中药知识产权保护的主要对象是配方和生产工艺。中药的生产工艺复杂，技术性强，配方也复杂多样，从产品很难应用反向工程倒推出中药的配方和生产工艺。所以从中药领域的技术特征来看，商业秘密保护是中药知识产权保护十分有效的一种方法。我国许多知名中药品种都是用商业秘密保护其知识产权的，如云南白药等。

2. 行政保护

行政保护是指除专利、商标之外，依照国家行政机关的行政法规对药品知识产权的保护。主要包括中药品种和中药新药保护。

（1）中药品种保护 1992年10月14日起，国务院颁布了《中药品种保护条例》。该条例规定保护的对象是指在中国境内生产的、已经列入国家药品标准的品种。受保护的中药品种分两级：对特定疾病有特殊疗效的、相当于国家一级保护野生药材的人工制成品，以及限于预防和治疗特殊疾病的品种，可以申请一级保护；对特定疾病有显著疗效的品种和从天然药物中提取的有效物质及特殊制剂，可申请二级保护。其中一级保护的期限分别为30年、20年、10年，二级保护的期限为7年。保护期满后可以要求延长保护期，每次延长的期限不得超过第一次批准的期限，但二级保护只能延长一次保护期。

（2）新药保护 新药保护的对象是在我国未生产过的药品，对新颖性的要求比专利法宽松。但新药证书一般要求在完成Ⅲ期临床试验后经原国家食品药品监督管理局批准后才能颁布，因此时间要比专利申请晚些。根据原国家药品监督管理局1994年4月22日发布的《新药保护和技术转让的规定》，各类新药的保护期限分别为：第一类新药12年；第二、第三类新药8年；第四、第五类新药6年。新药经原国家食品药品监督管理局批准颁发新药证书后即获得保护。在保护期内的新药未得到新药证书拥有者的技术转让，任何单位或个人不得仿制生产，药品监督管理部门也不得受理审批。

3. 边境保护

边境保护涉及的中药知识产权范围以中药专利产品及商标产品为主，尤其是中药品牌商标。海关是进出境的监督管理机关，能够对进出口货物实施有效控制，在防止和制止侵权货物进出境方面可发挥重要作用。海关对知识产权的保护有助于维护我国出口企业的合法权利和出口商信誉，促进外贸事业的正常健康发展。

4. 原产地保护

原产地保护是用来保护表示该商品是源于某国、某地区或某地的一种产品标识，是一种集体性专用权，不具有转让性和独占性。凡在该地生产的企业都可以使用该地名称，且不受时间限制，具有永久性。申请原产地保护，产地名称必须实际存在，是该产品的真实产地，只有本地企业才能使用该产地名称。申请原产地保护后，其他地区生产的同类产品其名称就不能含有该产地名称。在同一产地，不同企业生产同一产品可用不同商标进行区别与保护。

2001年国家对外贸易经济合作部根据《中华人民共和国进出口商品检验法》及其实施条例、《中华人民共和国出口货物原产地规则》等有关法律和世界贸易组织关于《原产地规则协议》等国际条约、协议的规定，制定《原产地标记管理规定》，于2001年4月1日起施行。原产地标记是产品或某项服务来源地的重要标准或符号。原产地标记基本可分为原产国家标记和地理标志两大类。

2005年7月国家质检总局发布了《地理标志产品保护规定》（第78号局长令），地理标志产品，是指产自特定地域，所具有的质量、声誉或其他特殊性本质上取决于该产地的自然因素和人文因素，经审核批准以地理名称进行命名的产品。地理标志产品包括：来自本地区的种植、养殖产品，原材料全部来自本地区或部分来自其他地区，并在本地区按照特定工艺生产加工的产品。其目的在于，保护地理标志产品，规范地理标志产品名称和专用标志的使用，保证地理标志产品的质量和特色。

第九章　中药资源品种代表性实例

冬虫夏草（Cordyceps）

　　冬虫夏草系麦角菌科真菌冬虫夏草菌 *Cordyceps sinensis*（Berk.）Sacc. 寄生在蝙蝠蛾科昆虫幼虫上的子座和幼虫尸体的干燥复合体。冬虫夏草作为药用始载于《本草从新》（1757），清代赵学敏《本草纲目拾遗》（1765）对其药用功效有较为详细的记述，称其具有益肾补肺，治诸虚百损的功效。冬虫夏草在藏医学中同样具有悠久的药用历史，藏语称为"牙扎更布"，在《月王药诊》（720）、《藏医千万舍利》（1439~1476）等藏医学古籍中即有关于其药用价值的论述。现代药理和临床研究结果表明冬虫夏草具有镇静、强心、降血脂、降低胆固醇、调节机体免疫功能等多种药理作用。冬虫夏草主要分布在我国西藏、青海、四川、甘肃、云南等省区的局部高寒草甸地带，由于其生长周期长（自然状态下需生长4~6年）、资源自然更新缓慢，故药材资源紧缺。

【资源类群】

　　冬虫夏草菌 *C. sinensis* 属真菌门 Eumycota，子囊菌亚门 Ascomycotina，麦角菌科 Clavicipitaceae，虫草属 *Cordyceps* 真菌。1843 年 M. J. Berkeley 将其定名为 *Sphaeria sinensis*，1878 年 P. A. Saccardo 又将其修订为 *C. sinensis*，此学名沿用至今。该模式标本存于英国皇家植物园邱园标本馆。

　　关于虫草属的分类，目前有如下两种分类体系：

　　1. Moureau（1949）将虫草属分为三个亚属（各亚属之下再分为若干组）。

　　（1）虫壳菌亚属（*Torrubiella*）　子座线状，单生或群生，子囊壳表生，离散，子座结构形态不定。

　　（2）虫草亚属（*Eucordyceps*）　子座单生、群生或密生，埋生于不同的皮层组织不同厚度的皮层中，子囊壳全埋生，细分为如下几种类型：

　　①可孕部形态不定，成熟时子囊壳外露。

　　②可孕部明显，侧生、顶生或端生，子囊壳成熟时或多或少埋生。

　　③可孕部确定，侧生、顶生或端生，成熟时子囊壳全部埋生。

　　④可孕部不确定，但子囊壳明显产生于皮层内，成熟时下陷。

（3）线形虫草亚属（*Ophiocordyceps*）　子座的柄部和头部不同，有皮层，在发育期间子囊壳完全埋生。

2. Kobayasi（1941）根据显微结构特征、生活习性以及真菌的外观特征，将虫草属分为3个亚属，即线形虫草亚属 *Ophiocordyceps*、真虫草亚属 *Eucordyceps* 和新虫草亚属 *Neocordyceps*。在亚属下可再分群（group）、组（section）和亚组（subsection）。但该系统在界定组、亚组和群之间的概念上不清晰，争议较大。

在生物学上"虫草"是一个广义概念，泛指虫草属真菌，关于其分类还存在诸多争议，尚无定论。在不同的分类体系中，虫草属已报道的种类多达400余种，而作为中药材的冬虫夏草的基原，《中国药典》规定为麦角菌科真菌冬虫夏草菌 *C. sinensis* 寄生在蝙蝠蛾科昆虫幼虫上的子座和幼虫尸体的干燥复合体，系特指分布于我国青藏高原，具有长期药用历史的药材。因此，尽管虫草类真菌能寄生于昆虫体内生长发育形成各种各样的菌虫复合体，如蛹虫草（北虫草）、古尼虫草、蝉花等，但作为中药材使用的冬虫夏草其基原则是特定的。

【分布与生境】

冬虫夏草在我国主要分布于西藏、青海、四川、云南、甘肃等省区，其分布北起祁连山，南至滇西北高山，东自川西北高原山地，西达喜马拉雅的大部分地区。此外，在尼泊尔、不丹、锡金等地也有分布。分布地域集中在海拔3000～5000m高寒地区的草甸、灌丛、山坡、谷地等高山雪线附近。分布区总的气候特征是气温低、昼夜温差大、冻土时间长、日照充足、紫外线强，属青藏高原型气候。分布区植被多属高山草甸、亚高山草甸和亚高山灌丛，组成群落的植物种类十分丰富。青海省玉树藏族自治州冬虫夏草产区主要植被类群为高山嵩草＋珠芽蓼草甸、高山嵩草＋头花蓼草甸、矮嵩草＋杂类草；西藏冬虫夏草产区主要植被类群为圆穗蓼－矮嵩草草甸、高山嵩草＋圆穗蓼、雪层杜鹃＋高山柳灌丛草甸植被；四川康定冬虫夏草产区植被主要为嵩草＋珠芽蓼草甸、小大黄＋珠芽蓼草甸；云南迪庆冬虫夏草产区植被主要有两种类型，一类主要以狼毒草、圆柏属灌木、栎刺灌丛、沙棘、翻白叶、三叶草等为建群种，另一类主要以小叶杜鹃、矮生杜鹃、畸形冷杉、矮嵩草、线形嵩草、珠芽蓼等为建群种；甘肃冬虫夏草产区主要植被类群为线叶嵩草＋高山嵩草＋矮生嵩草、异针茅＋硬质早熟禾/异针茅＋线叶嵩草＋珠芽蓼、短柄草＋密生苔草、垂穗披肩草＋鹅绒委陵菜、异针草＋矮生嵩草、黑褐苔草＋紫羊茅＋藏异燕麦、珠芽蓼＋线叶嵩草＋紫羊茅。

【生物学特性】

1. 冬虫夏草菌的生物学特性

冬虫夏草是一种菌虫复合体，蝙蝠蛾幼虫被冬虫夏草菌侵染后，冬虫夏草菌在幼虫体内繁殖，带菌老龄幼虫爬于离地表2～3cm处，呈倾斜状，头部朝上僵化形成菌核。冬虫夏草菌是一种复型真菌，即在其生活史中有以无性孢子（分生孢子）形成为基本特征的无性生长繁殖阶段和以子座形成并产生有性孢子（子囊孢子）为特征的有性繁殖阶段（见图9－1，彩图1）。前者称为无性型（anamorph），后者则称为有性型（teleomorph）。形成药材主要在其有性繁殖阶段，僵化菌核发育到一定阶段形成子座（幼虫头上部分俗称"草"），子座通常从僵化幼虫头部的脱裂线长出，偶见从其他部位长出。第一批虫草于 4 月底至 5 月初长出地面。子座生长受温、湿度制约，雪后晴天生长较快。子座出土 1~2cm 时，呈淡紫褐色，上覆有一层薄的白色菌丝。生长至 3cm 左右时呈灰褐色，子囊果开始膨大，至 4cm 左右时子座呈茶褐色，之后呈黑褐色，子囊果膨大。子座出土 30 天左右地下僵虫菌丝老化从尾部开始萎蔫，商品质量开始下降。50 天左右（6 月中旬前后）子囊孢子弹射，弹射孢子后的虫草商品价值降低，螨类等在虫草生长后期进入子座，咬食地下部分，使子座倒地消失。通常冬虫夏草的子实体单个，单生，偶有 2~3 个从寄主前端发出，长 4~11cm，基部粗 1.5~4cm。可孕部近圆柱形，褐色，10~45 ×2.5~6mm，具有不孕顶端，长 1.5~5.5mm。子囊壳近表生，基部稍陷于子座内，椭圆形至卵形，380~550 ×140~240mm。子囊细长，240~485 ×12~16mm。经显微镜观察，冬虫夏草子囊孢子的发育可分为 3 个阶段，即原子囊孢子期、原孢子伸长期和子囊孢子形成期。

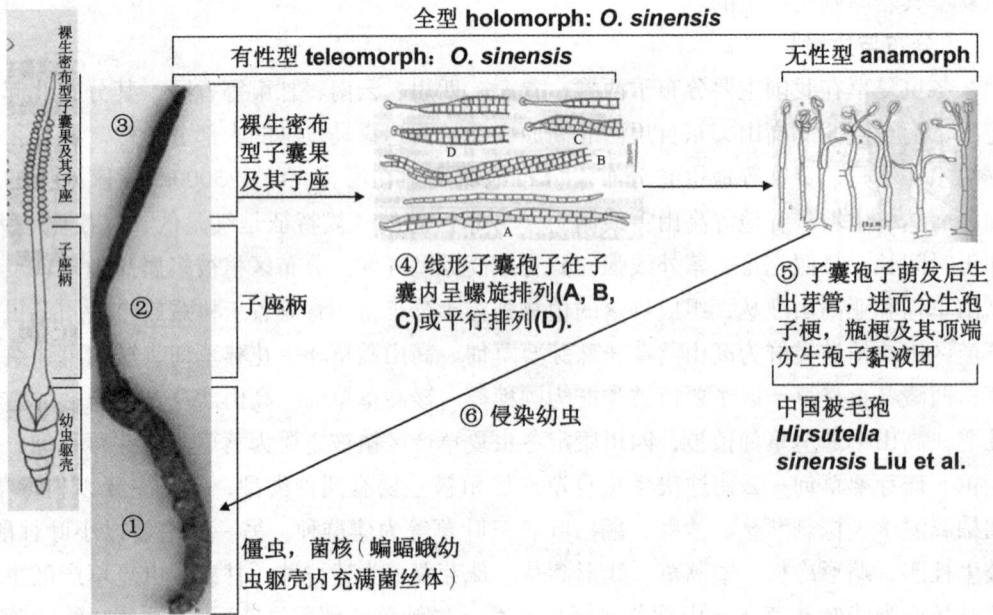

图 9-1　冬虫夏草生活史示意图

［注］：根据国际植物命名法规，复型真菌允许有两个名称，即有性名称和无性名称。

冬虫夏草的无性型长期以来一直是学术界悬而未决的问题，自 20 世纪 70 年代以来，国内先后从冬虫夏草中分离获得了与冬虫夏草无性型有关的菌种 22 种，涉及 13 个属。直到 2005 年，根据菌物生物学、分子系统学等多学科证据认定，1989 年由中国科学院微生物研究所从采自四川康定的新鲜冬虫夏草样品的子囊孢子上分离获得的新种——中国被毛孢 *Hirsutella sinensis* Liu, Cu D, Yu et Zeng，是冬虫夏草菌 *C. sinensis* 的无性阶段。其基本特征为：菌丝体稀疏发生，表生，较少基生，无色，有隔膜，分枝，平滑或具微疣，2.2~4.3μm。分生孢子梗无色，单生或 2~8 个簇生于无色球形细胞组成的小子座上，不分枝至分枝，但不形成孢梗束，最简单的仅为无柄产孢细胞单生于营养菌丝的顶端或作为侧枝几乎呈直角伸出，或由一产孢细胞和 1～6 个支撑细胞组成，有的还在主梗顶部第 1～3 隔膜下轮生出产孢细胞或分枝，每隔膜下 2～6 个，直立或向外强烈弯曲，$56.0～103.0\mu m×4.8～8.7\mu m$。产孢细胞系瓶形小梗，无色，单点内壁产孢，平滑或具微疣，针形或钻形，长 $17.3～47\mu m$，基宽 $3.2～5.4\mu m$，逐渐向上尖削成一狭窄的颈部，颈顶宽 $1.0～2.0\mu m$。分生孢子无色，无隔膜，平滑，肾形或长椭圆形，$5.4～14.0\mu m×3.2～4.3（5.4）\mu m$，大多 2～4 个为一群，为一黏被膜所包围。黏被膜柠檬形，$5～19.5\mu m×4.3～16.2\mu m$。

2. 冬虫夏草寄主蝙蝠蛾的生物学特性

目前国内发现与冬虫夏草有关的蝙蝠蛾有 50 余种，各产区寄主蛾从预蛹到羽化都经历多种颜色变化，其变化规律是由浅色到深色。蝙蝠蛾的蛹期在每年 6～7 月，蛹优化后变为蝙蝠蛾成虫，成虫性比通常为 1:1，交配高峰在中午或傍晚，产卵量 200～500 粒。卵椭圆形，乳白色，有变色的习性，受精卵产出后几分钟到 1h 开始变色，由乳白→黄褐色→黑色。幼虫浅黄色，头部暗红色，唇基约为头长的一半，额缝明显。头部两侧各具单眼 6 个，排成两行。胸足发达，爪呈钩状。腹足 4 对，趾钩为环形多行单序；臀足 1 对，趾钩为缺环多行单序。幼虫毛序前胸 12 根，背毛仅 1 根，背毛及亚背毛都已消失，特化为下陷的孔，幼虫期均在土壤中营土栖生活。

【采收与产地加工】

冬虫夏草的采收期随产区的不同而有差异，通常是 4～6 月，一般以冬虫夏草子实体可孕部未膨大时为佳，子实体出土越短越好。

将采收的冬虫夏草在室温下晾晒，再用毛刷将表面的泥土和菌皮刷掉，最后在通风处阴干后储藏。

【药材质量规格】

冬虫夏草的质量标准，《中华人民共和国药典》（2010 年版）在含量测定中仅规定有腺苷（$C_{10}H_{13}N_5O_4$）含量不得少于 0.010%。关于冬虫夏草的生物活性成分尚不完全明确，一般认为系其含有的多糖类成分，所以，对于仅以腺苷含量评价冬虫夏草的质量还存有争议。目前，药材市场多依据其性状评价其质量，以条大、虫体饱满结实、色泽棕黄，无霉变发黑者为佳，并根据条数/公斤划分商品规格，认为条数少者质量为佳。

【资源化学与评价】

自 1947 年以来，我国及日本学者对冬虫夏草化学成分进行了系统研究，同时还对天然虫草与发酵物进行了对比分析，结果发现虫草所含化学成分主要有如下几种：

1. 核苷类

至今已从冬虫夏草中分离鉴定了 11 个核苷类化合物，其中从天然冬虫夏草中分离得到腺嘌呤、腺苷、尿嘧啶、尿苷、鸟苷、鸟嘌呤、次黄嘌呤、次黄嘌呤核苷、胸腺嘧啶。

2. 氨基酸、肽及蛋白质类

冬虫夏草含有约 25% 的蛋白质，将其水解后得到天门冬氨酸等 17 种氨基酸类成分，以及部分肽类成分。

3. 糖及醇类

冬虫夏草含有约30%的糖类物质，其中的半乳甘露聚糖（galactomannan）是由 D－半乳糖（D－galactose）与 D－甘露糖（D－mannose）链接组成的。尚含有 D－甘露醇（D－mannitol），该成分也称为虫草酸（cordycepic acid）。

4. 甾醇类

冬虫夏草中存在的甾醇类成分主要有：麦角甾醇、麦角甾醇过氧化物、胆甾醇、β－谷甾醇、胡萝卜苷、胆甾醇棕榈酸酯、菜油甾醇、二氢菜籽甾醇等。

此外，冬虫夏草中还含有有机酸类、氨基酸及蛋白质类、维生素类、多胺类及无机元素类成分。

【资源开发利用】

冬虫夏草具有补肺益肾，止血化痰的功效。临床上多用于滋补和调节免疫力，也用于抗肿瘤、抗衰老、抗心律不齐和治疗呼吸系统及肝脏疾病，同时冬虫夏草在治疗性功能低下、慢性肾功能衰竭、血红蛋白减少以及糖尿病等方面都表现出较好的效果。

目前市场上可见的冬虫夏草类产品主要有三类，一类是以冬虫夏草原药材为原料开发的中成药和保健品，如虫草清肺胶囊；第二类是以冬虫夏草的无性型中国被毛孢 *Hirsutella sinensis* 发酵开发的药品；第三类是从冬虫夏草中分离出的除无性型以外的其他真菌发酵开发的药品和保健品，如以蝙蝠蛾拟青霉 *Paecilomyces hepialia* 发酵生产的胶囊，用中国被孢霉 *Mortierella sinensis* 发酵生产的至灵胶囊，以虫草头孢 *Cephalosporium sinensis* 发酵生产的产品等。后者因并非是法定的冬虫夏草 *C. sinensis* 真菌产品，是否能与冬虫夏草同等使用尚存疑。

【保护与更新】

长期以来冬虫夏草药材一直依赖于野生采集，近数十年来，冬虫夏草资源已迅速减少，其原因主要有如下几个方面，一是冬虫夏草主要生长在青藏高原高寒草甸地带，自然生长和资源更新缓慢；二是随着高原农牧业的发展，草场载畜过量，导致生态环境变化，冬虫夏草适生面积明显减少；三是市场需求量逐年增加，长期的过量采挖，特别是在采挖时冬虫夏草菌子囊孢子尚未成熟，致使真菌子囊孢子自然散布减少，严重影响了其资源的自然更新能力。针对这种状况，要实现冬虫夏草资源的可持续利用，一方面应加强对冬虫夏草适生环境的保护与恢复，同时加强对采挖的管理，如建立冬虫夏草保护区，实行轮采休养的采挖方式，以促进冬虫夏草资源的自然恢复；另一方面，着眼于长远，应加强对冬虫夏草人工培殖的研究及产业化，以满足市场需求的不断增长。从20世纪70年代开始，国内先后有数十家科研机构开始了冬虫夏草人工培殖的研究，目前，重庆市中药研究院已建立起冬虫夏草人工培殖的技术体系，并进入了人工培殖产业化阶段，可望在较短的时间内使冬虫夏草资源匮乏的状况得到有效缓解。

【新资源寻找】

据调查，全世界已报道的虫草多达500余种，除去同物异名或不合格的废弃名及移至其他属的种外，现有虫草菌400余种。我国有虫草约120种，它们分布于麦角菌科（以 *Claviceps* 属成员为模式）、艳虫草菌科（以 *Cordyceps* 为模式属）及暗虫草菌科（以 *Ophiocordyceps* 为模式属）。其中蝉花（*Cordyceps cicadae*）和冬虫夏草（*Cordyceps sinensis*）有入药的记载，但迄今仅有冬虫夏草为《中华人民共和国药典》所收载。近年来随着人们不断的研究，蛹虫草（*C. militaris*）（又名北冬虫夏草）也被国家批准为新功能食品。此外，在市场上尚能见到多种其他虫草，如亚香棒虫草（*C. hawkessi*）、古尼虫草（*C. gunnii*）、凉山虫草（*C. liangsjanensis*）、新疆虫草（*C. gracilis*）、甘肃虫草（*C. gansuensis*）、四川虫草（*C. sichuanensis*）等，这些"虫草"的药用价值还有待进一步研究开发。

骨碎补（Drynariae Rhizoma）

骨碎补始载于唐·甄权所著《药性论》中，历代本草及近年市场调查均显示有多个地方习用品种及多种原植物。《中华人民共和国药典》（2010 年版）仅收载水龙骨科植物槲蕨 *Drynaria fotunei*（Kunze）J. Sm. 一种。本品以根茎入药，具有疗伤止痛，补肾强骨的功效。

【资源类群】

槲蕨属（*Drynaria*）植物全世界约 16 种，我国产 9 种，《中华人民共和国药典》收载槲蕨一种，并规定含柚皮苷不得少于 0.5%。该种植物在长江以南各省区有广泛分布，但其野生资源已近枯竭，难以满足药用之需。

综合形态学、DNA 系统学和化学分类学证据将我国槲蕨属植物划分成槲蕨组（包括槲蕨、团叶槲蕨、栎叶槲蕨）、光叶槲蕨组（包括光叶槲蕨、滇南槲蕨）、中华槲蕨组（包括中华槲蕨、毛叶槲蕨、川滇槲蕨等）及离羽组（仅硬叶槲蕨一种）共 4 组 9 种。依据古本草记载结合产地调查发现，作为骨碎补使用的原植物还有中华槲蕨（甘肃，古本草称"秦岭槲蕨"）、崖姜蕨（海南、广东）、光叶槲蕨（云南）和团叶槲蕨（广西），以及骨碎补科的大叶骨碎补 *Davallia formosana* Hayata（广东、广西）和海州骨碎补 *D. mariesii* Moore ex Bak.（山东、江苏）等，如（图 9-2）所示。虽然这些植物不含柚皮苷，但长期的临床应用已证实具有与槲蕨相同或相近的疗效。除药典收载的正品槲蕨之外，同属多种植物虽不含柚皮苷，但却含多种黄酮类化合物，特别是大量的二氢黄酮类和黄烷醇类成分，该类成分具有促进骨骼生长的作用。这些成分在蕨类植物中分布广泛，因此有可能从槲蕨属的其他植物，以及水龙骨科植物中寻找和发现新的骨碎补药源植物。

骨碎补资源植物种检索表

1. 叶二型（极少一型）；孢子囊群于一级侧脉两侧排成多行；

  2. 根茎鳞片二型；孢子囊群于一级侧脉两侧排成多行；

    3. 第一腔室结成密网，无游离脉；孢子囊群于二级侧脉间排成二至多行；

      4. 孢子囊群于二级侧脉间排成整齐 2 行 ……………… 栎叶槲蕨 *D. quercifolia*（L.）J. Smith（琼、云）

      4. 孢子囊群于二级侧脉间排成不整齐 2 行 ……………… 团叶槲蕨 *D. bonii* Christ（桂、滇）

    3. 第一腔室不结成密网，具游离脉；孢子囊群于二级侧脉间排成整齐 1 行 ………………………

………………… 槲蕨 *Drynaria fotunei*（Kunze）J. Smith（赣、湘、桂等长江以南地区）

  2. 根茎鳞片一型；孢子囊群于一级侧脉两侧排成 1 行；

    5. 孢子叶羽状深裂；

      6. 根茎鳞片线状披针形；孢子囊群位于肋边腔外缘之小脉上；

　　7. 孢子叶被粗毛；肋边腔发育完整，无游离脉；

　　　　8. 不育叶长椭圆形，有柄，基部楔形；孢子叶背部被粗毛 ·············· 中华槲蕨 *D. sinica*（甘、青、川）

　　　　8. 不育叶长卵形，有短柄，基部心形；孢子叶通体密被粗白毛 ·············· 毛叶槲蕨 *D. mollis*（滇、藏）

　　7. 孢子叶光滑无毛；肋边腔发育不完整，具游离脉 ·············· 川滇槲蕨 *D. delavayi*（滇、川）

　　6. 根茎鳞片三角形；孢子囊群位于几条小脉之网结点上，远离肋边腔；

　　　　9. 叶二型 ·· 光叶槲蕨 *D. propinqua*（滇）

　　　　9. 叶一型 ·· 滇南槲蕨 *D. parishii*（滇）

　　5. 孢子叶羽状复叶 ·· 硬叶槲蕨 *D. rigidula*（滇）

1. 叶一型；无柄，基部下延呈阔耳状；孢子囊群线型，于一级侧脉两侧排成多行 ··························

·· 崖姜蕨 *Pseudodrynaria coronans*（琼、粤）

【分布与生境】

　　槲蕨属集中分布于亚洲热带地区，向南至波利尼西亚及澳大利亚的昆士兰，向北分布到我国的青藏高原及秦岭以北地区。槲蕨为广布种，主要分布于我国长江以南各省区，尤以湖南、湖北、广西、江西等资源最为丰富，是骨碎补商品药材的主要产区。骨碎补主要原植物资源分布如（图 9 - 2）所示。

【生物学特性】

　　槲蕨为多年生耐阴性附生植物，常附生于树上或石上。该类植物除正常的孢子叶之外，根茎上还有许多特化的小型营养叶，用以聚集水分和腐殖质，以适应附生于贫瘠而干燥的岩石及树干表面的极端环境。同时，其根茎表面多密被一层鳞片，也能有效地抵御强烈曝晒及水分丢失。

　　根状茎扁圆柱形，肉质肥厚，平均周长约 2.5cm。具二型鳞片，盾形鳞片紧贴根茎表面；条状披针形鳞片膜质，直伸而松散，尤其密被于茎尖等幼嫩部分，边缘具睫毛，先端线状突出，黄棕色，叶二型，基生不育叶圆形，长（2~）5~9 厘米，宽（2~）3~7 厘米，基部心形，浅裂至叶片宽度的 1/3，边缘全缘，黄绿色或枯棕色，厚干膜质，下面有疏短毛。正常能育叶叶柄长 4~7（~13）厘米，具明显的狭翅；叶片长 20~45 厘米，宽 10~15（~20）厘米，深羽裂到距叶轴 2~5 毫米处，裂片 7~13 对，互生，稍斜向上，披针形，长 6~10 厘米，宽（1.5~）2~3 厘米，边缘有不明显的疏钝齿，顶端急尖或钝；叶脉两面均明显；叶干后纸质，仅上面中肋略有短毛。孢子囊群圆形，椭圆形，叶片下面全部分布，沿裂片中肋两侧各排列成 2~4 行，成熟时相邻两侧脉间有圆形孢子囊群 1 行，或幼时成 1 行长形的孢子囊群，混生有大量腺毛。孢子周壁具钝刺状纹饰，外壁光滑，多附生于背阴的树上或石上。

　　槲蕨营养繁殖能力较强，但要求在乔木或灌木植被下，有适宜的温度、湿度条件，根茎二叉状分枝生长，植物得到较快更新和发展，或人工折成 10cm 左右小段，保留 3~5 个芽点及孢子叶，固定在树上或山石上，用土壤覆盖。但这种方法繁衍较慢，应开展孢子繁殖，发展产业化规模生产。

　　槲蕨孢子繁殖方法：用 pH7.0~7.5 的冷开水浸透制成火渣盆土，采集当年孢子置于袋内风干，制成孢子囊混悬液，喷洒到火渣盆土表面，在 25℃ ±2℃ 下先暗培养 24~72h，再光照培养形成孢子体，然后再转移育苗，受精后形成孢子体，再移栽到树上或山石上，成苗率可达70%。

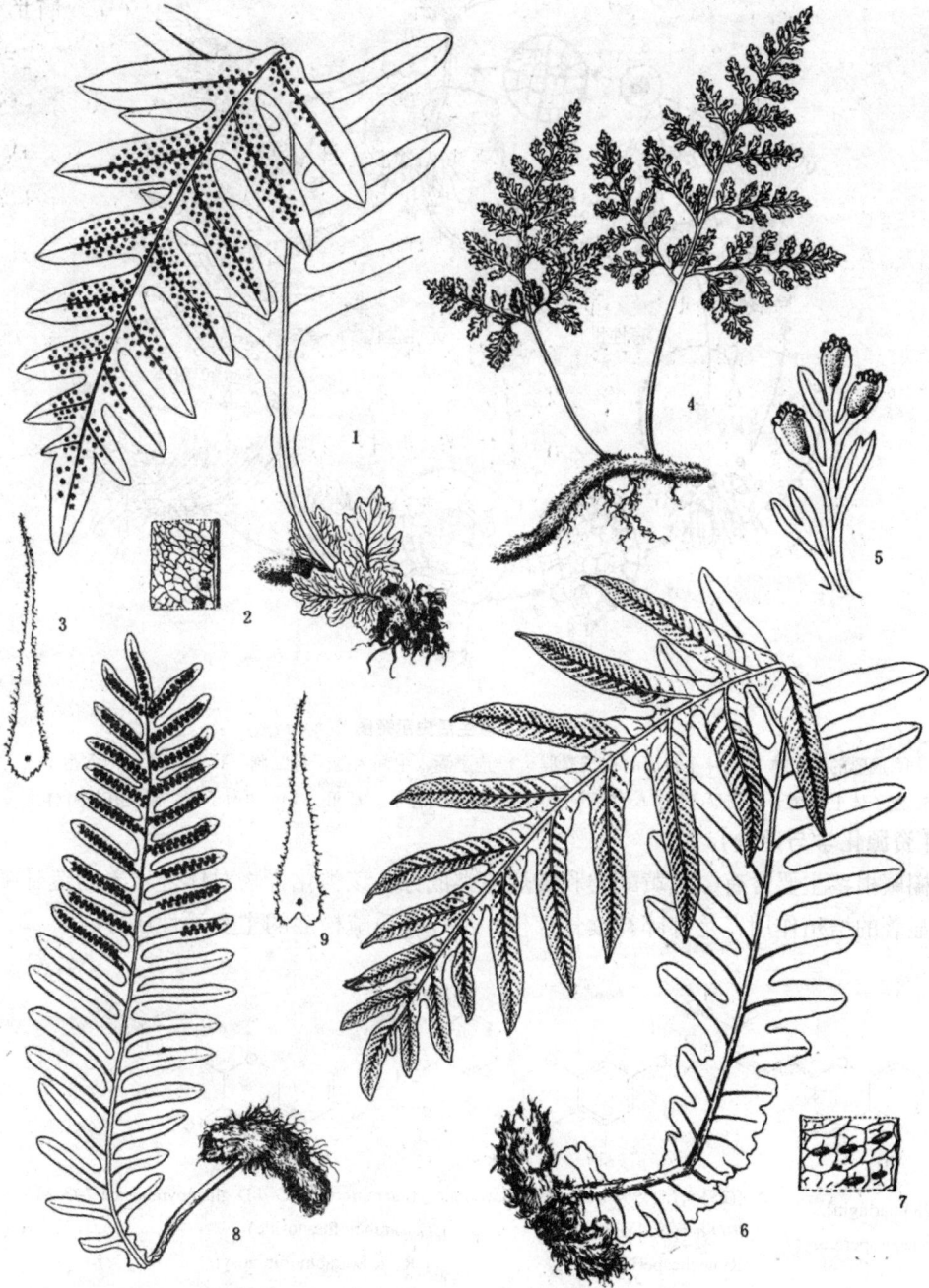

图9-2 骨碎补植物形态及解剖图

1~3. 槲蕨 *Drynaria fotunei*（1. 植物全形 2. 小羽片放大 3. 鳞片）4~5. 骨碎补 *Davallia formosana*
（4. 植物全形 5. 小羽片放大，示孢子囊群着生在小脉顶端）6~7. 崖姜蕨 *Pseudodrynaria coronans*
（6. 植物全形 7. 上羽片放大）8~9. 中华槲蕨 *Drynaria sinica*（8. 植物全形 9. 鳞片）

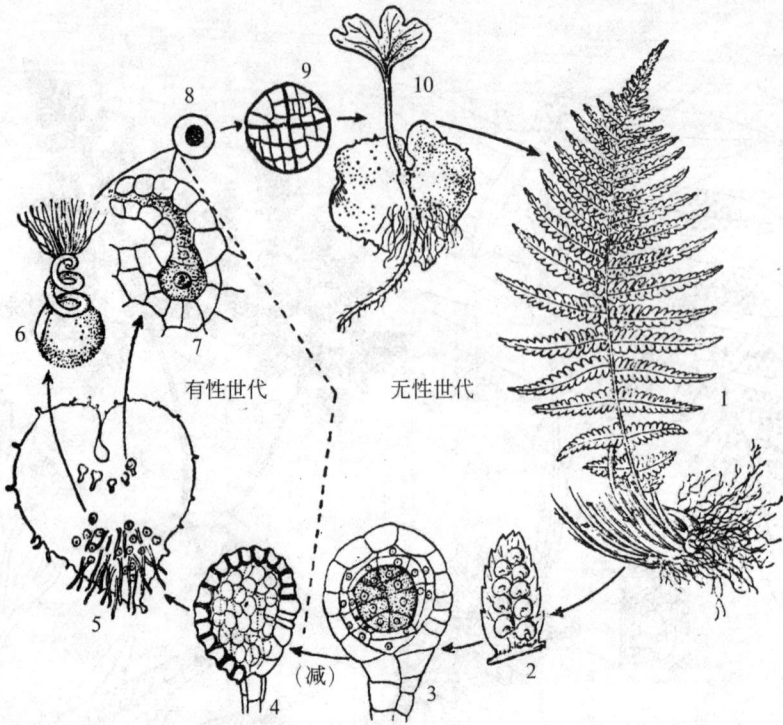

图 9 - 3　槲蕨生活史示意图

1. 成熟的孢子体　2. 叶子背面的孢子囊群　3. 孢子囊，中间为孢子母细胞　4. 孢子囊，内含孢子
5. 配子体上有精子器及颈卵器　6. 精子　7. 受精卵　8. 合子　9. 胚　10. 幼孢子体，附生在原叶体上

【资源化学与评价】

槲蕨根茎主要含有二氢黄酮类和黄烷醇类成分，该类化合物对体外培养的造骨细胞均有显著的增殖作用，是骨碎补续骨疗伤，治疗骨质疏松症的主要活性成分。

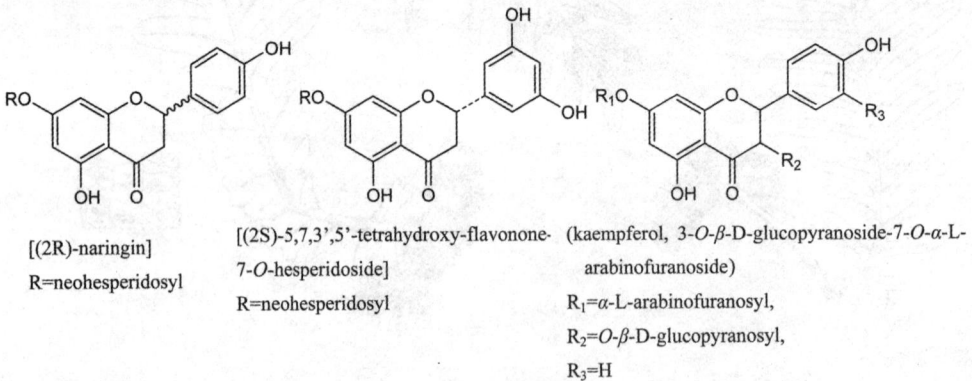

[(2R)-naringin]
R=neohesperidosyl

[(2S)-5,7,3',5'-tetrahydroxy-flavonone-
7-*O*-hesperidoside]
R=neohesperidosyl

(kaempferol, 3-*O*-β-D-glucopyranoside-7-*O*-α-L-
arabinofuranoside)
R_1=α-L-arabinofuranosyl,
R_2=*O*-β-D-glucopyranosyl,
R_3=H

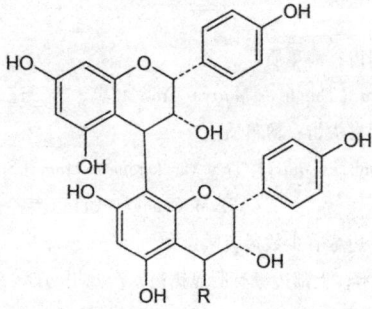

(-)-epiafzelechin-(4β→8)-4β-car-boxymethylepiafzel
echin methyl ester
R＝CH₂COOCH₃

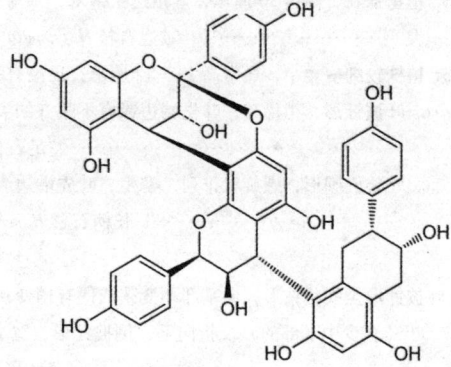

(-)-epiafzelechin-(4β→8,2β→O→7)-epiafzelechin-
(4β→8)-epiafzelechin

此外，槲蕨植物中尚含有 9,19 - 环劳顿酚型三萜类成分，如 24 - ethyl - 9,19 - cy-
clolanost - 25 - en - 3 - ol 等；何帕烷型三萜类成分，如 hop - 22（29） - ene 等；羊齿
烷型三萜类成分，如 fern - 9（11） - ene 等。槲蕨孢子含多种脂肪酸，其中油酸含量高
达 83.16%，并含一定量的亚油酸和亚麻酸。

千层塔（Huperziae Serratae Herba）

中药千层塔始载于清·吴其濬《植物名实图考》，基原植物为长柄石杉 *Huperzia ser-*
rata（Thunb. ex Murry）Trev. var. *longipetiolatum*（Spring）H. M. Chang 和蛇足石杉
H. serrata（Thunb. ex Murry）Trev.，以干燥全草入药。传统用于"洗肿毒，跌打及鼻孔
作痒"。近年来发现其所含的生物碱——石杉碱甲（Huperzine A，Hup A）具有较强的
抑制胆碱酯酶的活性，对治疗老年性痴呆（Alzheimer's disease，AD）和重症肌无力有显
著疗效。已被列为第二代乙酰胆碱酯酶（Ach E）抑制剂之一。石杉的天然分布虽然较
广，但对生境要求严格，生长缓慢，繁殖方法及栽培方法尚在研究中，且 Hup A 在药材
中的含量较低（0.01% ~0.1%），资源奇缺。

【资源类群】

长柄石杉和蛇足石杉均属石杉科 Huperiaceae 石杉属 *Huperzia*。石松科 Lycopodiaceae
与石杉科相比，形态上有较大差别（见检索表），化学成分也有明显差异，石杉碱甲主
要存在于石杉科的石杉属及马尾杉属植物中。

千层塔资源植物检索表

1. 茎直立或下垂，通常规则的等位二叉分枝；孢子囊生于叶腋不形成穗状或不成明显的穗状，孢子叶与不育叶同
色、同形或较小 ·· 石杉科（Huperiaceae）

  2. 土生，常生于苔藓丛中，茎直立；孢子叶和不育叶同大同形，孢子囊生于枝的全长或上部，与不育叶无明显区
别；孢粉远极面观辐射间区凹陷，与辐射区界限明显 ·························· 石杉属 *Huperzia* Bernh.

   3. 叶多少有锯齿

    4. 叶椭圆披针形，向基部明显变狭并有柄，边缘有粗而密的锯齿

    5. 植物强壮，高达 30 厘米，茎粗达 4 毫米，顶端无芽孢；叶密生，渐尖头，边缘有波状褶皱，锯齿较粗大 ……………… 皱边石杉 *H. crispata*（Ching exH. S. kung）ching（赣、湘、渝、川、贵、云）

    5. 植株较细瘦矮小，通常高 10～30 厘米，顶端有芽孢

      6. 叶披针形，稍稀疏；叶先端边缘有不整齐的尖齿或重锯齿；薄草质 ……………… 蛇足石杉 *H. serrata*（Thunb. ex Murry）Trev.（黑、吉、辽、浙）

      6. 叶狭椭圆形，螺旋状排列，密生；叶先端边缘平直，偶有尖齿；薄草质 ……………… 长柄石杉 *H. serrata*（Thunb. ex Murry）Trev. var. *longipetiolatum*（Spring）H. M. Chang（长江以南各省区）

  4. 叶披针形至线状钻形，向基部不变狭或偶有稍变狭，无柄，边缘有少数稀疏微齿

      7. 叶（至少中下部的）反折向下，倒披针形，宽 1.5～2 毫米，上部边缘有明显锯齿，产四川南部 ……………… 凉山石杉 *H. liangshanica*（H. S. Kung）ching et H. S. kung（川）

      7. 叶扩展至广开展，指向两侧或稍向上；枝连叶宽 1.5～2 厘米，叶长 6～10 毫米，急尖或渐尖头

        8. 植株高 9 厘米，主茎短，直立，由基部起 3～4 回二叉分枝，枝短而密 ……………… 昆明石杉 *H. kunmingensis* Ching（川、云、桂）

        8. 植株较高（12 厘米或过之），主茎长而仰卧向上，2（3）回二叉分枝，枝长而较稀，枝长 10 毫米，宽 0.8～1 毫米，渐尖，基部不变狭 ……………… 四川石杉 *H. sutchueniana*（Herter）Ching（徽、浙、赣、闽、湘、鄂、渝、川、贵）

  3. 叶无锯齿

    9. 叶平展或广开展；叶强度向上弯弓；叶钻形，长约 5 毫米不为肉质，上面平滑；茎和枝较细而柔弱 ……………… 南川石杉 *H. nanchuanensis*（Ching et H. S. kung）Ching et H. S. kung（鄂、渝、云）

    9. 基部以上的叶斜向上或直向上，往往覆瓦状排列

      10. 叶斜向上，彼此分离

        11. 植株高 10～25 厘米，3～5 回二叉分枝；枝连叶宽 10～12 毫米；叶长 7～9 毫米，宽 1.5～1.8 毫米 ……………… 小杉兰 *H. selago*（L.）Brenh, ex Schrank（黑、吉、新、云、藏）

        11. 植株较矮小，10 厘米，2（3）回二叉分枝；连叶宽 8～10 毫米；叶长 6～8 毫米，宽达 0.8 毫米 ……………… 东北石杉 *H. miyoshiana*（Makino）ching（黑、吉）

      10. 叶直向上，多少密覆瓦状排列；枝连叶宽约 7 毫米，叶较长，植株较矮而粗壮，叶长 5～6 毫米，质硬，黄绿色，背面隆起 ……………… 伏贴石杉 *H. salago* var. *appresa*（吉、陕、新、川、云、藏、台）

2. 附生，茎常下垂；孢子叶较不育叶小，孢子囊生枝顶叶腋，略呈穗状；孢粉远极面观辐射间区外凸，与辐射区界限不明显 ……………… 马尾杉属 *Phlegmariurus*

  12. 熟枝下垂或近直立，连枝叶扁平或近扁平，叶一般较大，平伸或上斜，排列较松散，背面扁平

    13. 叶明显为二型，孢子囊穗长线型；茎 4～6 回二叉分枝，不育叶卵状三角形，基部心形或近心形，具明显短柄 ……………… 马尾杉 *Ph. phlegmaria*（L.）Holub（云、桂、粤、琼、台）

    13. 孢子叶与营养叶同形或渐小，孢子囊穗不为线形

      14. 叶片椭圆形或椭圆状披针形，有柄或无柄，顶端渐尖，急尖或钝；植株中部叶片中部宽一般大于 2 毫米，少数较狭但有柄

        15. 叶片平展或斜向上开展，椭圆形或椭圆状披针形，叶片有柄或不明显，有光泽或无光泽

          16. 叶片卵圆形（顶端圆钝），植株中部叶片宽大于 2.0～4.0 毫米；有明显的柄，有光泽 ……………… 华南马尾杉 *Ph. austrosinicus*（Ching）L. B. Zhang（赣、川、贵、云、桂、粤、港）

          16. 叶片椭圆形，平伸或略上斜，无光泽，成熟叶柄不明显 ……………… 椭圆马尾杉 *Ph. henryi*（Bak.）Ching（桂、云）

        15. 叶片（至少植株近基部叶片）抱茎，椭圆披针形，基部下延，无柄无光泽 ……………… 福氏马尾杉 *Ph. fordii*（Baker）Ching（浙、赣、闽、台、粤、港、桂、琼、贵、云）

      14. 叶片披针形，无柄，顶端尖锐，有光泽，植株中部叶片中部宽一般 1.5～2.0 厘米；叶片草质，疏

生，中脉不显···

····· 闽浙马尾杉 *Ph. minchegensis*（Ching）L. B. Zhang（徽、浙、赣、湘、渝、闽、桂、粤、琼）

12. 成熟枝下垂，枝连叶绳索状，直径 2～5 毫米，叶小，坚硬，紧贴枝上，背面隆起或呈龙骨状

17. 不育叶不为针状，顶端内弯，长不足 5 毫米；孢子囊穗直径 1.5～2.5 毫米，孢子囊露出孢子叶外

··· 云南马尾杉 *Ph. yunnanensis* Ching（云）

17. 不育叶针状，顶端近通直，向外开张，长达 8 毫米，孢子囊穗直径 3 毫米，孢子囊藏于孢子叶内，

不显 ······················ 龙骨马尾杉 *Ph. carinatus*（Desv. ex Poiret）Ching（云、桂、粤、琼、台）

1. 茎匍匐或攀援，少直立，侧枝二叉分枝；有明显的孢子囊穗；孢子叶不同于不育叶，干膜质 ··········

··· 石松科（Lycopodiaceae）

18. 不为攀援藤本，主茎匍匐；小枝明显扁平状，每个孢子枝上有囊穗 2～5 个

··· 扁枝石松 *D. complanatum*（L.）Holub（川、贵、云）

18. 攀援藤本，主茎长达数米；小枝不呈扁平状，孢子囊穗多数，圆锥状

··········· 藤石松 *L. causarinoides*（Spring）Holub（浙、鄂、湘、川、贵、云、藏、闽、桂、粤、台）

【分布与生境】

长柄石杉分布于长江以南各个省区，生于海拔 300～1000m 的针阔叶混交林及灌木丛下。蛇足石杉群落多生于海拔 400～1600m 的山地密林下或沟谷阴湿土中。群落上层乔木树种主要有毛竹 *Phyllostachys heterocycla*、三尖杉 *Cephalotaxus fortunei*，灌木有檵木 *Loropetalum chinense*、金银花 *Lonicera japonica*、映山红 *Rhododendron mariesii*、紫金牛 *Maesa japonica*、格药柃 *Eurya muricata*，草本植物有蕨、多花黄精 *Polygonatum cyrtonema*、三脉紫菀 *Aster ageratoides*、泽兰 *Eupatorium japonicum* 及浙皖粗筒苣苔 *Briggsia chienii* 等。蛇足石杉属群落中下层草本，其伴生植物有金发藓 *Polytrichum commune* 及暖地大叶藓 *Rhodobryum giganteum* 等藓类。

【生物学特性】

蛇足石杉为多年生，生长缓慢的小草本，在自然条件下年净生物量的增长速率很慢，成株高 12cm 的孢子体，大约需要 6～7 年。其繁殖方式主要有 3 种：孢子繁殖、芽孢繁殖、分株繁殖。

蛇足石杉为植株基生的草本植物，高 10～24cm，茎上部为红色或绿色。不定根生于主茎基部，和真菌共生。主茎直立，或下部斜升，圆柱形，单一或一至数回二叉分枝，春季其顶端常生有芽孢，外被 1～3 个绿褐色卵状披针形芽鳞片，芽孢落地成新苗。叶螺旋状着生，椭圆状披针形，有明显的短柄，叶长 1～3cm，宽 2～4mm，顶端锐尖，基部渐狭成楔形，边缘有不规则的尖锯齿；中脉明显；叶薄纸质，两面光滑。孢子叶与营养叶同形或异形，绿色；孢子囊肾形，单生于叶腋间，不集成穗，多生于植株的上部，淡黄色，光滑，成熟时横裂；孢子一型，圆球状四面体。孢子萌发后，形成配子体。配子体小型，结构简单，生活期较短，为 30 天左右。成熟的配子体为不规则的绿色块状体，贴在土的表面上，通过菌根作用取得营养。配子体产生的精子和卵在有水的环境中受精。受精卵发育成胚，幼胚暂时寄生在配子体上，长大后配子体死亡，孢子体即行独立生活。幼孢子体的顶端由开始长出新叶，到幼苗长到 2～3cm 时，就出现二叉分枝。其维管柱属于最简单的原生中柱。随着植物的发育成熟，其幼嫩茎中的星状中柱向编织中柱演化。

【资源保护与更新】

千层塔原植物隶属于维管植物中最原始的拟蕨类类群，经过世代交替的孢子萌发繁殖，这类植物对生境苛刻，再生困难。随着石杉碱甲利用量的增加，其野生资源遭到大量采挖，目前其储量已远远不能满足需求。要从根本上解决石杉科植物资源短缺的问题，有必要寻找科学的繁殖和生产方法。

在野生条件下，蛇足石杉的繁殖方式主要包括分株繁殖、孢子繁殖和芽孢繁殖等。分株繁殖是一种较为特殊的无性繁殖方式，即植株折断后从基部萌发出新芽的现象，与扦插繁殖极为相似。扦插繁殖要求技术比较简单，易于推广，目前已有一些地区利用扦插对蛇足石杉进行人工栽培，但因自然条件下石杉植物生长极为缓慢，种苗的来源问题往往成为限制大规模栽培的因素。孢子繁殖环境要求条件复杂，萌发需要较长的时间。国内外学者已认识到自然条件下石杉植物体与真菌的共生关系，原叶体需真菌侵染后才能完成发育过程，且真菌－原叶体的共生关系也不是专一的。虽然人工培育孢子目前尚未成功，但因其孢子量非常可观，所以如果实验室孢子繁殖技术获得突破，那么将大大增加其栽培种质来源。芽孢繁殖是石杉科植物常见的繁殖方式，是生长在植株上的一种营养繁殖，国外已有芽孢形成机理，繁殖方式等的报道。国内研究者也证实了长柄石杉天然居群中存在来自芽孢的植株。芽孢是一种变态叶，也是一种重要的营养繁殖体。芽孢产生的时间和数量因生境和植株株龄的差异而有较大的不同。芽孢自母株脱离后在合适的土壤基质中能迅速生长成新植株。一般芽孢繁殖的幼苗，芽孢会在幼苗基部残留很久，长者达1年，根据此结构即可判定是否为芽孢繁殖。幼苗生长至少2年后出现分叉，产生孢子和芽孢，可进行孢子繁殖。在了解芽孢结构、芽孢萌发过程的基础上通过繁育试验，国内已有研究人员在海南等地建立了芽孢繁育技术体系，有望缓解蛇足石杉资源的危机。

组织培养也是石杉类植物快速繁殖和大规模工厂化生产的理想手段。国外对 *Lycopodiell ainundata*（L.）Holub、*Huperzia selago* 进行组织培养，以灭菌后的茎为外植体，接种到培养基上，6个月后出现二分叉，8个月后长到10cm，经检测发现组培苗的石杉碱甲含量高于野生植株。

目前已有利用从石杉科植物中分离所得的内生真菌生产石杉碱甲及其类似物的相关报道，利用微生物发酵生产石杉碱甲有望成为石杉碱甲来源更为经济有效的新途径。但目前报道的菌种生产石杉碱甲的产量极低，尚无法应用于工业化生产。

【资源化学与评价】

石杉科植物普遍含有石松生物碱类（lycopodium alkaloids）成分，按其结构特点可分为四大类：石松碱类（lycopodines），石松定碱类（lycodines），伐斯替明碱类（fawcettidines）和其他类。代表化合物如石松碱（lycopodine）、石松定碱（lycodine）、伐斯替明碱（fawcettidine）和马尾松碱（hlegmarine）等。该类成分中，石杉碱甲（huperzine A，Hup A）具有较强的抑制胆碱酯酶的活性，对治疗老年性痴呆（Alzheimer's disease，AD）和重症肌无力有显著疗效。

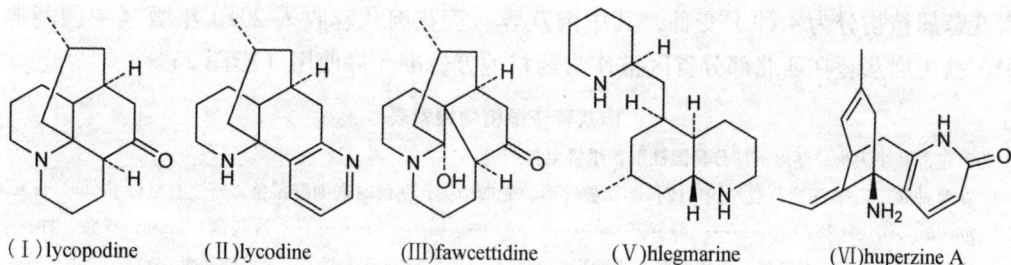

（Ⅰ）lycopodine　　（Ⅱ）lycodine　　（Ⅲ）fawcettidine　　（Ⅴ）hlegmarine　　（Ⅵ）huperzine A

【新资源寻找】

石杉碱甲（Hup A）在我国首次由徐择邻从华南马尾杉 *P. fordii*（Baker）Cheing 中分离得到。石杉科植物都含有 Hup A，但含量参差不齐，以石杉属植物 Hup A 含量最高，但最近研究发现，某些马尾杉属植物也含很高的 Hup A，如柳杉叶马尾杉 *Plcrutomerianus*（Maxim）Ching 中的 Hup A（0.1916%）远高于石杉属植物，但以长柄石杉的含量和蕴藏量相对较多。石杉碱甲的结构特殊，其人工合成的成本远高于植物提取。到目前为止，发现有乙酰胆碱酯酶（AchE）抑制活性的石松生物碱都出自 Lycodine 型，除 Hup A 外，N–methyl–hup–B 和蛇足石杉碱（huperzinine）也有较强的活性，石杉碱乙（Hup B）的活性及构效关系改造也引起了众多研究者的兴趣。这类化合物一般也是四环，只是从喹诺里西嗪环（A + C 环）形式转化成分开的吡啶或吡啶酮 A 环和六氢吡啶 C 环。这类化合物与 lycopodine 型的 B、C 和 D 环的构型是一致的。

目前已发现的其余石松生物碱几乎无抑制乙酰胆碱酯酶的活性或作用甚微。除生物碱外，石杉科植物中还含有三萜类、黄酮类等成分，但相关的研究报道甚少。

肉苁蓉（Cistanches Herba）

肉苁蓉 *Cistanche deserticola* Y. C. Ma. 又名大芸，蒙药名查干–高要，为列当科（Orobanchaceae）肉苁蓉属（*Cistanche*）多年生寄生性草本植物，寄生于藜科梭梭属多年生小乔木梭梭 *Haloxylon ammodendron* 的根部，以干燥带鳞叶的肉质茎入药，味甘、咸，性温，有补肾阳，益经血，润肠通便等功效，用于腰膝酸软，筋骨无力，阳痿，女子不孕，肠燥便秘。肉苁蓉最早记载于《神农本草经》，被列为上品，并被历版《中国药典》所收载。由于肉苁蓉资源紧缺，市场需求量大，2005 年版《中国药典》首次将管花肉苁蓉 *C. tubulosa*（Schenk）Wight 作为基原植物之一。现代研究证明，肉苁蓉具有提高性功能、抗疲劳、调节免疫功能、抗老年痴呆、抗衰老等多方面的作用。近年来，由于肉苁蓉需求量猛增，乱采滥挖现象严重，野生资源已濒临枯竭，西北地区脆弱的生态环境也遭受极大破坏。为此，国家明令禁止采挖野生肉苁蓉，鼓励通过人工种植满足市场需求。

【资源植物】

肉苁蓉属植物约 22 种，分布于北半球温暖的沙漠、荒漠等干燥地带，中药肉苁蓉物种来源比较复杂。经考证，历代本草所载的肉苁蓉原植物为肉苁蓉 *C. deserticola* Y. C. Ma 和盐生肉苁蓉 *C. salsa*（C. A. Mey.）G. Beck，并认为前者质量较佳。《中国植物志》将肉苁蓉属植物分为 5 种，目前国内学者通过进一步调查，将我国肉苁蓉属植物分为4种1变种，其中肉苁蓉、管花肉苁蓉收入2010年版《中国药典》中，盐生肉苁蓉在西北部分省区被作为药材地方标准允许使用（彩图2）。

肉苁蓉资源植物检索表

1. 药室基部具小尖头；茎地下部分呈圆柱形，维管束排列成环
  2. 花萼钟状，4~5深裂，裂片线形或长圆状披针形，先端渐尖；茎鲜时表面鲜黄色，寄主有红砂 *Reaumuria soongarica* ·· 沙苁蓉 *C. sinensis*（蒙、甘、宁）
  2. 花萼管状或钟状，5浅裂，裂片卵形、半圆形或近圆形，先端钝，极稀渐尖；茎鲜时表面白色
    3. 花序全部苞片较短，卵状披针形，长度为花的1/2以下；花萼长度为花的1/3以下
      4. 苞片、小苞片、花萼常为紫褐色，稀黄棕色；花冠裂片淡紫色或紫色；寄主有盐爪爪属 *Kalidium* 植物等 ·· 盐生肉苁蓉 *C. salsa*（蒙、甘、夏、新）
      4. 苞片、小苞片、花萼均为白色；花冠裂片白色；寄生于珍珠柴 *Salsola passerina* 植物根部 ·· 白花盐苁蓉 *C. salsa* var. *albiflora*（宁）
    3. 花序下半部或全部苞片较长，线状披针形或披针形，与花等长或稍长；花萼长度为花的1/3以上；常寄生于梭梭属 *Haloxylon* 植物根部 ···················· 荒漠肉苁蓉 *C. deserticola*（蒙、甘、宁、新北部）
1. 药室基部钝圆；茎地下部分常呈纺锤形，维管束散生；常寄生于柽柳属 *Tamarix* 植物根上 ·· 管花肉苁蓉 *C. tubulosa*（新南部）

【分布与生境】

肉苁蓉　生于荒漠地带的湖边、沙地或沙丘，洪积扇冲地，海拔225~1150m地区，寄主为藜科梭梭属植物。分布于我国西北沙漠地区北纬36°~46°范围内的乌兰布和沙漠、腾格里沙漠、巴丹吉林沙漠、河西走廊沙地、塔克拉玛干沙漠和古尔班通古特沙漠。东西横跨内蒙古、陕西、甘肃、宁夏及新疆等省区，此外青海亦有少量分布。主要分布在内蒙古（阿拉善盟、巴颜卓盟）、宁夏（中卫、中宁）、甘肃（民勤、武威、金昌、山丹、张掖、高台、酒泉、金塔、嘉峪关、玉门）、新疆（天山以北吉木萨尔、奇台、精河、博乐、哈巴河等县）、青海（海乐、海南、柴达木盆地）。肉苁蓉寄主梭梭群落为沙生荒漠植被的主要群落类型。主要伴生植物有柽柳、白梭梭、沙拐枣、白刺等沙生植物。目前人工种植肉苁蓉主要在内蒙古、宁夏、新疆等省区。

管花肉苁蓉　仅自然分布于新疆天山以南塔克拉玛干沙漠及周围的戈壁上，寄主为柽柳属 *Tamarix* 植物，主要有：塔克拉玛干红柳 *Tamarix talamakanansis* M. T. Liu、塔里木红柳 *T. taremensis* P. Y. Zhang et M. T. Liu、多枝柽柳 *T. vamosissima* Bunge、多花柽柳 *T. hohenackeri* Bunge、密花柽柳 *T. hohenackeri* Bunge。分布于新疆南疆和田、喀什、于田、民丰、阿克苏等地区，寄生于水分较充足的柽柳丛中及沙丘地，以和田地区蕴藏量最大。

盐生肉苁蓉　生于荒漠草原带及荒漠区的湖盆低地、沙丘、沙地及盐碱较重的盐湖周围，海拔700~2650m，寄主植物有藜科盐爪爪 *Kalidium foliatum*（Pall.）Moq.、细枝盐爪爪 *K. gracile* Fenzel.、凸尖盐爪爪 *K. cuspidatum*（Ung. –Sterb.）Grub、珍珠柴 *Salsola passerina* Bunge、蒺藜科白刺 *Achnatherum splendens*（Trin.）Nevski、柽柳科红沙 *Reaumuria soongorica*（Pall.）Maxim 等。分布于内蒙古（锡林郭勒盟以西）、陕西（定边、靖边、横山、榆林）、宁夏（盐池、灵武、平罗、中卫、海原等县）、甘肃、青海、新疆等地。

白花盐苁蓉　分布于宁夏盐池、灵武地区，为盐生肉苁蓉的 1 个变种。

【生物学特性】

1. 种子形成及寄生

肉苁蓉具有完全发育的繁殖器官。每年 4 月中旬开始，接近地表的肉质茎抽薹、现蕾、开花、受粉、结实。肉苁蓉为异花授粉植物，在自然界其授粉主要是通过昆虫传粉。肉苁蓉硕果椭圆形，每果种子数可达千粒。肉苁蓉种子种皮细胞外侧向壁破裂，径向壁及内向切向壁具网状加厚；胚乳富含淀粉，靠近种皮的胚乳细胞壁角质化，胚乳外面蒙有一层蜡质。种子的这种结构使其能忍耐荒漠地区的干燥、高温及异常显著的昼夜温差，从而常年保持活力。肉苁蓉胚发育简单，无胚根、胚芽及子叶的分化。肉苁蓉的种子萌发需有寄主根的参与，肉苁蓉种子萌发后形成吸器与寄主根连接，产生芽原基，以后发育成为肉苁蓉植株，其茎膨大成肉质。

2. 寄生生长特性

肉苁蓉为多年生寄生性草本植物，没有叶绿素，不能自身合成营养，在沙土中种子萌发与寄主产生寄生关系后通过寄主根获取营养。依靠寄主植物根部提供的营养，肉质茎迅速膨大。野生肉苁蓉肉质茎的长短、粗细取决于其沙埋深度和寄主植物的营养供给能力，一般肉苁蓉茎粗可达 10cm 以上，长 50cm 以上，最大的肉质茎长达 2m 以上，单株鲜重数十公斤。人工栽培的肉苁蓉长短取决于种植深度。肉质茎在生长发育时期，其茎基部可形成瘤状膨大体，不断产生不定芽，形成众多的新肉质茎以取代枯死的肉质茎，在没有病虫害和人、畜危害的情况下，这种更新过程可持续多年，直至寄主植物枯死为止。

【资源化学成分】

肉苁蓉含有多种类型的化学成分，主要有苯乙醇苷类、环烯醚萜类、木脂素类、生物碱类、黄酮类、多元醇类，以及氨基酸类、D-甘露醇、β-谷甾醇、多糖及无机元素等成分。苯乙醇苷类成分为其补肾阳，提高免疫功能，抗老年痴呆症的活性成分，其中松果菊苷和类叶升麻苷为主要有效成分，多元醇和寡糖类成分为其润肠通便的活性成分，多糖类为其提高免疫功能的主要活性成分。

研究发现，肉苁蓉苯乙醇苷、松果菊苷和毛蕊花糖苷的分布及其积累有其一定的规律性。从整个植株看，茎中部以下部位中的含量显著高于植株上部；药材中多糖的累积量以秋季采收品高于春季植物生长活跃期。

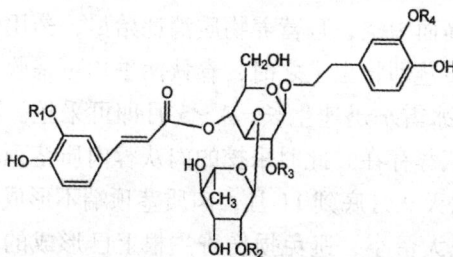

$R_1=R_2=R_3=H$　$R_4=CH_3$	肉苁蓉苷 A
$R_1=CH_3$　$R_2=R_3=H$　$R_4=CH_3$	肉苁蓉苷 B
$R_1=R_2=R_3=H$	松果菊苷
$R_1=R_2=H$　$R_3=Ac$　$R_4=H$	Tubuloside A
$R_1=H$　$R_2=R_3=Ac$　$R_4=H$	Tubuloside C
$R_1=H$　$R_2=CH_3$　$R_3=H$	肉苁蓉苷 C
$R_1=R_2=CH_3$　$R_3=H$	肉苁蓉苷
$DR_1=R_2=R_3=H$	毛蕊花糖苷
$R_1=R_2=H$　$R_3=Ac$	2'-乙酰基麦角甾苷

肉苁蓉中苯乙醇苷类化合物结构

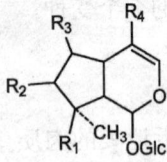

R₁=H	R₂=OH	R₃=H	R₄=COOH	8-epiloganic acid
R₁=OH	R₂=R₃=H		R₄=COOH	mussaenosidic acid
R₁=OH	R₂=H	R₃=OH	R₄=H	leonuride/ajugol
R₁=H	R₂=R₃=H		R₄=COOH	8-epideoxyloganic acid
R₁=OH	R₂=R₃=R₄=H			gluroside

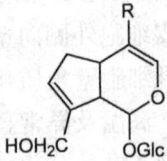

$R_1=H$　$R_2=OH$　$R_3=H$　$R_4=COOH$　8-epiloganic acid
$R_1=OH$　$R_2=R_3=H$　$R_4=COOH$　mussaenosidic acid
$R_1=OH$　$R_2=H$　$R_3=OH$　$R_4=H$　leonuride/ajugol
$R_1=H$　$R_2=R_3=H$　$R_4=COOH$　8-epideoxyloganic acid
$R_1=OH$　$R_2=R_3=R_4=H$　gluroside

$R=COOH$　geniposidic acid
$R=H$　bartsioside

肉苁蓉中环烯醚萜类化合物结构

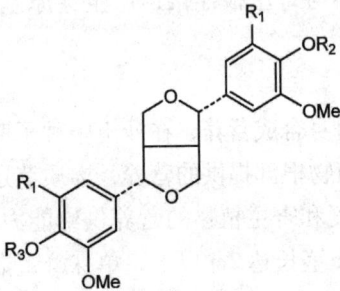

$R_1=OMe$　$R_2=H$　$R_3=Glc$　鹅掌楸脂素
$R_1=OMe$　$R_2=R_3=Glc$　丁香脂素-O-β-D-吡喃葡萄糖苷
$R_1=R_2=R_3=H$　松脂醇
$R_1=R_2=H$　$R_3=Glc$　松香树脂酚-O-β-D-吡喃葡萄糖苷

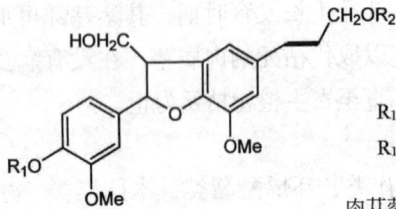

$R_1=H$　$R_2=Glc$　dehydrodiconiferyl alcoholγ-O-β-D-glucopyranoside
$R_1=Glc$　$R_2=H$　dehydrodiconiferyl alcohol 4-O-β-D-glucopyranoside

肉苁蓉中木质素类化合物结构

【采收与产地加工】

1. 肉苁蓉种子采收

肉苁蓉同一花序中的果实成熟不一致，因此种子宜分期采收。大田生产种子，每年6～7月，用塑料袋套于成熟果序上，握紧，向上直提或轻轻折断，勿使种子掉落地上，连果穗采回。晾晒数天后，揉破变黑成熟的果皮、脱粒，筛除杂质，干燥保存。肉苁蓉种子很轻，每克约10000粒，晾晒筛选时需注意防止被风吹失。

2. 肉苁蓉药材采收与加工

肉苁蓉花序出土前，肉质茎营养丰富，柔嫩滋润。一旦出土开花，肉质茎就开始木质化，果实成熟期，肉质茎常因木质化程度高而中空，且营养物质消耗殆尽，药用价值降低。因此，肉苁蓉最适宜的采收期应是肉质茎即将出土之时，春秋两季均可采收，以3～5月采收为佳。初春，肉苁蓉吸收融化的冰雪水迅速生长，4～5月即可采挖。在寄主附近，如果地面出现较大裂缝，表示有肉苁蓉存在。此时采挖的肉苁蓉肉质茎顶端花序刚出土，为上等药材，称谓"春苁蓉"；秋天9月底到11月，肉质茎顶端不形成花序而不出土，称谓"秋苁蓉"。采挖时要注意采大留小，避免损伤寄主根上已形成的不定芽和寄生根，第二年又能长出新苁蓉，采挖后要覆土填埋坑穴，不使寄主根外露，以免加剧地面风蚀，影响寄主长势。

R₁=OMe R₂=H R₃=Glc $C_{28}H_{36}O_{13}$

R₁=OMe R₂=R₃=Glc $C_{34}H_{46}O_{18}$

R₁=R₂=R₃=H $C_{20}H_{22}O_6$

R₁=R₂=H R₃=Glc $C_{26}H_{32}O_{11}$

R₁=H R₂=Glc $C_{26}H_{32}O_{11}$

R₁=Glc R₂=H $C_{26}H_{32}O_{11}$

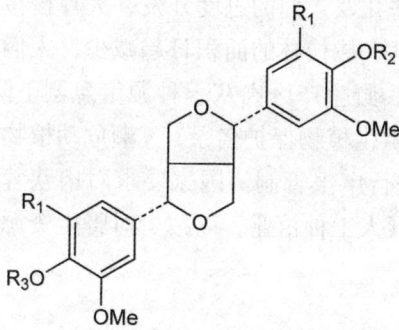

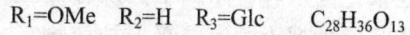

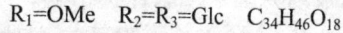

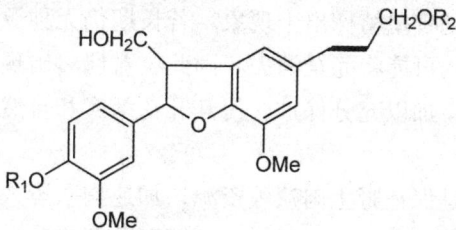

肉苁蓉木质素类化合物结构

传统加工方法：春季肉苁蓉采收后置沙土中半埋半露晒干后即为甜苁蓉（亦称淡大芸），质量属上乘。秋季采收者因水分大，不易干燥，一般都加工成"盐苁蓉"（亦称盐大芸），加工方法为白天在沙地上摊晒，晚上收集成堆遮盖起来，防止因昼夜温差大冻坏肉苁蓉，晒干后颜色好，质量高。由于用盐水浸泡肉质茎所含的氨基酸及其他有益成分易丢失，故质量较差。传统加工方法均为整根晾晒。现代研究发现，肉苁蓉尤其是管花肉苁蓉采收后切片晒干或高温杀酶晒干能保持其有效成分含量。

【资源开发与利用】

肉苁蓉在中国已有 2000 年的药用历史。武威旱滩坡东汉木简医方中，已使用肉苁蓉治疗虚劳内伤病；敦煌石窟文献中发现了 7 种以上含肉苁蓉的医方；《神农本草经》将其尊为补肾极品；《本草纲目》叹誉此物"甘，微温。温而能润，暖而不燥，滑而不泄，常补不峻，峻补精血，兴阳助人"，李时珍称："此物补而不峻，故有从容之名。"

作为名贵的补益中药，肉苁蓉已引起国际医药界的高度重视。现代研究发现肉苁蓉具有：提高机体免疫功能、增强体力和抗疲劳、抗肿瘤、改善性功能障碍、润肠通便、保护肝脏、改善记忆功能障碍、防止老年痴呆症、改善脑循环、促进神经细胞生长修复、抗动脉粥样硬化等功效。基于当前已发现肉苁蓉的多方面用途，在进一步开展有效部位和活性成分研究基础上，肉苁蓉有望开发成为提高性功能，抗老年痴呆，保肝，通便，肿瘤辅助治疗，抗辐射等作用的药物。另外，鲜苁蓉还可以烹煮药膳，同时可开发成为运动员增强体力，抗疲劳和抗衰劳的保健品。

【资源保护与更新】

近年来，巨大的市场需求导致肉苁蓉野生资源破坏加剧，资源匮乏已成为制约肉苁蓉相关产品开发和产业发展的瓶颈。由于生态环境恶化及人们的过度开发，大片梭梭林和沙生植物死亡，加之农牧民对梭梭林的过牧、采薪，梭梭林的面积日趋减少；人们毁灭性采挖肉苁蓉，阻断了肉苁蓉出土开花结实过程，野生产区肉苁蓉种源量急剧下降。肉苁蓉已被列为国家二级保护植物，并收入《国际野生植物保护名录》《濒危动植物种国际贸易公约》（CITES）附录二，对其出口贸易进行申报管制。国家要求对肉苁蓉比照甘草和麻黄，实施专营许可证管理制度，鼓励发展人工种植业，以减少对野生资源的采挖，通过人工种植来满足国内外市场需要。

为实现肉苁蓉的可持续发展，应采取如下措施：

第一，保护极度退化的野生药源地。传统的药源地丧失了生产能力，已退出作为商品提供地的历史舞台，但这些地区仍偶然观察到零星植株出土现象。若长期仍无种源补充，必然造成药源区的彻底瓦解，其自然恢复的可能将完全消失。因此，对偶然出现的此类零星植株，应视为重建分布区的一线希望，加以充分保护，使其开花结实和自然散布种子，为该物种的持续存在提供最后机会。

第二，建立人工药源地。人工种植肉苁蓉是保护野生肉苁蓉资源，加速肉苁蓉人工种植产业化发展，实现肉苁蓉资源的可持续利用最有效的途径。在我国西北新疆、内蒙古、宁夏、甘肃等省区的干旱荒漠地区，应结合生态建设，按照《中药材生产质量管理规范（GAP）》要求，对肉苁蓉生产环境、种子种苗、栽培技术、采收加工等进行科学管理，开展肉苁蓉规范化种植基地建设，实现肉苁蓉的资源保护和持续利用。

【新资源寻找】

目前，虽然肉苁蓉人工种植已取得重要进展，但受各种条件的限制，仍不能满足市场需求，应用组织培养方法，可以在不受寄主和季节气候等条件影响的情况下大量生产肉苁蓉细胞，也是解决市场需求和保护野生资源的有效途径，具有很高的经济价值和生态效益。目前固定化培养肉苁蓉愈伤组织已经获得成功。随着工程技术的进一步成熟，通过组织培养的方法大规模生产肉苁蓉愈伤组织，提取药用成分具有广阔的应用前景。

苯乙醇苷类化合物（phenylethanoid glycosides，PhGs），是肉苁蓉的次生代谢产物，也是其主要药效成分。目前组织培养肉苁蓉的研究大多数都集中在提高 PhGs 产量方面。近年来兴起的生物转化系统生产药用成分的研究在肉苁蓉 PhGs 的生产中也有应用。不同种肉苁蓉的愈伤组织中 PhGs 的种类和质量分数不同。目前，我国分布的 4 种 1 变种肉苁蓉属药用植物资源在不同区域均有使用，但中国药典仅收载其中的两种。研究表明，我国分布的荒漠肉苁蓉、盐生肉苁蓉和管花肉苁蓉等同属植物资源形成的药材均有不同程度的补肾壮阳作用。通过进一步的系统研究，有可能发现和挖掘替代资源并合理利用近缘资源植物。

化橘红（Citri Grandis Exocarpium）

中药化橘红首载于明代万历年间的《高州府志》，"化州橘红为化州独有"。化橘红入药应在宋代以后，当时归为橘红类药材。由于质优效佳，化州产的橘红逐步单独成目。1765 年赵学敏的《本草纲目拾遗》一书中，化州橘红已正式立目而单独分出，成为清朝皇室镇咳祛痰之贡品。古时用的化橘红均指特产于广东化州县（现化州市）的毛橘红，该药材基原为柚 *Citrus grandis*（L.）Osbrck 的栽培变种化州柚 *Citrus grandis* 'Tomentosa'，其外果皮密被绒毛，故称毛橘红。由于供不应求，20 世纪 60 年代后化州柚近源物种柚的果皮也作为化橘红应用，其外果皮光滑无毛，俗称光橘红。

【资源植物】

我国柑橘属植物有 71 种（含变种），其中柚的栽培变种——化州柚 *Citrus grandis* 'Tomentosa' 和柚 *Citrus grandis*（L.）Osbrck 被《中华人民共和国药典》（2010 年版）收载为化橘红药材的植物来源，两者均富含柚皮苷，《中国药典》规定化橘红柚皮苷含量不得少于 3.5%。对我国 71 种（含变种）柑橘属植物进行检验，柚皮苷含量较高的物种有 7 种（彩图 3）。

柑橘属化橘红资源植物检索表

1. 翼叶窄或无，长度不到叶身的一半
  2. 单身复叶有翼叶，或极窄至仅具痕迹
    3. 嫩枝、花梗及叶片下面均有柔毛，翼叶大；种子大，有明显棱皱；子叶和胚均乳白色，单胚
      4. 果无毛 ·················· 柚 *Citrus grandis*（L.）Osbeck（长江流域以南各省）
      4. 果密被绒毛 ·················· 化州柚 *Citrus grandis* 'Tomentosa'（特产广东省化州市部分乡镇）
    3. 嫩枝、花梗及叶片下面均无毛，或仅嫩叶翼叶中脉有稀疏短毛
      5. 花蕾和花瓣均白色；雄蕊 25 枚以下
        6. 翼叶通常宽而明显；通常总状花序或 2～3 花簇生，很少单生；果皮较难剥离；子叶和胚均乳白色
          7. 囊瓣 12～14 或更多；果皮比橙皮厚但较柚皮薄；种子形状不规则，有明显肋棱；子叶和胚均乳白色，多胚 ·················· 葡萄柚 *Citrus paradisi* Macf.（浙、粤、川）
          7. 囊瓣很少 12 瓣以上；种子形状较规则，平滑或有明显肋棱
            8. 果顶端圆或近于平坦或浅窝状凹陷；花瓣长 1.2 厘米
              9. 果肉味酸，有时带苦味或有特殊气味；果皮较粗
                10. 萼片在果期常增大；果皮紧贴果肉，难于剥离；果心实；叶片质地较厚 ·················· 酸橙 *Citrus aurantium* Linn.（长江流域以南各省）
                10. 萼片不增大或稍增大；果皮较易剥离；果心空或半充实；叶片质地较薄，有特殊香气 ·················· 香橙 *Citrus junos* Sieb. ex Tanaka（甘、陕、苏、黔、桂、云）
              9. 果肉味甜或甜过于酸；果皮较平滑 ·················· 甜橙 *Citrus sinensis*（Linn.）Osbeck（长江流域以南各省）
1. 翼叶狭窄至仅具痕迹；果皮甚易剥离，子叶和胚均绿色；单花或 2～3 花簇生于叶腋，花较小，花梗和花柱均纤细
    11. 叶片网脉明显；果较大，圆形或扁圆形，囊瓣 7～12 瓣；种子 9～21 ·············· 柑橘 *Citrus reticulate* Blanco（秦岭南坡以南，伏牛山南坡诸水系及大别山区南部各省）

【分布与生境】

柚为亚热带主要果树之一，国内长江以南各省均广为栽培。柚对温度适应性强，亚洲越南、缅甸、印度、斯里兰卡、日本也有种植，美国、古巴、南非、巴西、阿根廷等国也是柚的主要产地。由于具有雄性不育倾向，故在柚林中可间种少量同属其他植物，形成杂交优势。

　　化州柚仅分布于东经110°~111°、北纬21°~22°15′的广东省化州市部分地区,即该市北部的平定镇、文楼镇、播扬镇和中南部的中垌镇、官桥镇和化州市郊一带。其中平定镇为主要产区,年平均日照1984.6小时,年平均太阳总辐射量111.62千卡平方厘米,年平均温度22.6℃,最高温度37.5℃,最低温度2.2℃。7月份平均温度28.2℃,为一年中最热月份;1月份平均温度15.1℃,为一年中最冷月份。年≥0℃积温8274.4℃,≥10℃持续日数354天,无霜期362天。雨量充沛,干湿明显。而该市化州柚主要分布区多为富含礞石、钛矿等矿产的丘陵地带,夏热多雨,年平均降雨量在1800~1900毫米左右。

　　作为柚的栽培变种,化州柚仅特产于广东化州市部分乡镇,成为地理标志保护物种。为探究化州柚形成原因,以色谱指纹图谱、随机扩增多态性DNA分析、等离子发射光谱技术等的综合研究结果初步显示,种植地土壤心土层铝、钾元素与化州柚遗传距离呈显著正相关,而铝和钾元素是礞石的主要组成元素之一,提示当地盛产的礞石可能是促进化州柚形成的主要生态因素之一。

【生物学特性】

　　柚为常绿乔木,高5~10米;小枝扁,被柔毛,有明显针刺。单生复叶下面有疏毛,革质,叶质稍薄,宽卵形至椭圆状卵形,长8~20厘米,有钝锯齿;叶柄有倒心形宽翅。花白色,单生或簇生于叶腋,长1.8~2.5厘米;花萼长约1厘米;花瓣反曲;雄蕊20~25,药大,为条形;子房圆球形,上位;果大,球形至扁球或梨形,果径10~25厘米,外果皮平滑无毛,淡黄色,多油腺点。花期4~5月,果熟期9~11月。化州柚为柚的栽培变种,与柚相比,具有果皮密被绒毛、果径较小,花期、果熟期均早于柚等特点。

　　化州柚多采用高空压条繁殖。选健壮成熟化州柚母树向阳1~2龄生枝条,枝条直径1~2厘米以上,在其基部10~20厘米以上处环状剥皮,宽度5厘米左右,刮去环剥处的形成层。1~2天后,用肥沃表土加少量动物骨灰、鲜牛粪、水混合均匀(干湿适中)包在环剥处,外包两层塑料薄膜,两端用塑料绳捆扎紧,待环剥处长出两轮新根时,将枝条截离母株,经适当修剪,装在塑料杯内(规格:口径、高度分别16~18厘米),排列在已准备好的苗床上育苗1~2个月,当顶蓬叶稳定时,经过修剪,再移植到大田定植。定植2~3年后化州柚开始开花,花期2~3月;种植3~5年后开始结果,柑果球形,外果皮密被白色绒毛,幼果尤其明显,果期3~10月。由于以未成熟果入药,故化州柚果实采收期为4~5月。研究表明,化州柚果龄20天时鲜果重11.74g,34天时鲜果重28.68g,41天时鲜果重110.19g,55天时鲜果重185.00g,综合考虑其总黄酮、柚皮苷和野漆树苷含量与果实产量的关系,一般在果龄6周左右,当化州柚鲜果果重110g左右(果径约6.8cm左右)时采收为宜(详见采收与加工项)。

【资源化学与评价】

　　化州柚药用部分——果实主要含黄酮类、挥发油、香豆素类、多糖类等成分。

1. 黄酮类

　　主要含有柚皮苷(naringin)以及野漆树苷(rhoifolin)、枳属苷(ponci-rin)、新陈皮苷（neohesperidin）、芹菜素（apigenin）和柚皮苷元（naringenin）等黄酮类成分，其中柚皮苷和野漆树苷为化橘红中的主要活性成分。

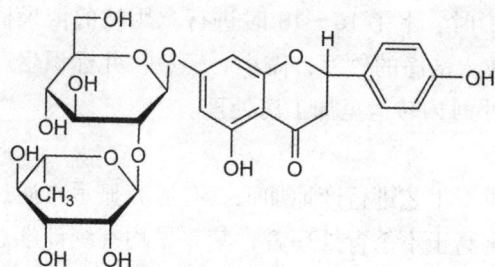

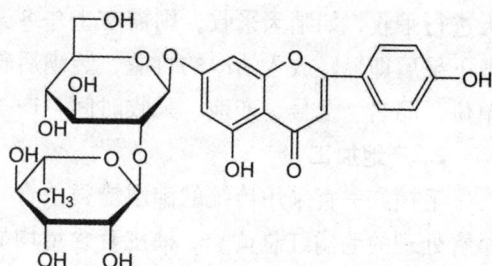

柚皮苷（naringin）　　　　野漆树苷（rhoifolin）

地道与非道地化橘红中柚皮苷及野漆树苷含量有差异，毛橘红柚皮苷一般高于光橘红，优质的毛橘红柚皮苷含量均高于15.0%，但区分两者主要指标为野漆树苷。毛橘红野漆树苷含量为0.62%～0.88%，而光橘红野漆树苷含量仅为前者的1/10左右，这是道地药材与非地道药材化学成分上的区别之一。

2. 挥发油

化州柚与柚两者挥发油成分的主要区别是化州柚果皮富含γ-松油烯，而在柚皮中未检出。对毛橘红和副毛橘红（多指化州柚实生苗果皮）的乙醚超声提取物进行的GC-MS分析显示，两者在化学成分的组成和含量上存在差异，化橘红挥发油组成以单萜类及其衍生物为主，其中，柠檬烯的含量明显高于其他组分。

【采收与产地加工】

1. 药材采收

毛橘红目前通常分为幼果、青果、青熟果三类进行采收。其中幼果指每年3～4月份收集疏果或刚脱落的幼果；青果指每年5～6月份采收的未成熟果，为毛橘红采收的主体；青熟果指每年6～7月份采收近成熟果。

应用含量测定及指纹图谱技术对毛橘红成果期黄酮类成分动态变化进行研究表明，果龄（自现果后计算）20天时鲜果重11.74g，其总黄酮含量（按干品计，下同）50.05%，柚皮苷含量46.01%；果龄27天时鲜果重12.68g，总黄酮含量43.64%，柚皮苷含量32.15%；但34天时鲜果重达28.68g，为两周前重量的2.4倍，其干果总黄酮含量31.35%，柚皮苷含量24.56%，药农多此时采收化州柚幼果，作为（毛）橘红胎入药，从经济价值和有效成分含量两方面综合考虑应是可取的。化州柚鲜果重量增加的峰值出现在果龄41天时，其重量达到110.19g，几乎为一周前的4倍，为果实重量增长最快的一周，其总黄酮含量16.81%，柚皮苷含量13.01%，此时采果，所获得的药材质量和产量均较优；因此，将采收期定在此时，即果龄6周左右、果径约6.8cm时进行采收。然而，当地药农却多等到果龄8周左右采果，此时鲜果重185g左右、干果皮总黄酮含量12.39%、柚皮苷含量9.23%；相对6周果龄者而言，其产量提高了67.79%，但药材总黄酮和柚皮苷含量则分别下降了26.29%、29.05%，质量有所下降。

结合指纹图谱中黄酮类成分、产量等的变化趋势，确定橘红胎采收期为果龄5周以内，毛橘红采收期宜为果龄 6 周左右，最多不得超过 8 周。采收前应确定拟采收植株的物种和果实大小，备好采收用的枝剪、提篮、箩筐等工具，最好选择无雨、无大风的阴天进行采收，如晴天采收，则需在上午 8～11 时、下午 16～18 时进行。用枝剪依果柄剪下果后即轻轻放入洁净的竹篮，装满后转放入洁净的竹箩，需小心轻放，并标识生产单位、品名、批号、产地、采收时间；1～2 小时内转运至加工房处理。

2. 产地加工

毛橘红一直采用传统的沸水漂烫杀青－烘干工艺进行产地加工。有研究显示：通过杀青处理的毛橘红总黄酮、柚皮苷含量均显著高于不杀青处理者，其差异均有统计学意义，但两者野漆树苷含量无显著性差异。指纹图谱分析数据显示，杀青处理的毛橘红黄酮类色谱峰显著多于不杀青处理者，提示经杀青处理可保证毛橘红活性成分不被破坏。两种处理方法加工的毛橘红均能显著延长小鼠咳嗽潜伏期和减少 2min 内小鼠的咳嗽次数，但杀青品比不杀青品具有更显著延长小鼠咳嗽潜伏期的作用。因此，毛橘红应采用传统的沸水漂烫杀青－烘干工艺进行产地加工。

柚果实显著大于化州柚果实，由于其药材需基本符合地道药材毛橘红的基本性状，因此均只能采收较小的未成熟果实，加工后成为光橘红。其产地加工方法为：果实置沸水中漂烫 5～8 分钟后，捞出，用薄利刀将果皮割成 5～7 瓣，除去果瓤，压制成形，晒干或阴干后用麻线扎结实，每扎十个包装。其中果皮剖成七瓣者称"光七爪"，剖成五瓣者称为"光五爪"。

【质量规格】

由于化橘红古时归为中药橘红项下入药，新中国成立后首次收入药典时即将化橘红作为果皮类药材入药。实际上自古以来，在地道产地化州市化橘红（毛橘红）入药的主流商品为全果（幼果或未成熟果），只是错过采收时间的近成熟果才取果皮入药，但质量较次。

1. 毛橘红

毛橘红商品通常分为三等，其中一、二等品为化州柚幼果或未成熟果加工而成的毛橘红珠，成品直径小于 2～3cm，高小于 3～5cm，黄绿色，香气浓郁，绒毛较多，按干燥品计算，其总黄酮不得少于 11.5%，柚皮苷不得少于 8.5%，野漆树苷不得少于 0.2%。三等品由化州柚近成熟果加工而成，加工成毛橘红珠者，成品直径 4cm 左右，高于 5cm；加工成毛橘红片者，呈对折的七角或展平的五角星状，完整者展平后直径 10～15cm，厚 0.2～0.5cm；两者均呈褐色或黄绿色，表皮上面具绒毛，有香气，按干燥品计算，其总黄酮不得少于 11.5%，柚皮苷不得少于 7.0%，野漆树苷不得少于 0.2%。

2. 光橘红

外皮黄棕色，光而无毛茸，亦有皱纹及小凹点，多成五角形，习称"光五爪"；呈七瓣者称"光七爪"，单片呈柳叶状者，习称尖化红，或称柳叶橘红，完整者展平后直径 15～25cm，厚 0.2～0.5cm。内表面多为黄白色，有脉络纹，质脆，易折断，断面不齐，外侧有一列不整齐的油点，内侧黄白色。

按照 2010 年版《中国药典》规定，光橘红按干燥品计算，柚皮苷含量不得少于 3.5%。

3. 毛橘红与光橘红的 HPLC 指纹图谱鉴别

光橘红与毛橘红的基原是原种与栽培变种的关系，两者所含化学成分相近，其总黄酮 HPLC 指纹图谱相似度在 0.9 以上。然而，野漆树苷含量的差异显著，两者易于鉴别；在毛橘红图谱中野漆树苷为第 2 大峰，而光橘红图谱中野漆树苷小于第 4 大峰（见图 9-4~5）。

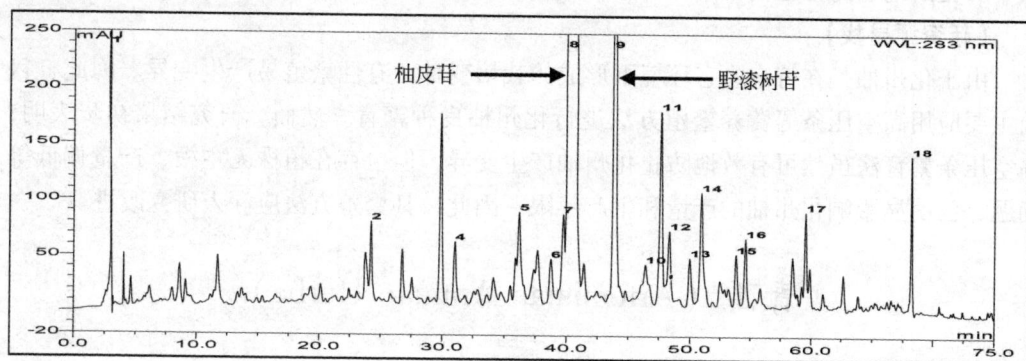

图 9-4 毛橘红甲醇提取液 HPLC 指纹图谱

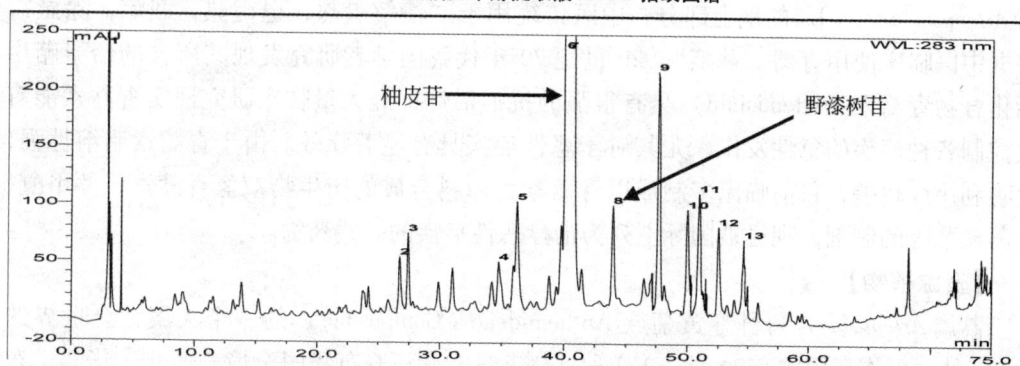

图 9-5 光橘红甲醇提取液 HPLC 指纹图谱

4. 毛橘红与光橘红祛痰作用和抗炎作用比较

以 NIH 小鼠分别按酚红法和耳郭肿胀法进行祛痰作用和抗炎作用比较试验，结果显示，毛橘红的祛痰作用和抗炎作用均显著优于光橘红。

【资源保护与更新】

1. 种质资源保护

化州柚分布极其狭窄，无性繁殖能力较差，又受到价格低廉、产区广泛的柚的冲击，化州柚资源曾一度濒临灭绝。因此，对化州柚进行种质资源保护，具有极其重要的意义。

2. 地理标志保护

化州柚特产于化州市，其果皮又是祛痰镇咳的良药，因此申请地理标志保护势在必行。2005 年化州市开始了化橘红地理保护标志的申报工作；2006 年底，国家质量监督检验检疫总局发布了 2006 年第 219 号公告，即《关于批准对化橘红实施地理标志产品保护的公告》，各地质检部门开始对化州市 14 个镇、街道、现辖行政区域所产化橘红实施地理标志产品保护措施，对产地化州柚品种、立地条件、栽培、采收、加工及质量特色等提出技术要求，凡属化橘红地理标志产品保护范围内的生产者，可向化州市质量技术监督局提出使用"地理标志产品专用标志"的申请，由国家质检总局公告批准。化橘红地理标志产品保护的实施将推动我国特有的化州柚资源的保护工作，使具有1500多年历史的地道药材毛橘红文化得到弘扬。

【新资源寻找】

由于化州柚是在特定生态环境下形成的栽培变种，有性繁殖易产生变异。因此，目前主要应用高空压条等营养繁殖方法进行化州柚良种繁育。然而，研究结果初步表明，高空压条繁育法虽然可有效地防止化州柚产生变异，但也存在植株无主根、产量偏低等问题，已明显影响化州柚的产量和生产年限。因此，其繁殖方法应深入研究改进。

青蒿 （Artemisiae Annuae Herba）

青蒿作为药用始载于《神农本草经》，列为下品，又名草蒿，来源于菊科植物黄花蒿 *Artemisia annua* L. 的地上部分，中医传统用于"清解暑热，退虚热，截疟，除虱"。根据中医临床使用青蒿"截疟"，20世纪70年代我国学者研究发现其所含的倍半萜内酯化合物青蒿素（artemisinin）具有很强的抗疟活性，经大量临床研究证实青蒿素能有效控制各种疟疾的急性发作，尤其对于恶性疟疾具有显著疗效。由于青蒿素脂溶性强，生物利用度较差，目前临床多制成以青蒿素为原料合成的衍生物双氢青蒿素、蒿甲醚、青蒿琥酯等的制剂，现已被国际上列为治疗恶性疟疾的一线药物。

【资源植物】

蒿属 *Artemisia* 为菊科春黄菊族 Anthemideae （Compositae） 的一个大属，全世界约300多种，可作药用的有74种，9变种，1变型。青蒿遍布我国全境，西北、华北、东北及西南省区最多，局部地区常组成植物群落，华东、华中、华南地区种类较少，多生长在荒坡、旷野及路旁，少数种也分布到海边滩地。

黄花蒿系世界广布植物，我国各省区均有分布，欧洲、亚洲温带、寒温带及亚热带地区、非洲北部、亚洲南部及西南部、加拿大、美国等均有分布。目前大面积种植青蒿的国家，主要有中国、肯尼亚、坦桑尼亚和越南。印度及非洲、南欧、南美一些国家有小面积的栽培。工业用青蒿主要来自栽培黄花蒿。在我国，黄花蒿主产于重庆，广东，海南，四川，广西，湖北汉阳、孝感、咸宁，浙江永嘉、乐清、兰溪，江苏苏州、常熟，安徽芜湖、安庆、滁县等地，多自产自销。大量研究证明，重庆、广西、广东、海南岛、四川等地所产黄花蒿中青蒿素含量较高，尤以重庆产量大、青蒿素含量高（彩图4）。

【生物学特性】

黄花蒿生长于海拔 300～2500m 的地区，多生长于海拔较低（300～600m）的河谷谷地、丘陵及低山地区的草本植物群落中，一般在村旁、路边、山坡、旷野及沟边较为常见。黄花蒿性喜开阔向阳的湿润环境，喜光，不耐阴蔽，忌水浸，对土壤条件要求不苛刻，pH 值在 4.5～8.5 之间、表层土深厚且排水性能良好的红壤、红黄壤、石灰土等均能正常生长发育。

黄花蒿整个生育期约 240～300 天，系 1 年生或越年生植物。自然繁殖，可在秋季萌发。黄花蒿从播种到枯萎经历苗期、分枝期、现蕾期、花期、种子成熟期等五个生育期。在春季气温适宜的情况下，盆播种子 5～11 天开始发芽，出现子叶。子叶小，圆形，绿色。发芽后的 8～15 天，第一对真叶出现；16～22 天，第二对真叶出现。30 天左右，叶 5～6 片，基部两片匙形、卵形至椭圆形，顶端齿裂或全裂，上部的叶呈一次羽状深裂或二次羽裂，以后呈二至三次羽状分裂。60～80 天在茎生叶腋内开始长出侧枝，营养期呈一次总状分枝，花期呈二次分枝。萌生能力强，如主茎折断后，则长出萌发枝二至多条。8 月下旬至 9 月上旬花蕾开成，长势茂盛，株高生长停止；当青蒿生长高达 1m 以上时，其基部的茎生叶就逐渐干枯，但侧枝、主茎中上部叶及主茎、侧枝则到枯萎期才逐渐枯萎。9 月中下旬花盛开，叶逐渐变黄，茎基部的枝叶干枯。9 月下旬至 11 月上旬果形成，大部分枝叶枯黄，茎生叶脱落；11 月中下旬至 12 月初果实成熟，为枯萎期，茎上部的小枝叶及总苞黄绿色，其余的枝叶干枯。

黄花蒿以种子繁殖。根据当地生长季节，选择具备最佳生长性状的植株进行采种。一般每株可收种子 60～120g。种子千粒重约 0.03g，以外形饱满、均匀者为佳。种子含水量低于 13% 时，一般可储存 4 个月。黄花蒿种子无休眠期，采收后的当年或次年即可使用。

【资源化学成分】

青蒿的挥发性成分含量约为 0.2%～0.25%，其中以莰烯、β-莰烯、异蒿酮等为主，约占挥发油总量的 70%。非挥发性成分主要包括倍半萜类、黄酮类以及香豆素类。

倍半萜类为青蒿含有的主要化学成分，包括青蒿素（qinghaosu, artemisinin, arteannuin），青蒿素Ⅰ（qinghaosu Ⅰ, artemisinin A, arteannuin A），青蒿素Ⅱ（qinghaosuⅡ, artemisinin B, arteannuin B），青蒿素Ⅲ即氢化青蒿素（qinghaosuⅢ, hydroartemisinin, deoxyartemisinin），青蒿素Ⅳ（qinghaosu Ⅳ），青蒿素 V（qinghaosu V），青蒿素 Ⅵ（qinghaosu Ⅵ），青蒿素 B 的异构体青蒿素 C（artemisinin C, arteannuin C），青蒿素 G（arteannuin G），去氧异青蒿素 B（deoxyisoartemisinin B, epideoxyarteannuin B），去氧异青蒿素 C（deoxyisoartemisinin C），青蒿烯（artemisitene），青蒿酸（qinghao acid, artemisic acid, artemisinic acid, arteannuic acid），去氢青蒿酸（dehydroartemisinic acid），环氧青蒿酸（epoxyartemisinic acid），11R－左旋二氢青蒿酸（1lR—dihydroartemisinic acid），青蒿酸甲酯，（methyl artemisinate），青蒿醇（artemisinol），去甲黄花蒿酸（norannuic acid），二氢去氧异青蒿素 B（dihydroepideoxyarteannuin B），黄花蒿内酯（annulide），无羁萜（friedelin）等。

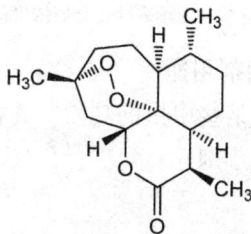

青蒿素

【采收与产地加工】

不同产区采收的黄花蒿中青蒿素含量差异显著，最高可达青蒿叶干重的 1%～2%。黄花蒿是一种短日照植物，光照对青蒿素含量的影响较大。有研究显示：作为提取青蒿素原料用黄花蒿的最佳采收期为生长盛期至花（蕾）期之前，此时青蒿素含量高，生物量大。在 8～9 月初黄花蒿植株进入花序分化末至现蕾初期，最好在晴天 11：00～16：00 收割。蒿叶加工时，严禁鲜蒿叶成堆码放和阴天采收，不得在有沙尘的场地上晾晒或加工。WHO 专门制定了青蒿的采收规范《On Good Agricultural and Collection Practices [GACP] for *Artemisia annua* L.》，可供参考。

作为传统青蒿药材入药的采收期宜选择在秋季花盛开时采割地上部分，除去老枝，阴干用于调剂、中成药制药等的原料。

【资源开发与利用】

1. 用于传统中药材

青蒿具有清暑热、祛痨热的功效，不仅供中医临床配方使用，也是少阳感冒冲剂、青蒿鳖甲片、六和茶、白凤饮、甘和茶、重感灵、青蒿露、复方青蒿注射液等多种中成药的原料，用于治疗疟疾、感冒、积食腹痛、吐泻、痢疾、黄疸、疥疮、瘙痒症等病症以及暑热发热、阴虚午后发热或虚痨发热、黄疸。

2. 用于提取青蒿素的原料

黄花蒿为提取抗疟药物及其原料青蒿素的主要资源植物，目前临床使用的多为以青蒿素为原料合成的衍生物——双氢青蒿素、蒿甲醚、青蒿琥酯等的制剂，现已被国际上列为治疗恶性疟的一线药物。

3. 用于生态环境保护和植被修复

经调查，黄花蒿等在盐碱地自然环境条件下也长势良好，可用于改造和绿化盐碱地，还可以作为荒山、荒坡、水土流失严重地区的先锋植物。青蒿地上部分生物量较高，单株干重可达 40g 左右，具备重金属超富集植物的基本特征（表 9-1），可用作土壤重金属的修复植物。

表 9-1   青蒿体内重金属含量 mg·kg^{-1}

	Cd	BC	Pb	BC	Cu	BC	Zn	BC
根	1.02	0.86	0.66	0.01	6.32	0.10	14.55	0.07
地上	2.14	1.80	3.03	0.02	7.54	0.12	97.49	0.45

注：BC 为富集系数，即植物体内重金属含量与土壤表层重金属浓度的比值。

4. 用于生物农药和植物生长调剂用途

据报道，青蒿挥发油具有祛除某些甲虫的功效。青蒿素是一种有效的植物生长抑制剂，因而有可能成为一种天然的除草剂。

【资源保护与更新】

作为中药材的青蒿，传统来源为采集野生黄花蒿。由于黄花蒿生长于田边、地角、荒山、荒坡、农田等处，作为田间杂草，要么被除去，要么受农作物的影响，生长较差。随着近年来人们对青蒿药用需求的不断增加，野生资源被过度采收，青蒿野生资源逐渐减少，特别是高含量地区的野生青蒿资源蕴藏量锐减。

根据目前的研究报告，在自然状态下黄花蒿种子萌发率较低，而青蒿药材又是在花蕾期采收，致使不能产生种子。所以对于野生资源来说，一旦大量采收将对次年的（野生）资源量产生显著的影响。从保证青蒿的质量和稳定产量的角度，我国科学工作者开展了黄花蒿种子繁殖研究，并取得良好进展。

【新资源寻找】

对于黄花蒿资源，目前作为中药材青蒿的使用量不及作为青蒿素生产原料的用量大，而迄今尚未在黄花蒿以外的植物中发现有青蒿素，故中药青蒿的新资源寻找重点应放在青蒿素高含量的黄花蒿优质种质资源寻找，开展优良品种选育，扩大优质黄花蒿种植生产等方面。有学者从植物生态学角度对华中地区中亚热带常绿阔叶林、武陵山地所属的渝东南、鄂西、湘西及黔东北各地进行了黄花蒿中青蒿素含量与生态环境相关性的研究。结果表明，实验区域内黄花蒿中青蒿素的含量普遍较高，这些区域的生态环境对黄花蒿中青蒿素成分的生物合成与转化有利，即黄花蒿的资源品质具有显著的生态地域性。其他研究结果也表明，南方和低海拔地区产青蒿具有较高的利用价值，提示这些区域是寻找黄花蒿优质种质资源的重要地区。

甘草 （Glycyrrhizae Radix Et Rhizoma）

甘草作为药用始载于《神农本草经》，列为上品，陶弘景《名医别录》称国老、蜜草和蕗草。《中华人民共和国药典》规定甘草药材的原植物为甘草（又称乌拉甘草）*Glycyrrhiza uralensis* Fisch，光果甘草 *G. glabra* Linn，胀果甘草 *G. inflata* Batal 三种。

【资源植物】

甘草属 *Glycyrrhiza*，全世界约 21~24 种，6 变种；我国产 11~12 种，3 变种，主要分布于西北、华北、东北及云南等省区。

甘草属资源植物分种检索表

1. 子房内胚珠 4~11 枚；种子 3~11 枚；花序长 5~26 厘米；荚果长 2~4.5 厘米，柱状线形，长圆形，两侧压扁或膨胀，被腺点，腺体有刺或光滑；小叶圆形，椭圆形或长圆披针形；根与根茎横切面黄色，味甜，含丰富的甘草五环三萜类皂苷和三萜黄酮类化合物
  2. 荚果两侧压扁或膨胀，被腺体刺毛或茸毛；小叶长圆形、椭圆形或长圆披针形。
    3. 荚果两侧压扁，种子间凹陷，"之"字或 S 形折叠
      4. 小叶长圆形或椭圆形；荚果
        5. 花序与果穗（包括轴柄）短于叶；果穗球状，卵圆形和长椭圆形；荚果被腺体刺，硬刺，腺体或光滑，种子间凹陷波状，呈镰状或马蹄形弯曲，"之"字折叠；翼瓣耳短或不明显 ……………………………………………………乌拉甘草 *Glycyrrhiza uralensis* Fisch，西北、华北和东北各省区产。
        5. 花序与果穗（包括轴柄）等于或长于叶；果穗长圆形或椭圆形；荚果 S 形折叠，被茸毛或稀疏纤毛及腺毛，翼瓣具明显的耳，呈钩状向内弯曲 ………………………无腺毛甘草 *G. glandulosa* X. Y. Li（新）
      4. 小叶长圆状披针形；荚果直，稍弯或镰刀状弯曲，表面光滑或具刺毛状腺体
        6. 子房光滑，无腺体及刺毛，荚果柱状长圆形或两侧压扁，光滑或稍被稀疏刺毛；小叶 9~21 枚，叶片最

宽处位于中部 ·· 光果甘草 *G. glabra* L（新、甘）

　　6. 子房被纤毛和腺毛刺；荚果幼时被长柄腺体，成熟后腺体脱落成硬刺；小叶 7～15 枚，长卵圆披针形，叶片最宽处位于中下部 ·· 蜜腺甘草 *G. glabra* L. var. *glandulosa* X. Y. Li（新）

　3. 荚果膨胀，直或弯曲，较宽，种子间不凹陷，无折叠，光滑或被褐色腺体；叶片或叶缘波状皱折

　　7. 荚果直，膨胀，光滑或具窦状腺点，翼瓣长 6～8 毫米；小叶 3～9 枚，叶片波皱；花果成熟后脱落 ···························· 胀果甘草 *G. inflata* Batal.（产新疆，主要分布于南疆和东疆，甘肃也有少量分布）

　　7. 荚果直或稍弯曲，稍膨胀，光滑或被粗糙腺点；翼瓣长 10 毫米以上；小叶 7～9 枚，叶片波皱；花果不易脱落 ··· 黄甘草 *G. eurycarpa* P. C. Li（新、甘）

　2. 荚果念珠状，种子间缢缩，光滑或被短线毛，弯曲为镰刀、马蹄形；小叶椭圆形、倒卵圆形或卵圆形

　　8. 植株高 30～50（90）厘米，茎斜升铺散，少直立，茎枝、叶轴、花序轴均被刺毛或短绒毛和三角皮刺；花序长 8～22 厘米；叶缘具白色短柔毛 ·········· 粗毛甘草 *G. aspera* Pall.（产于新疆，主产北疆、东疆）

　　8. 植株高 10～25 厘米，茎平卧，茎枝、叶轴和花序轴光滑，极少疏散腺刺与柔毛；花序长 5.4～11 厘米；叶缘具短芒刺，稍背卷，叶片被白色或灰白色蜡质 ··· 平卧甘草 *G. prostruta* J. H. Lu et X. Y. Li（产新疆，主要分布北疆和东疆）

1. 子房内胚珠 1～3 枚；种子 1～2（3）枚；花序长 3～20 厘米，荚果长 0.3～2 厘米，圆形或卵圆形，长卵圆形，被硬刺或瘤状突起；小叶长圆形或披针形，叶缘具微细毛状齿；根横切面不呈黄色，味微甜，含少量甘草五环三萜类及三环黄酮类化合物

　9. 花序（包括轴柄）短于叶；小花旗瓣长 6～8 毫米；荚果长 10～16 毫米，长卵圆形或卵圆形，被刚硬刺；小叶披针形，光端渐尖。

　　10. 总状花序长圆形；荚果卵圆形，被硬刺，成熟后顶端开裂；叶片具半透明芳香腺点，叶缘具缘毛；花冠暗紫色、淡紫色或蓝色及白色 ··· 刺果甘草 *G. pallidifolora* Maxim.（陕、豫、鲁、冀、蒙、辽、黑、苏、京、沪）

　　10. 总状花序近球形，果穗荚果排列紧密，呈球形；荚果长卵形，先端骤尖，密被硬刺，成熟后不开裂；叶无腺点，叶缘明显背卷，具细锯齿；花冠黄色 ············ 云南甘草 *G. yunnanensis* P. C. Li（产于云南丽江、大理、剑川和昆明，四川木里和盐源）

　9. 花序（包括轴柄）明显长于叶，旗瓣长 5～7 毫米，荚果 7～10 厘米，卵状长圆形或肾形，表面被瘤状突起与鳞片状腺点；小叶长椭圆形，先端圆或微凹陷；花冠白色或黄色 ··· 圆果甘草 *G. squamulosa* Franch.（蒙、冀、陕、宁、豫、津）

　　　以上甘草属植物中，因甘草、光果甘草和胀果甘草中活性物质含量较高和资源分布较广，被《中华人民共和国药典》列为甘草药材的基原植物。无腺毛甘草、黄甘草、蜜腺甘草，其活性化学物质含量与甘草药材三种基原植物相当，但是其分布区狭小，蕴藏量较少，不作为法定药材销售和使用。其他 5 种植物，其活性化学成分含量极少，分布也非常局限，同样不作为法定药材销售和使用，但其具有生长环境特殊，较强的抗逆性，其所含的化学成分具有特殊性等特点，应予重视和关注。例如：刺果甘草是我国甘草属中最原始的物种，无腺毛甘草是最抗盐碱的物种，粗毛甘草与平卧甘草是本属旱生和超旱生的物种，黄甘草和云南甘草都含有特殊的化学成分，而后者是本属唯一生长分布于非干燥的湿润暖温带的物种，云南甘草根据染色体组型分析，它可能是刺果甘草分化最晚，最进化的物种。以上这些物种所具有的遗传基因，对培育优质品种和杂交育种（包括原位杂交）有着极为重要的意义与价值（彩图 5）。

【生物学特性】

　　甘草在自然界中，种子萌发及形成幼苗较困难。甘草因种子表面有层较厚的角质

层，种皮下有胶质层结构，它们阻碍子叶和胚的吸水和供氧，种子的自然萌发率低于5%～8%。自然界生长的甘草被牛羊等家畜啃食荚果种子后，经胃液侵蚀或发酵，不透水层被破坏后，吸胀率及萌发率大增，但从种子萌发经幼苗期到有性繁殖期，开花结果尚需2～4年。甘草种子繁殖，适于在水分条件较好地区进行，甘草种子实验发芽率仅为11%～18%，田间发芽率为7%～10%。用机械或化学方法处理甘草种子能大大提高其发芽率，可达80%以上。

药用甘草植物的根系主根为垂直根，它产生侧根、枝根和毛根，主要功能是支撑植物体和吸收土壤内水分与营养，也是贮存光合作用产物的功能器官；同时根茎，即根头与茎基部交界处，产生不定芽，它萌发为与地面平行的根茎，又称水平根，有节与节间，节上产生芽，该芽春暖向上萌发，生长为与地面垂直的地上茎和叶，然后可以在叶腋发育出总状或穗状花序。因此，水平根又称为繁殖根，但在水平根的节位，也产生吸收水分和营养的毛根。垂直根与水平根生长到一定年限，直径不再变粗。

药用甘草是异花授粉植物，仅部分自交亲和，其花的结构阻碍了自花授粉的实现。甘草花雌雄蕊异熟，且异位。即花尚未开放雄蕊已经成熟，雄蕊花丝（中、下部）连合为桶状包围着雌蕊花柱，花开时雌蕊逐渐伸长，这种骈出式的雌蕊异位与成熟有先后的异熟，避免同一朵花雌雄自交。甘草异花授粉主要依靠蜂类昆虫完成。

一年生植株的茎生长较慢，至秋季高26～49cm，茎基部直径2～3.5mm；二、三、四年生植株新生茎均自根头处萌生，二年生植株与四年生植株比较，除分枝较少外，茎粗及高度差别不大。在营养条件良好的土壤中，第四年可开花结实，早的第三年即可开花。花期为6月下旬至7月下旬，8月下旬～9月荚果成熟，内含种子2～4～7粒。

甘草实生苗的主根生长迅速，尤以栽后第二年增长最快。三年生实生根，不但重量增加，所含的甘草酸（9.48%）、水溶性浸出物（42.86%）也符合药典标准，商品规格较好。故栽培甘草，种植三年采收较适宜。

历史上著称的"东草"（又称东北草），包括黑龙江嫩江平原三肇地区的棒草、辽宁锦州的打草和赤峰草，20世纪二三十年代就所剩无几。西草是以内蒙古鄂尔多斯市（原伊克昭盟）杭锦旗的梁外草，巴彦高勒的红皮西镇草，达拉特河川草，还包括甘肃的羌草，宁夏盐池与同心的红寺堡红皮甘草等。新疆甘草是新中国成立后开垦荒地建立军垦农场发展起来的，在此之前仅作为民族药在当地使用。

我国是该属植物世界分布较为丰富的国家，新疆又是我国分布甘草属植物品种较多的省区，作为甘草法定的3种甘草属植物药材新疆均产。其中，北疆主产乌拉尔甘草，南疆和东疆主产胀果甘草、光果甘草及其变种蜜腺甘草散生于全疆，但未见集中分布，没有形成单一的群种及优势种的群落，其蕴藏量较稀少。

【群落类型】

甘草属植物多生长于干旱沙漠地区，但并非旱生植物，其生境湿润度在0.12～1之间，即湿润、半湿润、半干燥地区，即使是小于0.12湿润度环境条件下，其小生境多为干燥地区的河流沿岸或地下水位较高，其降雨年均100～389mm，如小于100mm者多为河滩地或地下水位较高的盐化草甸。我国药用甘草产于内蒙古的鄂托克前旗、杭锦旗，甘肃的敦煌、张掖、酒泉，青海柴达木盆地的德令哈、都兰垦区，新疆的塔里木盆地周边的于田、若羌、且未、焉省和北疆的阿勒泰等地，年均相对湿度在 37%～73% 之间，产地气温平均在 0.4℃～14℃ 之间，为寒温带、中温带和暖温带，即便是吐鲁番和阿尔泰产地，年平均气温也在 3℃～12℃ 之间，年积温在 2000℃～5500℃ 之间。

近十余年来甘草属植物生长环境与群落结构由于全球性气候变暖，城市扩大，土地开发和甘草资源掠夺式的滥挖，其自然群落发生了极大的变化。根据调查记载，大庆地区有甘草的群落类型以丛生禾本科为主，其次为走茎与根茎类草本，覆盖度 20%～50%，草层高 5～30cm。常见植物主要有羊草 *Aneurolepidium chinens*、狼针草 *Stipa baicalensis*、线叶菊 *Filifolium sibiricum*、糙隐子草 *Cleistogenes squarrosa*、碱蓬 *Suaeda glauce*、角果碱蓬 *Suaeda corniculata*、过草薹 *Carex duriuscula*、芦苇 *Phragmites communis*、草木犀 *Melilotus suaveolens*、火绒草 *Leontopodium leontopodioidee*、蒙古蒿 *Artemisia mongolica*、石防风 *Peucedanum terebinthaceum*、拂子茅 *Calamagrostis epigejos*、贝加尔唐松草 *Thalic trum baicalense*、牡蒿 *Artemisia japonica*、独行菜 *Lepidium apetalum*、星星草 *Puccinellia tenuiflora* 等。

根据 2007 年调查，喀什噶尔河冲积平原荒漠绿洲生态系统天然植被的温带盐生草甸，有胀果甘草为优势种的群落。在喀什噶尔河、叶尔羌河与喀什玉龙河冲积平原中下游，地下水位 1～4m 之间，土壤为盐化草甸土或草甸盐土。胀果甘草与罗布麻 *Apocynum venetum* 或白麻 *Poacynum hendersonii*、芦苇 *Phragmites commumis* 组成优势群落，有时胀果甘草与盐生灌木铃铛刺 *Halimodendron halodendron*、多枝柽柳 *Tamarix ramosissima*、刚毛柽柳 *T. hispida* 分别组成群落，草本层为小獐茅 *Aeluropus pungens*、海乳草 *Glaux maritime*、水麦冬 *Triglochin palustre*、碱蓬 *Suaeda glauce* 和匍匐盐生芦苇等。胀果甘草盐生草甸也常有黑果枸杞 *Lycium ruthenicum* 和盐穗木 *Halostachys caspica* 伴生，还常见有假苇拂子茅 *CalancagrostisPseuclaphrgmi*、苦豆子 *Sophora alopecuroides*、花花柴 *Karelinia caspica* 伴生。在以上各河流冲积平原地带也常见有大叶白麻为建群种，与罗布麻或白麻、胀果甘草、芦苇为亚建群种组成群落，伴以草本植物赖草 *Leymus secalinus*、叉枝鸦葱 *Scorzonera divaricata*、大叶补血草 *Limonium gmelinii*、小獐茅 *Aeluropusp pungens*。在新疆温带荒漠植被类型中的温带半灌木荒漠群落中，在盐渍化低洼地区，地下水位高时可见胀果甘草、芦苇、小獐为优势群体，与盐生灌木盐爪爪 *Kalidium foliatum*、盐穗木 *Halostachys caspica*、盐节木 *Halocnemum strobilaceum*、多汁灌木组成群落，常见于克孜勒苏河、盖孜河、恰克马克河冲积洪积扇平原及塔里木盆地边缘含盐的山前冲积扇缘地。

光果甘草主要分布于新疆，为中生植物，但近年来已很少见到以光果甘草为建群种或亚建群种构成的群落。在极度干旱或盐渍化土壤地区少有分布，或在南疆散生于胡杨 *Populus diversifolia* 和灰杨 *P. pruinosa* 杜加依林河漫滩盐化草甸；在土壤沙化的疏林下，其灌木为白刺 *Nitraria sibirica* 和铃铛刺 *Halimodendron halodendron*，草本层有芦苇、假苇佛子茅、芨芨草和大花罗布麻、苦豆子，有时还有稀少的黄甘草散生其中。在北疆石河子地区或伊犁地区常见于绿洲地带、市区或郊区果园、菜园及荒地，常与黄花草木犀 *Melilotus officinalis*、白香草木犀 *M. albus*、白花车轴草 *Trifolium repens* 及顶羽菊 *Acrontilon repens* 组成群落。

【资源化学成分】

甘草属植物资源所含化学成分类型丰富，主要含有三萜类和黄酮类化合物，还有少量的生物碱类、木质素类、香豆素类、糖类以及氨基酸类等多种类型化学成分。

1. 三萜类化合物

甘草属中的三萜皂苷和苷元均为五环三萜，其中最多的为齐墩果烷型，还含有木栓烷型和羽扇豆烷型。其中以甘草甜素（glycyrrhizin）最为重要，甘草甜素主要存在于地下器官中，主要为甘草酸（glycyrrhizic acid）的钾、钙盐，甘草酸水解后得甘草次酸。甘草中齐墩果烷型三萜 11 位羰基和 12 位烯键共同形成了 α，β 不饱和酮结构，因此在 250nm 左右有紫外吸收；若无 11 位酮基，则常有 Δ_{11} 或 $\Delta_{9(11),13(18)}$；$\Delta_{9(11),12(13)}$ 的结构。甘草皂苷 $3-\beta$ 位常结合两分子的葡萄糖醛酸，糖链以 $1{\rightarrow}2$ 氧苷键相连。有些皂苷的糖链除了葡萄糖醛酸之外，还有阿拉伯糖和芹糖等。甘草中发现的三萜皂苷及其苷元包括：甘草皂苷（licoricesaponin）A_3、B_2、C_2、D_3、E_2、F_3、G_2、H_2、J_2、K_2，乌拉尔甘草皂苷（uralsaponin）A、B、C、D、E、F，$18\alpha-$羟基甘草次酸（$18\alpha-$hydroxyglycyrrhetic acid），$24-$羟基甘草次酸（$24-$hydroxyglycyrrhetic acid），$24-$羟基$-11-$去氧甘草次酸（$24-$hydroxy$-11-$deoxy$-$glycyrrhetic acid），$11-$去氧甘草次酸（$11-$deoxyglycyrrhetic acid），甘草萜醇（glycyrrhetol）等。

2. 黄酮类化合物

甘草属植物中黄酮类成分结构类型丰富，包括黄酮及其醇类、二氢黄酮及其醇类、异黄酮及二氢异黄酮类、查耳酮类、异黄烷类、异黄烯类化合物等。已从甘草属植物中分离出 250 余种，主要有甘草苷（liquiritin）、异甘草苷（isoliquiritin）、甘草素（liquiritigenin）、异甘草素（isoliquiritigenin）、甘草黄酮（licoflavone）、异甘草黄酮醇（isolicoflavone）、甘草查耳酮乙（licoehaleone B）、甘草利酮（licorieone）、芒柄花苷（ononin）、甘草醇（glycyrol）、芒柄花素（formononetin）等。

【采收加工与质量规格】

甘草春秋两季均可采挖。栽培品常在秋季挖取根茎和较粗的根，除去残茎、须根或病残的根或根茎，截成一定长度的小段，按粗细等级分别晒干，打捆包扎后存放。另有将外皮（栓皮）除去者，药材名"粉草"多为出口商品。

甘草的药材商品规格、品名，各地略有不同。以宁夏为例，分出口、内销两大类，出口品又分红粉、白粉两种，等级有特、甲、乙、丙、丁、大小节子、疙瘩头、毛条（白粉草无"毛条"）；内销品分大、一、二、三等和毛条、大小节子、疙瘩头 7 个等级。各个等级规格均有各自的色泽、直径、长度要求。

各国药典收载甘草及其浸膏的质量指标不尽相同，我国药典规定甘草药材含水量不得超过 12%，总灰分不得过 7%，酸不溶性灰分不得过 2%，含甘草苷不得少于 0.5%，含甘草酸不得少于 2.0%。

【资源保护与更新】

长期以来，由于大肆采挖和开垦荒地的破坏，使野生甘草的面积大量减少。我国甘草资源在 20 世纪 50 年代约有 200 万吨的经济蕴藏量，到 80 年代初期经济蕴藏量已经不到 50 万吨。现在野生甘草多呈零星分布，大面积分布已不多见，种群数量明显减少。由于甘草资源的严重破坏，与甘草生长在同一群落中的其他优势种和伴生种也因采挖甘草而受到严重破坏，群落的生物多样性急剧下降。此外，甘草也是防风固沙、水土保持的重要植被。

甘草资源遭到严重的破坏引起了人们的重视，甘草资源的保护工作也相应得到开展。在甘草的重点产区和主产区内，选择甘草资源分布相对集中且人为破坏程度又相对较轻的地段建立保护地或保护区，严禁人为采挖，人工促进甘草的生长发育，对甘草资源实行就地保护，这是有效保护甘草资源的必要措施之一。在一些甘草分布区，人类破坏日益增加，短期的就地保护无法保证它们的生存，这时就要借助迁地保护方法。此外，发展人工栽培甘草，是保护野生甘草资源的主要途径。人工栽培甘草与农作物相比，不仅投资少，管理简便，经济价值高，而且可固沙改长，可大幅度提高甘草资源储量，起到涵养土地，扩大植被，保护生态平衡的作用。

【资源开发与利用】

甘草药用首载于《神农本草经》，自古以来大多数处方中都有甘草，故甘草素有"国老"、"十方九草"之誉。根据中医理论，甘草味甘，性平。归心、肺、脾、胃经。具有补脾益气，清热解毒，祛痰止咳，缓急止痛，调和诸药的功效。用于脾胃虚弱，倦怠乏力，心悸气短，咳嗽痰多，脘腹、四肢挛急疼痛，痈肿疮毒，缓解药物毒性、烈性的作用。现代药理表明，甘草具有肾上腺皮质激素样作用以及抗消化性溃疡、抗炎抗变态反应、抗病毒、抗肿瘤、镇咳祛痰等作用。

甘草及其提取物除药用外还用于食品工业。甘草及其提取物添加于啤酒、糖果、冰淇淋、大豆制品、酱油等食品中，也用作香烟中增强风味品质。口香糖和果脯蜜饯使用甘草，能增加回味余香，有杀菌、洁齿、消炎润喉等功能；巧克力中加入甘草甜素既能强化可可粉的特有香味，还可减少可可粉用量以及在面包、蛋糕、饼干等食品中的应用，有疏松增泡，增加甜味和软化等效果，生啤酒加入甘草发酵，成品泡沫多芳香持久，香烟内拌入甘草能降低烟毒，吐物清香。

甘草具有祛斑、抗菌和美白功效，是一种高效、快速、无毒的安全天然美白添加剂。甘草提取物可以用于膏、霜、水、露、乳液、奶类和蜜类等各种化妆品，它可以中和或解除或减低化妆品的毒性，也可以防止部分化妆品的过敏反应。甘草还是沐浴液的最佳中草药原料。利用甘草的抗炎、解毒作用，制造牙膏、洗漱液，是较理想的口腔、呼吸道天然缓和清洁剂。

甘草是饲草业与固沙改土的经济植物资源。甘草茎叶中含有丰富的蛋白质和脂肪，作为家畜饲料优于稻草、麦秸，其营养消化能与代谢能都比较高。而且能增加马牛和羊的皮毛光泽。由于甘草茎叶含有单宁，适口性差，一般霜后食用较好。此外，甘草具有固沙丘流动，改良盐碱土，增加贫瘠土地肥力（固氮根瘤菌）等作用。对收复弃耕地、退耕还草及增加绿色覆盖具有重要意义。

沙棘（Hippophae Fructus）

　　沙棘是藏族、蒙古族习用药材，为胡颓子科沙棘属多种植物的干燥成熟果实。藏族是世界上最早使用沙棘治疗疾病的民族，早在藏医经典著作《月王药诊》中就有记载："沙棘医治培根，增强体阳，开胃舒胸，饮食爽口，容易消化，过量则消肌伤目、伤齿、面部肿胀。"《四部医典·秘诀部》药物一栏曰："沙棘利肺止咳，活血散癖，消除痰湿。"由此可见，沙棘在公元8世纪就被藏族医家用来治疗肺病。随着藏医药学传入蒙古地区，沙棘又被蒙医使用并沿用至今。

　　沙棘入蒙药，具有止咳祛痰，活血散瘀，祛"巴达干"，消食化滞等功效，临床上用于治疗咳嗽痰多、慢性气管炎、胸满、食积、胃痛、经闭、"巴达干宝日"病。现代研究表明，沙棘富含维生素，其果实油、果汁、果渣、叶、果皮及树皮中含有280多种生理活性成分，在活血、抗衰老、抗疲劳、增强机体活力和免疫力等方面显示出治疗效果。

【资源植物】

　　全世界沙棘属 *Hippophae* 植物有7种，我国均产，其中入蒙药的有5种，《中华人民共和国药典》收载沙棘 *Hippophae rhamnoides* L. 一种。

1. 果皮与种皮离生，果实成熟后其果皮易脱离种皮，种子表面有光泽；叶片披针形、宽披针形或狭披针形，叶柄长 1.5～3mm
　　2. 叶缘通常反卷；叶下面密被星状鳞毛或毛部发达的鳞片状鳞毛，外观呈现毡绒状；枝刺发育微弱 ……………………………………………………………… 柳叶沙棘 *H. salicifolia* D. Don（藏）
　　2. 叶缘不反卷；叶下面密被毛部退化的鳞片状鳞毛，外观呈现鳞片状；枝刺通常强烈发育 ……………………………………………………… 沙棘 *H. rhamnoides* L.（蒙、陕、晋、甘、川）
1. 果皮与种皮贴合，果实成熟后果皮紧包种子，种子表面无光泽；叶片条形或近条形，叶柄长≤1（2）mm
　　3. 植株较高大，达1.5～8m；枝条开展；果实黄色、杏黄色、深橘红色或乌棕色，顶端无星芒状纹饰；果实和种子有5～7条纵棱
　　　　4. 植株高5～8m，成年树冠顶部不呈平台状；枝条柔软，当年生枝褐黄色、红棕色或深褐色；果实黄色，卵圆形或圆柱形，汁液丰富；种子卵圆形或长卵圆形，稍扁，具6条纵棱 ……………………………………………………… 江孜沙棘 *H. gyantsensis*（Rousi）Lian（藏）
　　　　4. 植株高1～3.5m；成年树冠顶部通常呈平台状；枝条坚挺，当年生枝灰白色；果实乌棕色或微橘黄色，呈弯曲的棱柱状，汁液少或很少；种子棱柱状，一头较细，具5～7条纵棱 ……………………………………………………… 肋果沙棘 *H. neurocarpa* S. W. Liu et T. N. He（川、青、甘）
　　3. 植株矮小，高7～60（80）cm；分枝帚状或少分枝；果实暗橘红色，顶端有5～6与9条棕黑色星芒状纹饰；果实和种子无纵棱 …………………………… 西藏沙棘 *H. tibetana* Schlechtend.（藏、川、青、甘）

【资源分布与生境】

　　沙棘属植物广泛分布于欧亚大陆的温带地区。中国是沙棘属植物分布面积最大，种类最多的国家。在中国境内，南起云南西部和喜马拉雅山南坡的亚东，北至新疆阿尔泰山地，东抵内蒙古通辽市库伦旗以东地区，西到帕米尔高原的广大地区都有分布。其中黄土高原和青藏高原是我国天然沙棘的集中分布区。我国沙棘资源分布情况见图9-7。

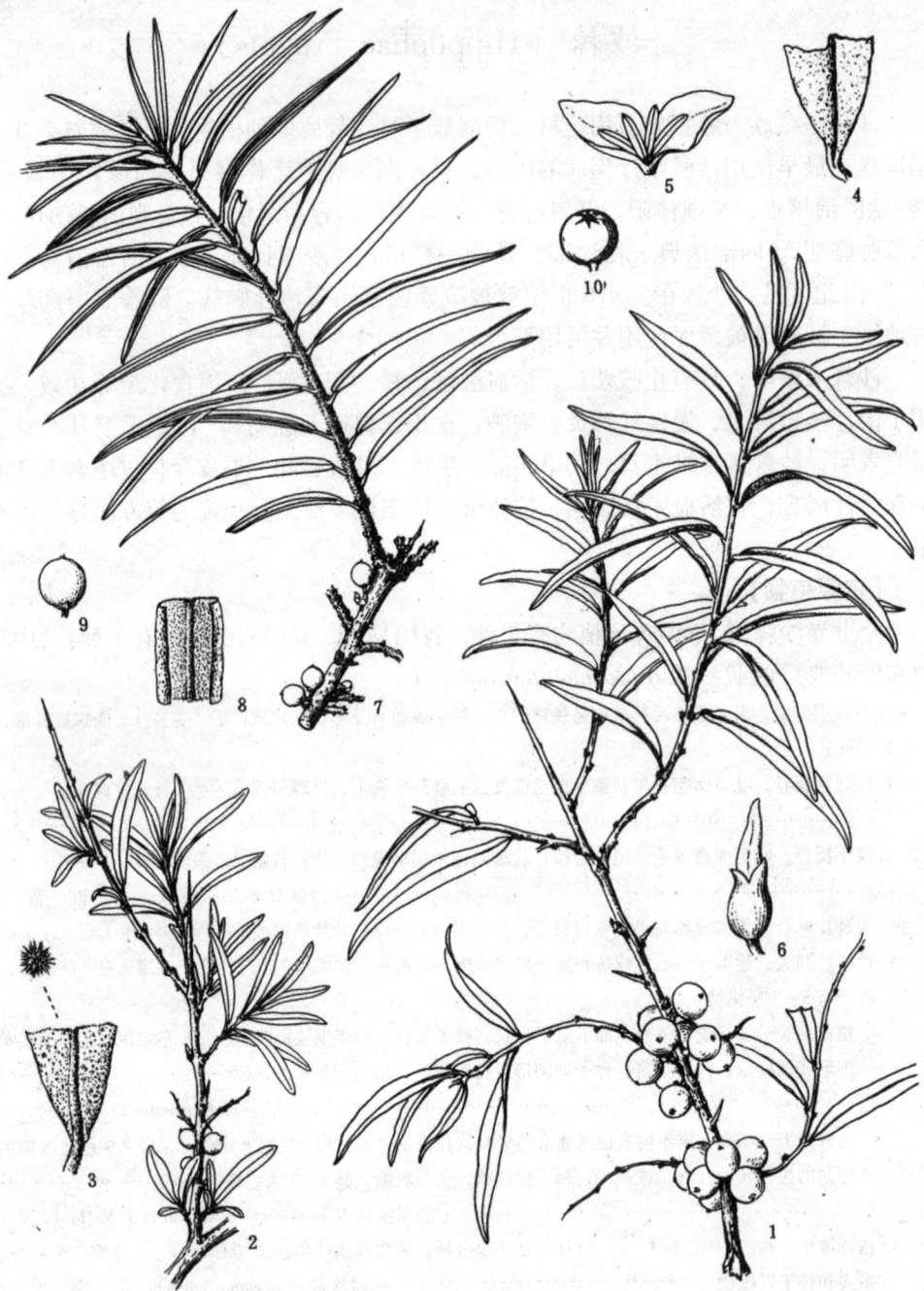

图9－6　我国沙棘资源原植物

1～6沙棘果枝及其器官图示；7～9柳叶沙棘；10西藏沙棘

　　沙棘对生态环境的适应能力很强，在分布区内，无论海拔的高低、坡向的南北、土壤的肥瘠、环境的干湿，以及山涧水边、石砾沙地、红胶土上皆有生长，特别是沟底、路边、河漫滩和梁脊尤多。在华北温暖带的低山丘陵，野生沙棘一般混生在中生阔叶杂木灌丛中。在山西黄土高原上，海拔 1000~1600m 的阳坡或梁峁顶部向阳坡，沙棘混生在黄蔷薇灌丛中。黄蔷薇的覆盖度为 20%~40%，其他灌木有白刺花 *Sophora vicifolia*、西北栒子 *Cotoneaster zabelii*、黄刺 *Berberis diphana*、北京丁香 *Syringa pekinensis*、胡颓子 *Elaeagnus pungens*、土庄绣线菊 *Spiraea pubescena* 等。草本半灌木层覆盖度 50%~60%，主要由白羊草 *Bothriochloa ischaemun*、黄背菅草 *Themeda triandra* var. *japonica*、兴安胡枝子 *Lespedeza daurica*、茭蒿 *Artemisia lanceotata*、铁杆蒿 *A. gmelinii* 等组成。

在河谷的河漫滩，河岸阶地上或沟底、路旁，沙棘则多构成单优势种群落——沙棘灌丛。沙棘为建群种，高度 1~2m，在不同地区群落种类组成各异。

黄土高原的沙棘灌丛，总覆盖度达 80% 以上，灌木层的盖度为 60% 以上，沙棘占绝对优势，高约 1.5~2.5m；其他伴生灌木主要有黄蔷薇、茅莓 *Rubus parvifolius*，偶尔还可见到北京丁香、丁香 *S. oblata*、柔毛绣线菊 *S. velutina*、烂皮袄 *Lonicera ferdinandii*、木本铁线莲 *Clematis fruticosa*、胡颓子、甘肃山楂 *Crataegus kansuensis* 等。草本半灌木层的盖度为 75% 以上，高 20~60cm，种类随各地而异，主要有野古草 *Arundinella hirta*、白羊草、西伯利亚羽茅 *Stipa sibirica*、长芒草 *S. bungeana*、溚草 *Koeleria cristata*、纤毛鹅冠草 *Roegneria ciliaris*、隐子草 *Cleistogenea serotina*、突脉苔草 *Carex lanceolata*、兴安胡枝子、茭蒿、铁杆蒿、火绒草 *Leontopodium leontopodiodies*、白头翁 *Pulsatilla lindleyanum*、翻白草 *Potentilla discolor*、甘草 *Glycyrrhiza uralensis*、红纹马先蒿 *Pedicularis striata*、前胡 *Peucedanum decursivum*、异叶败酱 *Patrinia heterophylla*、狼尾巴花 *Lysimachia barystachys*、柴胡 *Bupleurum chinense*、阿尔泰狗娃花 *Heteropappus altaicus*、小叶唐松草 *Thalictrum minus*、远志 *Polygala tenuifolia* 等。

在新疆伊犁地区诸河漫滩上，沙棘灌丛覆盖度为 30%~50%。伴生有昆仑柳 *Salix wilbelmsiana*、狐尾水柏枝 *Myricaria alopecuroides*，并有藤本植物——东方铁线莲 *C. orentalis* 攀绕在灌木上。在昆仑山沿峡谷河滩生长的沙棘灌丛，伴生有鳞叶水柏枝 *M. squamosa*、秀丽水柏枝 *M. elgans*、喀什小檗 *Berberis kaschgarica*、新疆忍冬 *L. tatarica* 和蔷薇 *Rosa sp.*、柳 *Salix sp.*。

在内蒙古中西部地区海拔 1200~2400m 的山地，沙棘不仅形成单优势种群落——沙棘灌丛，而且也常与虎榛子 *Ostryopsis davidiana*、蔷薇 *Rosa sp.* 等组成群落。

【生物学特征】

落叶灌木或小乔木，根上共生有根瘤菌而具固氮能力，其共生固氮菌都为 Frankia 菌。沙棘根瘤是以瘤瓣为基本单位，逐次、逐年连续分枝形成的一个多年生珊瑚状瘤块。沙棘主根一般不结瘤，1 级侧根结瘤最多，瘤块最大，2~3 级次之。根瘤在 1 年中有 3 个固氮高峰期，尤以 6 月底至 7 月初营养体强化生长期为最高。沙棘 0~3 年氮素固定量 27.0kg/（hm² · a），13~16 年氮素固定量 179.0kg/（hm² · a）；大豆氮素固定量 80kg/（hm² · a）。因此，成年林沙棘固氮量高于豆科植物大豆。

沙棘花期 4~5 月，其中雄花最先开放。果实发育较慢，9~10 月方能成熟。果实随鸟类传播，翌年，种子萌发出苗后，第一年生长较慢，两年以后生长加速，3~5 年开花结实。

沙棘喜光不耐庇荫，对气候和土壤的适应性强。能抗大气 −32.7℃ 严寒，耐地表 55℃ 高温。耐水湿、耐盐碱、耐瘠薄，能够在岩石风化的粗骨上生长。

沙棘根蘖能力极强。一株三年生以上的沙棘，每年可向周围扩展 1~2m，根蘖株达 5~50 株。特别是在砍、割或火烧后，串根繁殖更快，成为恢复植被的先锋植物，所以野生沙棘虽受到人、畜的损害，却多能迅速发展成较稳定的灌木林。生长在人迹活动稀少的高原寒冷地区阴坡的沙棘，则多呈稀疏的小乔木林。

自然沙棘林中，雌株的比例一般只有 30% 左右，或者更低。果实亩产 15~80kg。

沙棘种子较小，萌发芽细弱，幼苗抗寒、抗旱性较差，使种子繁殖率受到很大限制。天然更新主要靠根蘖萌枝。蘖生枝一般 2~3 年开始结实，4~6 年进入盛果期。盛果期过后，则生长停滞，枝梢干枯，植株成衰老状态。此时，若采用人工剪枝，则能恢复长势。沙棘的人工种植可采用种子直播、扦插繁殖和根蘖苗移植等方式。

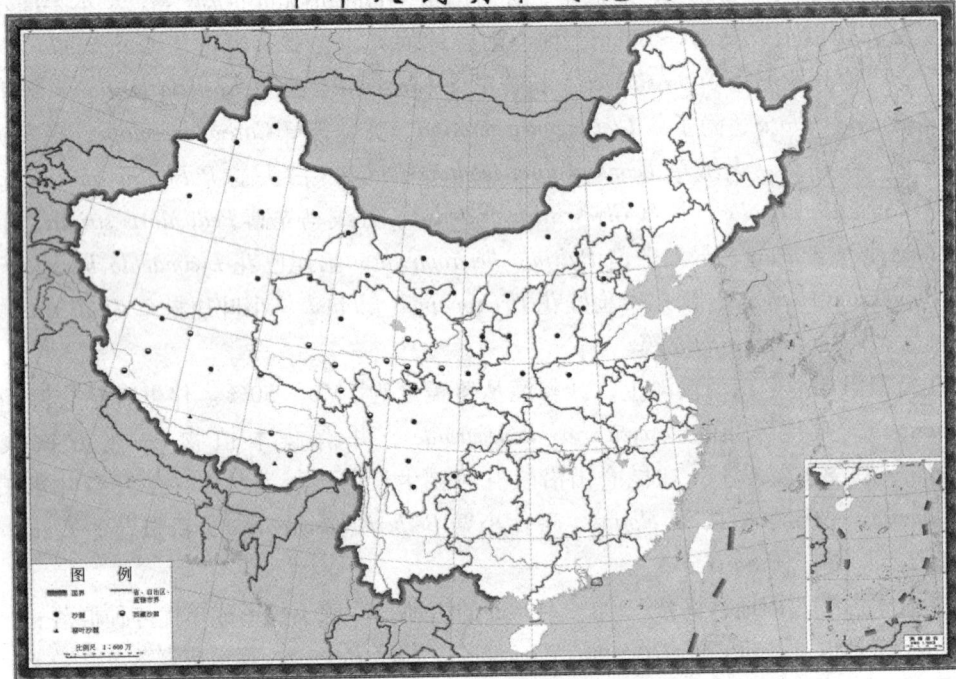

图 9−7   沙棘原植物地理分布图（参考原图）

【化学成分】

果实含挥发油 0.036%~1.69%，是主要有效成分之一。现已确定 200 余种化学成分，其中以分子量较小的烷烃类为主要成分，同时还含有醇类、醛类、低级脂肪酸酯类等成分。

果实（湿）含有 0.84%~1.37% 的黄酮类化合物。根据化学结构分为黄酮醇（Flavonols Ⅰ）、二氢黄酮醇（Flavanonols Ⅱ）、儿茶素类（Catechins Ⅲ）、白花青素类（Leucocyanidins Ⅳ）、查耳酮（Chalcones Ⅴ）、花青素类（Anthocyanidins Ⅵ）6 种。黄酮类化合物是沙棘入蒙药的又一主要有效成分，其中以槲皮素（quercetin）、异鼠李素

（isorhamnetin）、黄酮醇及其苷为优势活性成分；果实中花青素较少，果实着色以胡萝卜素和黄酮醇为主。内蒙古产沙棘果实中黄酮含量为 1.29%～2.57%。

果肉和种子中分别含有 2.02%～34.26% 和 5.62%～19.51% 的油脂，统称为沙棘油。沙棘油中含有大量生物活性成分，对人体有重要作用。油中已分离鉴定出的三萜、甾醇类化合物约有 52 种，主要包括 β-谷甾醇、$\alpha(\beta)$-香树素、7-豆甾烯醇、5-燕麦甾醇、7-燕麦甾醇、麦角甾烯二醇、熊果酸、环羊毛甾二醇、麦角甾烯醇、菜油甾醇等，其中以 β-谷甾醇的含量为最高；沙棘油中含有 60%～70% 的脂肪酸，主要有硬脂酸、油酸、亚油酸、亚麻酸、肉豆蔻酸、棕榈酸等；沙棘油中含有 0.9%～1.0% 的磷脂，包括卵磷脂、脑磷脂、磷脂酰胆碱、磷脂酰甘油、磷脂酰肌醇、溶血磷脂酰肌醇、N-酰基磷脂酰醇胺等。

果实含有丰富的维生素 C、E、B_1、B_2、B_6、B_{12}、F、K 等生物活性物质，其中以维生素 C 和 E 含量为最高，因而被誉为"天然维生素宝库"。维生素 C 主要分布在果汁中，含量为 0.0223%～1.505%，是迄今为止发现的维生素 C 含量最高的天然食物，而且不含有抗坏血酸氧化酶成分，且稳定；维生素 E 主要存在于沙棘油中，果肉油中维生素 E 含量变幅为 0.05468%～0.14525%，种子油中维生素 E 含量变幅为 0.11676%～0.21188%。

果肉（湿）含蛋白质 2.89%～3.0%，果汁含 0.9%～1.2%，种子中为 21.66%～24.38%。蛋白质的主要组成为球蛋白和白蛋白，经水解后测定，含有 17 种氨基酸，其中包括除色氨酸外的其余 7 种人体必需氨基酸。果中还含有大量的非蛋白氮（占总氮含量的 38%～60%），其主要成分为游离氨基酸及其酰胺化合物。

果实尚含糖类 1.5%～12.5% 和有机酸 1.4%～10.28%。糖类以葡萄糖和果糖为主，并有少量的木糖和微量的蔗糖。有机酸有草酸、酒石酸、柠檬酸、L-苹果酸、丁二酸、d-苹果酸和咖啡酸等，其中苹果酸和丁二酸为主要组分。此外，还含有天然香精、天然色素及铁、镁、铜、锰、硼、硫、钴、硅、锌、铝、硒、磷等 15 种人体必须的元素。

沙棘叶中含有维生素 C0.341%～0.668%、黄酮类化合物 0.310%～1.238%、蛋白质 16.37%～17.13%、丹宁 6.0%～11.7%。

【采收与产地加工】

9～10 月果实成熟后即可采收。但此时采收，果实易破碎，影响药材的质量，故各地多利用沙棘果实长期不落的特点，在冬季果实冻硬、果柄变脆时，用敲落的方法采集，即冬季沙棘果实冻结以后，选择冷天早晨，先将树冠下进行清理，然后铺放布单或塑料薄膜等，用竹竿或较轻的木棍敲打果枝，将果实震落收集。此外，还可用镰刀或剪枝剪取附有果实的小枝，将果枝剪下收集起来，放在场院里，用木棍敲打果枝，使果实脱落后收集起来。采收后除去杂质，干燥或蒸后干燥。

沙棘果实在 60℃加热 3 小时，其维生素 C 含量损失率为 3.7%、80℃加热 3 小时损失率为 6.2%、100℃加热 3 小时损失率为 20.5%，故干燥时应控制好温度和时间。

【质量规格】

性状标准：呈类球形或扁球形，有的数个粘连，单个直径 5～8mm。表面橙黄色或棕红色，皱缩，顶端有残存花柱，基部具短小果梗或果梗痕。果肉油润，质柔软。种子斜卵形，长约 4mm，宽约 2mm，表面褐色，有光泽，中间有一纵沟；种皮较硬，种仁乳白色，有油性。气微，味酸、涩。

以粒大、色橙黄色或棕红色，果肉油润，质柔软者为佳。

含量标准：目前将总黄酮和异鼠李素含量作为评价沙棘药材质量的主要指标。按照《中华人民共和国药典》的规定，采用高效液相色谱法，按干燥品计算，含总黄酮以无水芦丁计，不得少于 1.5%，含异鼠李素不得少于 0.10%。

限量标准：沙棘药材中杂质不得过 4%，水分不得超过 15.0%，总灰分不得超过 6.0%。

【开发与利用】

沙棘是保持水土、防风固沙的绿色屏障，具有促进生态平衡、改善环境的重要作用，被林业工作者作为干旱半干旱地区快速恢复植被的生态树种。沙棘根蘖力强、根系发达，其根系可深达地面高度的 5 倍，须根横向生长可达 5m 以上，每株沙棘固沙保土面积可达 70～80m²，固沙能力之强，是其他乔木、灌木无法比拟的。根上共生有根瘤菌，能固定游离氮素，将不溶性的有机物质和矿物质转变成可溶状态，有很强的培肥地力、改良土壤作用。根据沙棘的这些生物学特性，在"三北"（东北、西北、华北）一些生态条件恶劣的地区，利用飞机播种（简称飞播）方式种植沙棘林。飞播造林后 5～6 年，覆盖度可由荒山增至 80%～90%，林下杂草繁茂，种类有 10～20 余种，亩产鲜草 150～200 公斤。5 年生以上的沙棘林枯枝落叶层 2～6 厘米，持水率可达自身重量的 2 倍以上。在半干旱地区，种植沙棘后，沙棘林内的小气候和土壤条件产生了较大的改善，林下草本植物生长茂盛，特别是在半干旱条件下对水分条件要求高的耐阴植物得以生存繁衍，如茜草、蒲棒草等。在地表湿润的沙滩、沟壑种植的 5～6 年沙棘林下已有苔藓类植物出现。沙棘在种植 7～8 年后，即可形成林茂草丰的灌木、草本群落；种植 13 年后，林内天然灌木和草类比种植前增加 80 多种，常见的伴生灌木有榛子、杭子梢、三裂绣线菊、胡颓子、山杏、白刺花、沙柳、毛乌柳、小叶锦鸡儿等；草本及半灌木优势种有毛茛、委陵菜、野豌豆、柴胡、白羊草、艾蒿等。沙棘林也为许多哺乳动物和禽类提供了食物和栖息地。营造沙棘林后，雉鸡、沙半鸡成群生活在林内，特别是山兔数量的增加最快。在冬季鸟类食物缺乏的情况下，沙棘果实成为重要的食物，尤其是珍贵的褐马鸡，沙棘果实占其冬天食物的 35.4%；在沙棘林中有 29 种兽类活动，其中有 27 种以沙棘的根、叶和果实等作为食物；狼、金钱豹、赤狐、豹猫等肉食动物常在沙棘灌丛中捕食、隐蔽。沙棘树叶浓绿、果实鲜艳，枝茎生长快，萌芽力强，耐修剪，因此可作为公园、村庄、田边、渠旁、路边的防护性观赏绿篱。

沙棘还是良好的木材、燃料和饲料。5 年生沙棘高达 4 米，7 年生高 6 米多，茎质地坚硬、纹理细致，可作农具、家具、工艺品和建筑材料。5～6 年生沙棘林可亩产干柴 500～1000 公斤（发热量为 4630 卡/克），平茬后 3～5 年可砍收第二次。沙棘嫩枝叶的饲料价值可与"牧草之王"紫花苜蓿相媲美，其营养价值丰富，蛋白质含量高，并含有多种氨基酸，特别是现代畜禽生长的第一、二限制性氨基酸——赖氨酸、蛋氨酸等含量均明显高于常规粮食饲料，是牲畜快速育肥增产的好饲料。

随着科学技术的发展，沙棘油、沙棘汁及其提取物在医疗上也得到了广泛的应用。开发研制出来的药物有治疗缺血性心脏病和高脂血症的醋柳黄酮片，治疗胃和十二指肠溃疡、宫颈糜烂、烧伤、烫伤、冻伤和刀伤等的复方沙棘油栓、沙棘浸膏、沙棘胶囊，治疗慢性支气管炎的咳乐等。除此以外，沙棘还含有白花青素、苦木素、香豆素、5－羟色胺等生物活性成分，对癌细胞具有一定的抑制作用，抗癌活性及抗肿瘤作用明显，可作为治疗癌症的辅助药物。

沙棘作为药食同源的药材，不仅被广泛地用于藏药、蒙药和中药，而且也是食品、饮料、化妆品、航天、农牧渔业等的良好原料，有极高的经济价值。生产的饮料有软饮料、果汁饮料、充气果汁饮料；酒有甜型酒、半干型酒、汽酒、香槟、啤酒；食品有果酱、沙棘冻、冰淇淋、沙棘醋等。近年来，研究人员又将沙棘叶与绿茶结合在一起研制出一种富含多种营养成分及生物活性物质，并且不需要添加任何防腐剂的天然保健茶——沙棘速溶茶。沙棘油也可与其他油脂相配合，制成各种色拉油。应用沙棘提取物制成的系列化妆品，无毒无刺激、使用安全、无过敏等副作用，具有营养皮肤、护发健美等功效，是一种较理想的天然营养型、疗效型化妆品。

从国内外市场分析，沙棘的产业化发展，应高度重视沙棘发酵食品和发酵保健品的研发，充分利用发酵原理，借助特殊工艺，使沙棘果、沙棘汁、沙棘叶等转化为富含氨基酸、维生素等营养成分的新型食品和保健品。将发酵工程、酶工程和食品工程相结合，可以研发出独具特色风味的新型发酵食品，并具有极大的市场潜力。所以，集生态价值、经济价值、社会价值于一体的优良植物沙棘，具有非常广阔的开发应用前景。

【保护与更新】

我国既是世界上天然沙棘种质资源最丰富的国家，也是人工种植沙棘最多的国家。随着沙棘产品加工利用的不断深入，我们应重视资源与开发的协调。我国沙棘种类和品种丰富，不同种沙棘具有各自的优良性状。沙棘分布很广，维生素 C 和沙棘油含量随品种的不同而有较大差异；肋果沙棘植株矮小、无刺、果大、汁多，含油量较高；柳叶沙棘几乎无刺，维生素 C、糖、酸及氨基酸含量均较沙棘高；江孜沙棘出汁率低，但油脂含量较为丰富，尤其是抗旱性极强；西藏沙棘果实较大、汁多，可溶性糖类和油润程度均高于其他沙棘。因此，根据不同种沙棘各自的优良性状，充分利用现有的沙棘资源，同时大力发展人工沙棘林，系统地进行沙棘属植物种质资源的保护与更新。

沙棘繁殖方法主要有种子繁殖、幼枝扦插、根蘖苗移植和组织培养等。沙棘种子无休眠期，条件适宜，均可播种。幼苗雌株少于雄株。幼枝扦插和根蘖苗移植可将性状优良的品系或单株进行扩繁，具有生长快、成活率高、种质资源丰富等优点，但受沙棘植株生长情况的限制，每一沙棘植株只能提供少量的插条和根蘖苗。

沙棘组织培养：将沙棘植物体某一部分组织或细胞经过培养，在试管内繁殖试管苗（微繁殖）和保存种质。利用组织培养方法不仅可以进行大规模工厂化育苗，提高繁殖系数，还可以建立离体无性种质资源库。在沙棘组织培养方面，愈伤组织培养占有重要地位，一方面外植体诱导的愈伤组织分化不定芽成苗用于离体快繁或筛选有用突变体；另一方面愈伤组织经大规模培养可提取有用活性成分或次生代谢物。我国对沙棘的组织培养和植株再生进行了大量的研究工作。针对沙棘有效活性成分筛选含量高、品质优的种源和品系作为愈伤组织诱导培养的对象，围绕果大、刺少、无籽、质量好、产量高等育种目标，沙棘再生苗培养已获成功，良种选育工作取得了很大进展。

黄柏（Phellodendri Chinensis Cortex）

黄柏始载于《神农本草经》，列为中品，味苦寒，具清热燥湿、泻火、解毒之功效，黄柏为干燥的黄檗、黄皮树的干皮和枝皮。

【资源植物】

黄柏为芸香科（Rutaceae）黄柏属（phellodendron）植物，该属全等级 10 种，我国产 4 变种，《中华人民共和国药典》（2010 年）收载 2 种；药材称"关黄柏"者基原为分布和主产于我国东北及华北地区的大型乔木黄檗 *Phellodendron amurense* 的茎干树皮；药材称"川黄柏"者原植物为同属木本植物黄皮树（*ph. chinesis*）的干燥树皮。

中国黄柏属植物检索表

1. 树皮具纵裂而略呈网状加厚的木栓（东北、华北及台湾）
  2. 小叶片通常为薄纸质至纸质，表面无毛，背面通常在中脉基部两侧密被毛
    …………………………………………………………… 黄柏 *P. amurense*（东北及华北）

  2. 小叶片纸质至厚纸质，两面几无毛，背面沿中脉两侧密被微硬毛
    …………………………………………………………… 台湾黄柏 *P. Wilsnii*（台）

1. 树皮无加厚的木栓（秦岭以南各地）
   3. 小叶片长达 20cm，宽达 9cm，花序长达 11cm，宽达 17cm ……………… 大叶黄柏 *P. Macrophyllum*（川）
   3. 小叶片长不超过 15cm，宽不超过 6cm，花序宽不超过 12cm
    4. 小叶片宽 2½cm，长 9cm，狭披针形 ………………………… 法氏黄柏 *P. Fargesii*（四川城口县附近）
    4. 小叶通常宽 3cm 以上，长 6～15cm，非狭长的披针形
     5. 小叶片常为镰刀状狭披针形，两侧甚不对称，果倒卵状长圆形
      ……………………………………………… 镰刀叶黄柏 *P. Chinese* var. *Faicatum*（云，川）
     5. 小叶片长圆形卵状披针形或为广卵形果近圆球形或略呈扁圆形
      6. 叶轴至少在腹面被毛，小叶柄表面及小叶片表面中脉或背面沿中脉两侧均被毛或背面到处被毛
       7. 小叶片在表面中脉上被短毛，在背面到处密被毛或少在中脉及支脉被毛，果序上的果密集成团
        ……………………………………………… 黄皮树 *P. Chinese*（川、鄂、云）
       7. 小叶片在表面中脉上被短毛，在背面仅沿中脉两侧被毛或有时几为无毛，极少在第一列侧脉上被甚稀疏的毛
        8. 小叶片长圆形至卵状长圆形，嫩枝顶部及果轴基部棕褐色，果序上的果密集成团
         ……………………………………… 秃叶黄皮树 *P. Chinese* var. *Glabriusculum*（川、陕、鄂）
      6. 叶轴无毛，小叶柄及小叶片通常无毛，在小叶柄表面或小叶片背面的中脉基部两侧被稀疏的毛
       9. 小叶片长圆形至卵状长圆形，先端狭长渐尖，纸质 ………………………………………
        峨嵋黄皮树 *P. Chinese* var. *Omeiense*（四川中部以西）

9. 小叶片广卵圆形至长卵圆形，先端渐尖或短渐尖，略呈革质或厚纸质 ……………………
　　　　　　　　　　　　　　　　　　　云南黄皮树 *P. Chinese* var. *Yunnanense*（云南东南部）

　　台湾产的威氏黄柏树皮中含小檗碱等季胺型生物碱，四川尚有大叶黄柏，贵州有辛氏黄柏，可以作为黄柏新资源利用。

【分布与生境】

　　黄柏属为东亚特有，主要分布于我国西南地区（西北部及海南岛不产），个别种（黄檗）分布于东北东部（大兴安岭）山地针阔混交林，是第三纪残遗植物，在第三纪的上渐新世至鲜新世间普遍存在于亚洲、欧洲及美洲。

　　黄皮树主要分布于湖北、湖南西北部、四川东部和云南；秃叶黄皮树分布于秦岭以南的陕西部分地区、湖北、湖南、贵州、四川和广西等地。

　　黄檗主要分布于东北小兴安岭南坡、长白山和华北燕山山脉北部，最北端可至大兴安岭，在北纬19°~52°范围内。在此区域的北部，垂直分布在海拔700米左右，南部可达1500m。黄柏在海拔600~700m外的天然混交林中长势较好，分布比例占3.75%；在海拔900~1000m处的混交林中所占比例小于0.05%。其在东北林区常零散分布于河谷两侧、山体下部的阔叶林或针阔叶混交林中。

【群落类型】

　　野生黄皮树生长在四川盆地南部海拔1000~1500m的常绿阔叶林和亚热带常绿阔叶林中。这些地区的山地自然植被多被破坏，群落结构受到人为干扰。乔木层优势种有峨嵋栲（*Castanposis platyacantha*）、华山荷（*Schima sinensis*）、宜昌润楠（*Machllus ichangensis*）、润楠（*M. pingii*）、川桂（*Cinnamomum wilsonii*）、山矾（*Symplocos caudata*）、野茉莉（*Styrax japonica*）和巴东栎（*Quercus engleriana*）等，黄皮树在乔木层中并非优势种。由于群落中有少量落叶树种伴生，群落外貌有明显的季相变化。灌木层以山茶科、杜鹃花科、蔷薇科、五加科的常绿植物为主，盖度10%~20%，主要有惜之柃（*Eurya loguiana*）、细齿叶柃（*E. nitida*）、长蕊杜鹃（*Rhododendron stamineum*）等。草本层盖度为10%~30%，局部可达50%~60%，其中蕨类居多，此外还有凤仙花科、荨麻科、秋海棠科、酢浆草科及毛茛科的多种草本植物。

　　黄檗为阳性树种，在河谷两侧及山体下部湿润肥沃的森林棕色土上生长良好。常生于阔叶混交林中，少数生于针阔叶混交林中。在长白山区的低山阔叶林中，其常见的伴生乔木有蒙古柞（*Quercus mongolica*）、糠椴（*Tilia mandshurica*）、黄檗（*Phellodendron amurense*）、胡桃楸（*Jaglans mandshurica*）、水曲柳（*Fraxinus mandshurica*）、花曲柳（*F. rhynchophlla*）、春榆（*Ulmus japonica*）、大果榆（*U. macrocarpa*）、白桦（*Betula platyphylla*）、山杨（*Populus davidiana*）、怀槐（*Maackia amurensis*）和黑桦（*B. davurica*）等；林中灌木有榛子（*Corylus heterophylla*）和双色胡枝子等；草本植物有铃兰（*Convallaria keiskei*）、小玉竹（*Polygonatum humile*）、白鲜（*Dictamnus albus* var. *dasycarpus*）、苍术（*Atractylodes japonica*）等。在林缘及林间，黄檗发育良好。

　　在长白山海拔500~1200m的红松阔叶树混交林中也有黄檗树种，其伴生植物有针叶树的红松（*Pinus koraiensis*）、鱼鳞松（*Picea jezoensis*）、红皮臭（*P. koyamai* var. *koraiensis*）、长白落叶松（*Larix olgensis*）、紫杉（*Taxus cuspidata*）等；阔叶树种有紫椴（*Tilia amurensis*）、枫桦（*Betula costata*）、蒙古柞、裂叶榆（*Ulmus laciniata*）、春榆、水曲柳、黄檗、胡桃楸、朝鲜杨（*Populus koraiensis*）、色木（*Acer mono*）、青楷槭（*A. tegmentosum*）、花楷槭（*A. ukurunduense*）、白牛槭（*A. mandshuicum*）假色楷（*A. pseudo−sieboldianum*）和柠筋槭（*A. triflorum*）等；灌木有毛榛（*Corylus mandshuri-ca*）、黄花忍冬（*Lonicera chrysantha*）、大叶小檗（*Berberis amurensis*）、刺五加（*Acan-thopanax senticosus*）、暴马丁香（*Syringa amurensis*）、东北溲疏（*Deutzia amurensis*）、光萼溲疏（*D. glabrata*）、大叶杜鹃（*Rhododendron macronulatum*）和瘤枝卫矛（*Evonymus pauciflorus*）；藤本植物有山葡萄（*Vitis amurensis*）、五味子（*Schizandra chinensis*）、狗枣猕猴桃（*Actindia kolomikta*）、软枣猕猴桃（*A. arguta*）；草本植物有毛缘苔草（*Carex pi-losa*）、四花苔草（*C. quadiflora*）、乌苏里苔草（*C. ussuriensis*）、木贼（*Equisetum hi-male*）、山茄子（*Brachybotrys paridiformis*）、羊角芹（*Aegopodium alpestre*）、一枝黄花（*Solidago virgaurea*）、美汉草（*Meehania urticifolia*）和黑水鳞毛蕨（*Dryopteris amurensis*）等。

在辽宁省东部海拔 1000m 以下的山区杂木林群落中，黄檗的伴生乔木树种有色木、水曲柳、紫椴、枫桦、裂叶榆、大果榆、怀槐；灌木树种较多，覆盖度为 40% ～60%，主要有毛接骨木 *Sambucus buergerianan*、金银忍冬 *Lonicera maackii*、早花忍冬 *L. praeflorens*、东北山梅花 *Philadephus schrenkii*、天女木兰 *Magnolia parviflora* 和八角枫 *Alangium chinense*；草本植物覆盖度为 30% ～40%，主要有粗茎鳞毛蕨 *Dryopteris cras-sirhizoma*、假茴芹 *Spuriopimpinella brachycarpa* 和北重楼 *Paris verticillata* 等，个别地方还有细辛等；藤本植物有软枣猕猴桃、狗枣猕猴桃、葛枣猕猴桃 *Actinidia polygama*、山葡萄和五味子等。

【生物学特性】

野生黄皮树在群落中稀少，频度 5% ～10%，大凉山局部原始森林中，频度可达 30%，可见到约 20% 尚未开花的幼树，中龄树（树龄 6～30 年）约占 75%，老龄树（树龄 30～50 年）占 5%，一般株高 4～15m，胸径 12～20cm，个别的母树，高达 22cm，胸径 34cm。

砍伐后的黄皮树桩，萌生能力较弱，多数死亡。但侧枝砍伐后，萌生能力较强。萌生枝生长迅速，比繁殖枝快，当年可达 70cm，次春于枝端二叉分枝，如此二歧式分叉下去，三年可达 135cm，5 年可达 210cm。

成年树上的繁殖枝，每年增长 14～22cm，枝端开花结果后，次年于侧芽对生分枝，3 年枝仅长 52cm。

黄皮树为速生树种，栽培上习称黄皮树为"南川黄柏"，而称秃叶黄皮树为"武隆黄柏"，称峨嵋秃叶黄皮树作"峨嵋黄柏"。据南川药物场测量，同样条件下栽培 4 年的树，峨嵋黄柏株高 183.3cm，茎基（距地 10cm 处）直径 171.1mm；武隆黄柏株高 175.3cm，茎基直径 14.4mm；南川黄柏株高 153.4cm，茎基直径 13.6mm。

黄皮树不仅木质部增粗快，相应的树皮亦增厚较快。生长于峨嵋山中峰寺的 25 年树龄的秃叶黄柏树，胸径 15.8cm，皮厚 5mm，树皮厚 5mm，栓皮层厚 0.3mm；20 年的树，胸径 12.9cm，树皮厚 4.2mm，栓皮层厚 6.2mm；10 年树龄者胸径 9.96cm，皮厚 2.5mm，栓皮厚不足 0.1mm。

黄皮树和黄檗按"杜仲环剥技术"进行环剥时，再生新皮生长均较快。但在中国南方，剥皮后正值高温的夏季，容易发生新皮感染而坏死，可用塑料薄膜或喷塑材料对剥皮后暴露的创面进行保护。据四川省中药学校测定，剥皮后生长 180 天的再生新皮，可增厚 0.9mm，生长 5 年的再生皮，皮厚可达 1.2mm。北方黄檗皮的环剥在七月进行为宜。在树龄为 15 年的黄柏上连续三年进行的环剥实验表明，新生皮生长较快，增重 44% ~ 63%，皮中所含总生物碱组分与老皮相同。

黄柏喜凉爽气候，抗风力强，怕干旱、怕涝。苗期稍耐阴，成年树喜阳光，耐严寒。幼树易遭冻害，嫩梢易受晚霜为害，致使分叉。栽培以选上层深厚，疏松肥沃，富含腐殖质的微酸性或中性壤土为宜。黄柏的育苗方式目前大多采用种子繁殖。秋季，采收成熟浆果状核果，洗去果肉。种子需要低温处理，一般采用雪藏处理或层积处理，未层积处理的种子萌发率不高。

黄柏植株的组织培养方面已有初步研究报道。将黄柏种子萌发所得实生苗的下胚轴切成 2mm 左右的小段或将其子叶切成小块作为外植体。基部培养基为 1/2MS（即 MS 培养基中的大量元素减半）；愈伤组织及芽分化培养基为每升附加 BA1.0mg，玉米素 0.3mg，蔗糖 30g，水解乳蛋白 300mg，琼脂 6g；生根培养基为每升附加 NAA0.2mg，蔗糖 15g，琼脂 10g；培养室条件为温度 25 ±2℃，光强度 1500 ~ 2000lux。一般经过 4 ~ 5 周的培养即可发育出正常的根系，在温室的自然光照条件下经 10 ~ 20 天的锻炼，待苗茎的机械组织发育较好后，即可移植到盛有土壤的花盆中培养，在经一个阶段的培养锻炼后即可移到室外圃地。

【化学成分】

黄柏树皮含小檗碱（Berberine）、药根碱（Jatrorrhizine）、木兰花碱（Magnoflorine）、黄柏碱（Phe‑llodendrine）、N‑甲基大麦芽碱（Candicine）、掌叶防己碱（Palmatine）、蝙蝠葛碱（Menisperine）等生物碱；另含黄柏酮（Obacunone）、黄柏内酯（Obaeulactone）、白鲜交酯（Dictamnolide）、黄柏酮酸（Obacunonic acid）、青荧光酸（Lumicaeruleic acid）、7‑脱氢豆甾醇（7‑Deby‑drostigmasterol）、β‑谷甾醇（β‑Sitosterol）、菜油甾醇（Campesterol）。

根皮含小檗碱、药根碱、黄柏碱、N‑甲基大麦芽碱。木质也含小檗碱。新鲜叶含黄柏苷（Phellamurin）、脱氢黄柏苷（Amurensin）、脱氢异黄柏苷（Phellatin）、异黄柏苷（Phellavin）。干燥叶含金丝桃苷（Hyperoside），不含黄柏苷。叶中含黄酮类化合物约 10%，有黄柏素‑7‑葡萄糖苷（phellamurin，1%）、脱氢黄柏素‑7‑葡萄糖苷（amurensin，0.04%）、双葡萄糖苷（dihydrophelloside）、脱氢黄柏素‑7，γ‑双葡萄糖苷（phelloside）、异黄柏素‑7‑葡萄糖苷（phellarin）、脱氢异黄柏素‑7‑葡萄糖苷（phellatin）。

成熟果实含小檗碱、药根碱、黄柏内酯、酚类、醛类、脂肪油、挥发油等，其挥发油中含香叶烯（myrcene）（占总油的60%~70%）和少量香叶醇（geraniol）、甲基壬酮（methyl nonanone）等，镇咳祛痰成分主要是香叶烯。

黄柏的枝、根、叶、叶柄中也含有小檗碱等生物碱，见表9-2。

表9-2 黄柏不同部位生物碱的含量（%）

部位＼生物碱	小檗碱	木兰碱	药根碱	掌叶防己碱
叶	微量	微量	—	—
叶柄	微量	微量	—	—
枝	0.68	微量	微量	微量
根	12.14	1.81	0.06	0.07
皮	4.75	1.1	0.05	0.54

注：微量：0.01%~0.05%。

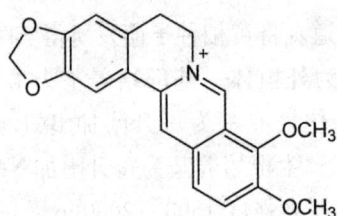

小檗碱

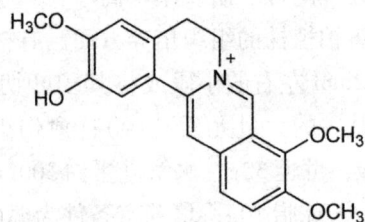

巴马汀

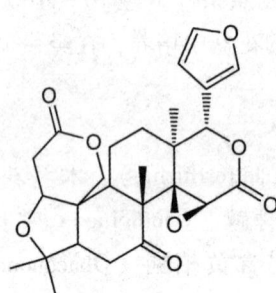

黄柏内酯

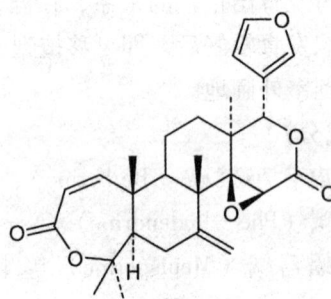

黄柏酮

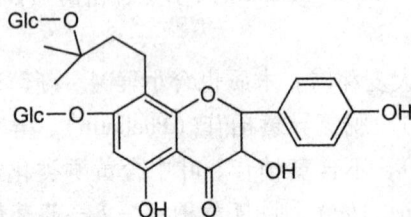

黄柏素-7,γ-双葡萄糖苷

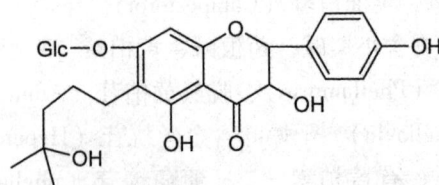

脱氢异黄柏素-7-葡萄糖苷

川黄柏成分与关黄柏相似，主要含小檗碱、黄柏碱、木兰碱、黄柏酮等。

不同产地的关黄柏和川黄柏所含的小檗碱、巴马汀及药根碱的含量不同（见表9-

3），总生物碱和黄柏内酯的含量也各有高低。川黄柏中盐酸小檗碱含量较高，而关黄柏中盐酸巴马汀的含量较高。

表9-3 不同产地关黄柏和川黄柏中小檗碱、巴马汀及药根碱的含量（%）

分类	来源	药根碱	巴马汀	小檗碱
川黄柏	湖北	0.68	0.42	46.18
	湖南	0.46	0.49	34.15
	广西	0.68	0.45	68.05
	贵州	0.1	0.47	27.43
	山西	0.16	0.5	51.63
	陕西	0.1	0.42	32.85
	四川	0.54	0.62	46.0
	四川	0.29	0.41	43.83
	栽培	0.2	0.56	59.7
	云南	0.44	0.45	66.46
关黄柏	东北	0.3	0.92	6.87
	甘肃	2.35	1.61	25.85
	河北	0.55	2.67	7.04
	河南	0.6	6.83	11.42
	黑龙江	0.18	4.87	4.12
	上海	0.3	0.49	4.7
	吉林	0.72	7.1	16.51
	天津	0.24	4.18	5.39

【采收加工与质量规格】

研究结果表明，采收药材的品质优劣与植株的树龄密切相关。树龄高的植株中资源性物质的含量积累也高。川黄柏药材采收时间，在四川以三月或秋季为宜。关黄柏药材的采收时间在辽宁一般由6~8月上旬为宜。

黄皮树生长较快，采收一般采用间伐的方法，不留桩，将树砍倒，以1m长为段划割，剥下树皮，趁新鲜除去栓皮，压平、切丝、晒干。在加工过程中不能遇水湿，否则黏液渗出会影响加工操作和产品质量。根皮和细枝皮亦可药用或供提取小檗碱之用。砍过树的地方，即行补植幼苗。现也有不砍伐而用环剥方法的，经5年形成的新皮层厚达1mm以上，可供药用。

【综合利用与资源保护】

黄皮树的树皮和根皮均可供提取小檗碱，叶中含有黄柏酮醇苷（amurensin）等多种黄酮类化合物，含量约10%。果实中含有小檗碱和药根碱（jatrorrhizine），黄皮树提取小檗碱后的残渣中尚含巴马亭（palmatine）、药根碱和黄柏碱（phyllodendrine）等，均具有一定的开发利用价值。

黄柏为我国东北地区珍贵树种，材质好，可作为家具、枪托及飞机用材。树皮木栓可作瓶塞、软木或隔音、隔热材料等；内皮可作燃料；叶和果实可供提取挥发油，油中含月桂烯等成分；花是一种优良的蜜源。

我国芸香科黄柏属植物中，在台湾有一种叫威氏黄柏 *Phellodendron wilsonii*，其树皮中含有小檗碱等8种季胺型生物碱，贵州产辛氏黄柏 *P. sinii*，它们均可作为黄柏新资源进一步研究和利用。

金银花（Lonicerae Japonicae Flos）

金银花为忍冬科植物忍冬 *Lonicera japonica* Thunb. 的干燥花蕾或带初开的花。金银花以忍冬为药名始载于《名医别录》，列为上品。《本草纲目》将其列入草部蔓草类。释名曰："花初开者，蕊瓣俱色白，经二、三日则色变黄，新旧相参，黄白相映，故呼金银花。" 2005 年版《中国药典》收载忍冬为中药金银花的法定植物种，为最常用清热解毒药，用于痈肿疔疮，喉痹，丹毒，热血毒痢，风热感冒，温病发热。《中国药典》1977 年版以来，在金银花项下收载的法定植物种，除忍冬外，还有红腺忍冬 *L. hypoglauca*、华南忍冬 *L. confusa* 和毛花柱忍冬 *L. dasystyla* 等三种。《中国药典》2005 年版在金银花项下仅列忍冬1种。新列山银花项，收载的法定植物种有3种，灰毡毛忍冬 *L. macranthoides*、红腺忍冬和华南忍冬。2010 年版在山银花项下又增加了黄褐毛忍冬 *L. fulvotomentosa*。

金银花栽培生产和出口的历史悠久。20 世纪 80 年代，其生产能力比较平稳，产销平衡，已基本适应药用需要。近年来，由于其药用和保健价值不断被人们认识，其药用、食品、保健品及日用化工品等方面的需求量猛增，金银花资源经济产业链不断延伸。

【资源植物】

我国忍冬属植物有 20 多种的花蕾在不同地区作"金银花"入药，现将常见的，药典和地方标准收载的，有一定应用地区和产量较大的9种和1亚种列出分种检索表于下（彩图6）。

金银花资源植物分种检索表

1. 花冠（以充分开放的花为准）长不及2cm，至多3cm

  2. 萼齿无毛，宽三角形，顶端钝或圆，花柱有毛；小枝、叶柄、总花梗密被灰白色微绒毛 ……………………………………………………………………… 毛花柱忍冬 *L. dasystyla* Rehd.（粤，桂）

  2. 萼齿表面及边缘被短糙毛，钻形，顶端尖；花柱有毛；小枝、叶柄、花序被有短糙毛组成的黄褐色毡毛 ……………………………………………………… 皱叶忍冬 *L. rhytidophylla*（赣，闽，湘，粤，桂）

1. 花冠（以充分开放的花为准）长3cm以上

3. 花冠筒和萼齿表面均密被紧贴倒生短糙毛，并多少夹杂小腺毛；萼齿常具蓝白色粉；叶背面密被灰白色毡毛
………………………………………… 灰毡毛忍冬 *L. macranthoides*（皖，浙，赣，闽，湘，鄂，粤，桂，黔，川）

3. 花冠筒表面无毛或稍有开展糙毛或稀疏倒生短糙毛，萼齿不具蓝白色粉；叶背面无密被灰白色毡毛

　4. 萼齿表面秃净，稍被毛或偶有腺毛，无密被毛

　5. 萼齿外面及边缘有毛

　　6. 花冠筒外面的倒生糙毛紧贴花冠筒壁，略开展

　　　7. 花冠筒外面无腺毛或有近无柄或短柄的腺，腺柄通常短于腺的直径；叶背面有黄色至橘红色蘑菇形腺毛

　　　　8. 花冠筒外面疏被倒生短糙伏毛，且常有腺毛
………………………… 红腺忍冬 *L. hypoglauca*（皖，浙，赣，闽，湘，鄂，粤，桂，滇，台）

　　　　8. 花冠筒外面无毛或仅有少数倒生短糙状毛而无腺
………………… 净花红腺忍冬 *L. hypoglauca* Miq. Subsq. nudiflora（湘，粤，桂，黔，滇）

　　　7. 花冠筒外面有倒生糙毛和长腺毛，毛通常超过腺的直径

　　　　9. 萼齿卵状三角形，齿顶的毛比萼齿本身长或等长；幼枝密被黄褐色、开展的硬直糙毛、腺毛和短柔毛 ……………… 忍冬 *L. japonica*（除藏，疆，青，宁，黑，琼外，其他省区均有分布）

　　　　9. 萼齿条状披针形，齿顶的毛比萼齿本身短，与萼齿的宽度几相等；幼枝、叶柄、叶背面、总花梗、苞片、小苞片、萼齿均密被黄褐色毡毛状糙毛 ……… 黄褐毛忍冬 *L. fulvotomentosa*（桂，黔，滇）

　　6. 花冠筒外面的糙毛多直伸，广角开展；花冠长 4.5~7cm，被微毛及小腺毛
………………………………………… 大花忍冬 *L. macrantha*（浙，闽，粤，桂，黔，滇）

　5. 萼齿完全无毛；叶背面有由细短柔毛组成的灰白色或灰黄色细毡毛，老叶毛变稀，而网脉明显凸起
………………………………………… 细毡毛忍冬 *L. similis* Hemsl.（浙，闽，湘，黔，桂，滇，川，鄂，陕，甘）

　4. 萼齿外面密被短柔毛，幼枝、叶柄、总花梗、苞片、小苞片和萼筒均被灰黄色卷曲短柔毛
……………………………………………………… 华南忍冬 *L. confusa*（粤，琼，桂）

【分布与生境】

忍冬的生长环境多种多样，常野生于丘陵、山谷、疏林、河沟、地堰、堤坝、宅边等地，海拔可达 1500m。喜温暖，阳光充足，较干燥的气候，耐寒，耐热，耐旱，喜光，亦耐阴，野生或栽培于丘陵地区。药用金银花主要来源于人工栽培，以河南和山东等北方地区为主产地。它的生态适应性强，耐贫瘠，适于山区（如豫西山区，沂蒙山区）生长和栽培。又耐盐碱，也适于排水较好，但含有盐碱的平原（如黄河故道区）引种。这些地区年平均气温 14°C 左右，最冷月均温 0°C 左右，最热月月均温 27°C。忍冬耐寒力较强，可以在 −20°C 气温下安全过冬，−10°C 叶不凋落，5°C 可发芽；耐盐性亦强，在含盐量达 0.3%，pH 值 8.4 的土壤中仍能生长。

药用金银花的栽培地区以山东沂蒙山区的临沂和河南郑州、新乡为中心，辐射江苏、安徽、湖北、陕西、河北等省。河南、山东主产区的气候、土壤极宜金银花生长，尤其是河南密县和山东平邑质量好，产量大为"地道药材"，产于河南者称"密银花"，产于山东者称"济银花"。

忍冬的野生自然种群分布零星。依其生态环境大体有三种群落类型。即山地针叶林小灌丛群落，山缘、丘陵稀灌木、草丛群落和生活区绿篱或庭园观赏植物群落。主要分布在北方地区。据第三次全国药源普查统计，河北、山西、辽宁、吉林、山东、江苏、浙江、安徽、福建、江西、河南、湖南、湖北、广东、广西、四川、贵州、云南、陕

西、甘肃等 20 个省区都有分布。

地道金银花主要分布在北纬 34°～36°，东经 113°～118°的大陆性温暖带季风性半干旱气候区，最适宜的土壤类型是中性或稍偏碱性的砂质土壤。在生态环境因子中，气候可能是金银花有效成分含量高低的决定因素，而日照数也是重要的决定因子。关于土壤中微量元素对金银花道地性影响的研究表明，道地产区中锶、钾、钠、镁和钙的含量高，铬和铅含量低，对铜和磷的富集能力强。

【生物学特性】

忍冬一年开花数次，属多级枝先后多次分化花芽的类型。在主产区山东，3 月初进入叶芽萌动期，3 月底为展叶期，5 月初为现蕾期，5 月中旬进入花期。每年通常 4 次采收，5 月中下旬为头茬花，6 月下旬至 7 月中旬为二茬花，7 月下旬至 8 月下旬为三茬花，9 月中旬至 10 月初为四茬花。忍冬只在当年新生枝上才形成花序。因此，培育主干，扩大树冠，提高结花枝条数，合理修剪，改善光照、通气等条件，促进侧枝、芽的萌发，可以增加当年新生枝的数量，达到提高金银花产量的目的。经过多年培植，在封丘金银花生产基地已形成了典型树干和树冠的灌木和小乔木状，便于抚育和采摘。

金银花从幼蕾至开放过程大致可分为幼蕾（绿色小花蕾长约 1cm）、三青（绿色花蕾，长 2.2～3.4cm），二白（淡绿白色花蕾，长 3～3.9cm），大白（白色花蕾，长 3.8～4.6cm），银花（刚开放的白色花，长 4.2～4.78cm），金花（花变黄色，长 4～4.5cm），凋花（棕黄色）等 7 个阶段。对其五个发育阶段花的出干率及其中绿原酸和挥发油含量动态变化测定表明，鲜花出干率为：三青 > 二白 > 大白 > 金花 > 银花；不同发育阶段绿原酸的含量从花蕾到开放过程有逐渐下降的趋势，而挥发油含量却逐渐增加（表 9-4），参照有效成分含量和宏观商品规格等综合分析，认为采二白、大白及三青为兼顾产量和质量的最佳选择。

表 9-4　山东金银花不同发育阶段出干率及绿原酸、挥发油含量

测定项目	三青	二白	大白	银花	金花
出干率（鲜∶干）	3.24∶1	5.02∶1	5.75∶1	7.85∶1	7.67∶1
绿原酸含量（%）	6.07	5.18	4.88	4.09	4.29
挥发油含量（%）	0.024	0.025	0.026	0.032	0.040

【化学成分】

1. 有机酸类

金银花中的有机酸成分有绿原酸（chlorogenic acid）、异绿原酸（isochlorogenic acid）、咖啡酸（caffeic acid）、棕榈酸（palmitic acid）、肉豆蔻酸（myristic acid）等。绿原酸、异绿原酸被认为是金银花的主要抗菌活性成分，是一类酚酸类化合物，由奎尼酸和咖啡酸（阿魏酸）缩合而成。其中绿原酸为 3-咖啡酰奎尼酸，异绿原酸为混合物，包括 4,5-二咖啡酰奎尼酸、3,4-二咖啡酰奎尼酸、3,5-二咖啡酰奎尼酸、1,3-二咖啡酰奎尼酸、3-阿魏酰奎尼酸、4-阿魏酰奎尼酸、5-阿魏酰奎尼酸等。灰毡

毛忍冬、细毡毛忍冬干燥花蕾中绿原酸、咖啡酸、3,5 - 二咖啡酰奎尼酸含量高于山东、河南产金银花。绿原酸与异绿原酸结构见表 9-5。

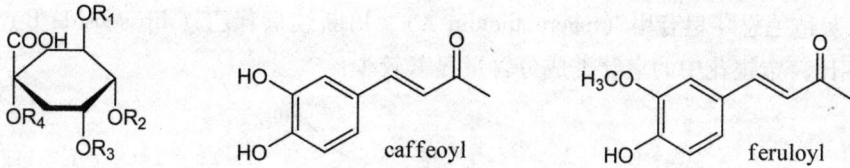

表 9-5 绿原酸类化学成分

化合物名称	取代基种类	
绿原酸	R_1 = caffeoyl	$R_2 = R_3 = R_4 = H$
4,5 - 二咖啡酰奎尼酸	$R_2 = R_3$ = caffeoyl	$R_1 = R_4 = H$
3,4 - 二咖啡酰奎尼酸	$R_1 = R_2$ = caffeoyl	$R_3 = R_4 = H$
3,5 - 二咖啡酰奎尼酸	$R_1 = R_3$ = caffeoyl	$R_2 = R_4 = H$
1,3 - 二咖啡酰奎尼酸	$R_1 = R_4$ = caffeoyl	$R_2 = R_3 = H$
3 - 阿魏酰奎尼酸	R_1 = feruloyl	$R_2 = R_3 = R_4 = H$
4 - 阿魏酰奎酸	R_2 = feruloyl	$R_1 = R_3 = R_4 = H$
5 - 阿魏酰奎尼酸	R_3 = feruloyl	$R_1 = R_2 = R_4 = H$

2. 黄酮类

金银花中含有多种黄酮类化合物。主要有黄酮、黄酮醇及其苷类。如木犀草素（luteolin）及其苷类：木犀草素 -7 - O - β - D - 葡萄糖苷、木犀草素 -7 - O - β - D - 半乳糖苷、忍冬苷（lonicerin）；槲皮素（quercetin）及其苷类：槲皮素 -3 - O - β - D - 葡萄糖苷、金丝桃苷（hyperoside）、芦丁（rutin）、5 - 羟基 -4′,7 - 二甲氧基黄酮、5 - 羟基 -3′,4′,7 - 三甲氧基黄酮、5 - 羟基 -7,3′,4′,5′ - 四甲氧基黄酮即紫菫黄酮（Corymbosin）等。与山银花相比，金银花中的金丝桃苷、芦丁、木犀草素 -7 - O - β - D - 葡萄糖苷、忍冬苷的含量相对较高。

3. 环烯醚萜类

环烯醚萜及其苷类是金银花中广泛分布的成分，具抗炎、保肝和杀灭软体动物的作用。金银花含有马钱苷（loganin）、獐牙菜苷（sweroside）、裂环马钱素（secologanin）、二甲氧基 - 裂环马钱素、loniceracetalide A、loniceracetalide B、7 - epi - vogeloside、centauroside 等环烯醚萜苷类化合物。其中獐牙菜苷、马钱苷、7 - epi - vogeloside、centauroside 在忍冬中的含量相对较高。

4. 三萜皂苷类

忍冬属植物中皂苷类成分具有保肝活性，主要为以常春藤皂苷元和以齐墩果酸皂苷元为配基的三萜皂苷，且前者较为普遍。如3 - O - α - L - 吡喃阿拉伯糖基常春藤皂苷元 -28 - O - α - L - 吡喃鼠李糖基（1→2）[β - D - 吡喃木糖基（1→6）] - β - D - 吡喃葡萄糖基酯（loniceroside A）、3 - O - α - L - 吡喃鼠李糖基（1→2）- α - L - 吡喃阿拉伯糖基常春藤皂苷元 $-28-O-\alpha-L-$吡喃鼠李糖基（$1\to2$）［$\beta-D-$吡喃木糖基（$1\to6$）］$-\beta-D-$吡喃葡萄糖基酯（loniceroside B）、灰毡毛忍冬皂苷乙（macranthoidin B）、灰毡毛忍冬皂苷甲（macranthoidin A）、川断续皂苷乙（dipsacoside B）等。与山银花相比，金银花中的皂苷类成分含量显著较少。

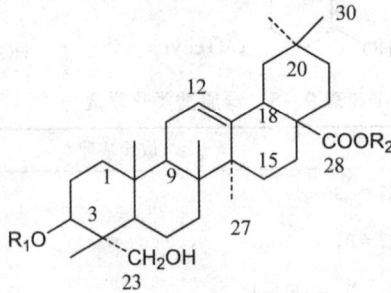

5. 挥发油类

挥发油亦是金银花抗菌、抗病毒的有效成分。含 30 种以上的成分，大多为萜醇类化合物，包括芳樟醇、双花醇、棕榈酸、$\beta-$苯乙烯、香叶醇、苯甲醇、$\alpha-$松油醇、二氢香茅醇、二十四碳酸甲酯、十八碳二烯酸乙酯、棕榈酸乙酯、联二环己烷等成分。金银花干花与鲜花的挥发油成分差异较大，鲜花挥发油成分以芳樟醇为主，其他成分多为低沸点不饱和萜烯类成分；而干花挥发油成分以棕榈酸为主，一般占挥发油的 26% 以上，芳樟醇含量仅在 0.39% 以下。不同产地的金银花鲜花挥发油化学成分基本相似，多为低沸点的不饱和萜烯类成分，且芳樟醇在挥发油中的含量较高。

总体来说金银花的环烯醚萜和黄酮类成分的含量较山银花高，而山银花的绿原酸和皂苷类成分的含量较金银花高。此外，忍冬的茎叶中还含有环烯醚萜、绿原酸类、黄酮类、生物碱等化学成分。如马钱子苷、绿原酸、咖啡酸甲酯、香草酸、忍冬苷、venoterpin。同一株金银花，其花及枝中绿原酸含量分别为 2.72% 和 2.30%，叶的含量略低于花。总黄酮含量分别为 6.46% 和 7.85%，叶中总黄酮含量显著高于花。

【采收与产地加工】

夏季花未开放时采收。主产地山东、河南，自 5 月采头茬花开始，一个月后，陆续采摘二、三茬花。至 10 月底仍有花蕾出现。花多于傍晚开放，应在早晨露水未干前摘取青白色未开放的花蕾。采得的鲜花要及时干燥。干燥方法为：①晾晒法：将鲜蕾撒在席帘或晒盘内，厚约1cm，于向阳、通风处晾晒，切忌用手翻动，以致颜色变黑。不宜暴晒，以免香味散失，色泽变暗黑色。②烘干法：将盛花的晒盘层置于烘房内，2～3 小时内升温至 45℃，然后换气降温；10 小时后再升温至 55℃～60℃，使其迅速干燥。烘干的特点是时间短，花蕾色泽均匀，质量稳定。③硫熏法：如遇阴雨天气，可在室内用硫黄熏干，每100kg 鲜花蕾用硫黄 1～2kg，点燃后，密闭门窗，可保存 5 天以上。待晴天时，再晾晒至干。硫熏法加工的金银花有花朵完整，色艳，不虫蛀等特点，但会导致药材品质下降。

除以上常规方法外，也有人认为金银花有效成分绿原酸为具有邻二酚羟基结构的化合物，在晒、烘过程中易氧化而使其颜色改变。采用氮气熏蒸的办法即可使花外观不受影响，又提高了生产效率和产品质量。

【质量规格】

药材性状质量以花蕾未开放，黄白色，无杂质者为佳。金银花有效成分的含量测定规定含绿原酸（$C_{16}H_{18}O_9$）不得少于 1.50%，木犀草苷（$C_{21}H_{20}O_{11}$）不得少于 0.05%。山银花药材按干燥品计算，本品含绿原酸（$C_{16}H_{18}O_9$）不得少于 2.0%，含灰毡毛忍冬皂苷乙（$C_{65}H_{106}O_{32}$）和川续断皂苷乙（$C_{53}H_{86}O_{22}$）的总量不得少于 5.0%。

【开发利用】

金银花为原卫生部规定的药食同源品种。在医药、食品、饮料、日用化工、环境绿化等方面已广泛应用，在大力开展综合利用研究，扩展用途，进行深度开发，增加社会财富等方面具有很大潜力。

原卫生部《药品标准》收载具清热解毒，抗菌消炎的中成药有 170 种，其中含金银花的中成药 65 种，占 38.24%。如银黄制剂、双黄连制剂、脉络宁、清开灵、银翘散等。近年来还制成一些制剂，如金银花注射液、金银花柴胡注射液、金银花板蓝根注射液等。单一金银花制成的茶及以金银花和龙井茶制成的金银花茶，有清凉解毒作用，可治温热痧痘、热痢。以蒸馏法提取芳香挥发油及水溶性物质制成的金银花露是清热解毒佳品，并可制成金银花露饮料。用金银花提取物可制成银花汽水、啤酒、汽酒、忍冬可乐，还可加入肥皂、牙膏、化妆品中。法国从忍冬属植物 *L. caprifolium* 花中提取茉莉香型香料，用于香皂等化妆品中。

忍冬带叶的茎为常用中药忍冬藤，有清热解毒，通经活络作用。忍冬种子，药名金银花子，主治肠风、赤痢。通过多年的培植，河南封丘的金银花已经形成了具有典型树干和树冠的灌木和小乔木状，并由年产一茬花变成了年产 3～4 茬花，每产一茬花后，均需修剪大量嫩枝叶。按全县 20 万亩，年产 1000 万公斤金银花折算，全年修剪的嫩枝叶就有 3000 万公斤以上，除少部分作牲畜饲料成分外，大部分均被废弃。金银花叶中除含与花类似的绿原酸等成分外，尚含多种氨基酸、微量元素、维生素等营养成分，又是天然叶绿素的优良来源。利用金银花的花和叶制成的多种袋泡茶、速溶茶、茶饮料等在口感和功能方面均获得好评。封丘县保彬合作社将金银花枝叶干燥后粉碎成细粉，制成防治畜禽疫病的兽药，或直接掺入饲料中应用。河南金鼎科技发展有限公司研发的闪式提取器能将金银花及其茎叶在不断加热条件下，三十秒内提制提取物原浆，原浆可直接配置各种风味的液体饮料。经真空浓缩、冷冻或喷雾干燥的提取物保持了原材料的活性成分和品质风味，可加工速溶饮料，也可添加到各种糕点、饼干、糖果、面条等食品中。提取后的药渣为 40～60 目的疏松、均匀粗粉，具优良的通透性和吸水性，可用作盆栽花果的土壤或返还农田。

金银花藤蔓缭绕，秋叶微红，凌冬不凋，春夏开花，黄白相映，散发幽香。可用于园林绿化，道路绿化，公园绿化和坡地种植。适于篱墙栏杆、门架、花廊配置；在假山和岩坡细缝间点缀，也可制作盆景。

目前，中药材市场上作为金银花的山银花生产规模有很大发展。2009 年湖南省隆回县种植的灰毡毛忍冬已达 1.2 万公顷，年产山银花 1.1 万吨。据《中国药典》2010

年版收载山银花的性味、功能主治、用量用法与金银花一致，但是应科学地加以评价。

【保护与更新】

目前，中药金银花的来源已基本上全部纳入栽培生产，极少采用野生药材。国家已经在山东、河南建立了中药金银花 GAP 基地。栽培技术日趋成熟和完善。

近年来产区采用修剪技术，以培养主干，扩大树冠，培育新型株型，增加当年新生枝出量，提高结花枝条数，可明显提高金银花产量（表9－6）。同时剪下的枝条又是质量上乘的忍冬藤药材。这是由于忍冬只有在当年新生枝条上才能形成花序，修剪正顺应此生物学特性。合理的修剪不仅改善了光照、通风等条件，而更重要的是剪去了枝条的顶端优势，促进了侧枝、芽的萌发。

表9－6　不同修剪对忍冬植株发育及其产花量的影响

修剪方法	新发枝数	干蕾重（g）	产花量（g）	增产（%）	备注
重剪	71	10.09	1070	12.63	剪去枝条2/3，保留2~3对芽
中剪	88	18.52	1125	18.42	剪去枝条1/2，保留4~5对芽
轻剪	92	18.31	1150	21.05	剪去枝条1/3，保留6~7对芽
打顶	121	18.11	1115	17.37	剪去顶芽
对照	149	17.86	950	—	不剪

【新资源寻找】

忍冬属多种植物均入药，并作金银花使用，多有明显的药效，可对忍冬属植物进行系统的基础研究和开发应用研究。

对忍冬的根、茎、叶、花蕾分析测定表明均含有绿原酸、异绿原酸，但含量有所差异。叶中所含绿原酸为花蕾的30%～50%，但抑菌率较高，且产量大、易采收、价格便宜，可作为提取绿原酸的医药工业原料。

对忍冬老嫩不同的茎、叶中绿原酸含量测定结果表明，以幼嫩茎、叶中含量较高，这与忍冬藤"质嫩为佳"的经验相符。因此利用修剪下的嫩枝条作为忍冬藤，则既可充分利用资源，又保证了忍冬藤的质量。

绿原酸类成分是山银花的主要有效成分，对多种致病菌和病毒具有较强的抑制和杀灭作用。三萜皂苷类成分在山银花中含量也较高，药理试验研究表明，灰毡毛忍冬总皂苷具有保肝和抗肿瘤活性；从总皂苷中分离得到的单体化合物如灰毡毛忍冬次皂苷乙具有显著的抗肿瘤活性，值得进一步研究开发。山银花除大量供药用外，还广泛用于凉茶、保健食品等，为我国大宗常用中药材之一，市场需求很大。

砂仁（Amomi Fructus）

中药砂仁始载于唐·甄权《药性论》（又称《药性本草》），以后诸家本草亦有记述。《开宝本草》载："（缩砂蜜）生南地。苗似廉姜，（子）形如白豆蔻，其皮紧厚而皱，黄赤色，八月采。"原名缩砂蜜。基原植物为姜科（Zingiberaceae）豆蔻属植物阳春砂 *Amomum villosum* Lour. 、绿壳砂 *Amomum villosum* Lour. var. *xanthioides* T. L. Wu et Senjen 或海南砂 *Amomum longiligulare* T. L. Wu。干燥成熟果实入药。味辛，温。归脾、胃经，有化湿开胃，温脾止泻，理气安胎的功效。临床多用于治疗脾胃虚寒引起的呕吐泄泻以及妊娠恶阻，胎动不安等。现代植物化学和药理研究表明，砂仁主要含乙酸龙脑酯、樟脑、柠檬烯、莰烯、β-蒎烯、α-蒎烯等，具有促进肠道运动和防止目痛的功能。砂仁是严格的虫媒花，自花授粉不育，但由于近年来其地道产区生态的破坏、环境污染等，造成授粉传媒彩带蜂等稀少，导致砂仁产量大幅度降低。

【资源植物】

目前《中国药典》记载的砂仁主要包括阳春砂 *Amomum villosum* Lour. 、绿壳砂 *Amomum villosum* Lour. var. *xanthioides* T. L. Wu et Senjen 或海南砂 *Amomum longiligulare* T. L. Wu 的干燥成熟果实。绿壳砂为阳春砂的变种，分布较少；海南砂为海南主产的一种姜科植物，但由于挥发油含量低，临床较少用。因此，市场销售的砂仁主要以阳春砂为主，但由于广东主产区产量较低，目前市场大多数商品来源于云南人工种植的阳春砂。云南产阳春砂是 20 世纪 60 年代从广东引种的，由于云南西双版纳地区生态条件较好，益于彩带蜂传媒，结果率较高，经研究表明，云南引种阳春砂在果实外形上与阳春砂无明显的区别，且在加工方法上吸取了阳春地区传统的加工方法，外形饱满，籽粒结实，利于保存。经化学成分及相关药理研究表明，云南引种阳春砂挥发油主要成分指纹图谱以及药效均与广东产阳春砂相似，且挥发油含量较高，因此，云南引种阳春砂可以作为阳春砂的资源进行药用，以缓解砂仁市场的供需矛盾。目前，市场基本以云南引种阳春砂为主，约占全国产量的 60%。由于砂仁价格较高，市场上尚有一种与阳春砂植物资源相近的长序砂仁（*Amomum thyrsoideum* Gagnep. ）作为砂仁销售，长序砂仁来源于广西，在当地产量较大，许多市场多有销售，经研究不可做砂仁药用，因此，应注意鉴别。

【分布与生境】

阳春砂属亚热带植物，分布区域为广东、云南、福建、广西。主要为栽培，以云南西双版纳地区产量最大，但广东阳春为阳春砂地道药材产区的发源地，质量最好。绿壳砂主要分布在云南，目前资源已少见。海南砂主要分布在海南。阳春砂多生于山地密林下或有水源的沟谷林中，主要为南亚热带季风常绿阔叶林和沟谷雨林等多种森林植被，阴蔽度在苗期为 70%～80%，定植后 2～3 年阴蔽度为 60%～70%，开花结果的植株需阴蔽度为 50%～60%。上层树种多为桑科、壳斗科、水东哥科、五加科植物，如水同木（*Ficus fistulosa* Reinw. ex Bl. ）、黄毛榕（*Ficus esquiroliana* Levl. ）、水东哥（*Sauuauia tristyla* DC. ）、对叶榕（*Ficus hispida* Linn. f. ）、樟树［*Cinnamomum camphora*（L. ）Presl］、枫树［*Liquidambar formosana* Hance］、鹅掌柴［*Schefflera octophylla*（Lour. ）Harms］等。在云南西双版纳地区多在杉木［*Cunninghamia lanceolata*（Lamb. ）Hook. ］、橡树（*Quercus palustris*）等次生林下间作套种。

【生物学特性】

阳春砂为多年生草本，高 1.2～3m，根茎匍匐节上有鞘状膜质鳞片，茎直立。阳春砂属浅根系，由下部头状茎向下长出不定根或从匍匐根状茎的节上萌发不定根。在不定根上生出侧根，向四方伸展，起支撑作用。叶2列，狭长圆形或线状披针形，顶端渐尖成尾状，基部近圆形或楔形。花葶从根茎上抽出，穗状花序；苞片披针形，黄白色，小苞片白色，上部3裂，其中1裂较深，花冠白色，长约3.5cm，下部结合成管，管长约2cm，上部3裂，唇瓣圆匙形，白色；退化雄蕊2，侧生，呈乳头状突起，可育雄蕊1枚，雌蕊柱头扁平呈漏斗状，高于雄蕊。由于花的特殊生理结构，不宜自花传粉，因此，多靠昆虫传粉。而广东阳春地区由于生态环境等原因引起这类昆虫减少，是目前阳春砂产量低的主要原因。自然种群中无性繁殖和有性繁殖同时存在，目前在阳春砂的主产区，优选种苗并推广其种植方法是提高其产量的主要方法。

营养繁殖 主要是分株繁殖，宜选植株强壮，带有1~2条新萌发匍匐茎的幼苗做种苗，其分生植株的能力强。每株分生植株一般分株或匍匐枝分割，均可繁殖。

有性繁殖 即种子繁殖，种子萌发后，长出10片叶，高约15厘米时，开始分生匍匐茎，顶芽向上长出直立茎，再长成分生植株；生长10天后，前端又萌发分生匍匐茎，一般有两条能生长成直立茎。如此不断分生、繁殖，直至实生苗或移植苗达到一定高度时，停止分生。产区通常将连在一起的多次分生植株称"株系"，大片相连或纵横交错的株系称"群体"。

由于阳春砂花形态结构特殊，两性花，雌雄异长，雌蕊高于雄蕊，花粉黏结成团，不易散播，既难授粉，也常不孕，所以只有依靠某些昆虫才能传粉。研究发现，在云南阳春砂种植地区分布的授粉昆虫主要有排蜂（*Megapis dorsata* Fabricius）、蓝彩带蜂（*Nomia chalybeata* Smith）、小酸蜂（*Hymenoptera apibae* trigona SP.）、中华蜂（*Apis cerana* Fabricius）、黄带熊蜂（*Bombus trifasciatus* Smith）、野生中蜂（*Apis cerana* indica）。调查表明，这些蜂多喜欢栖息在阴凉湿润的水沟旁和植株比较茂密的树林下，且对生态环境要求较高，如环境不适宜（如树林的砍伐等因素），则很难在此环境中生存。因此，种植砂仁最好在阴湿的水沟旁等环境。阳春砂自20世纪60年代引种到云南西双版纳地区后，当地种植面积逐渐扩大，已达10万亩，且结果率也较高，产量大幅度提升，目前已成为我国市场主流品种。

阳春砂是典型的虫媒花，相关昆虫的繁殖和生长是解决阳春砂授粉和产量的重要因素。因此，开展该类植物传媒昆虫的研究，将有利于解决广东地道药材阳春砂面临的局面。

人工授粉 在缺少授粉昆虫的地方，特别是新种植区，阳春砂自然结果率很低，为了提高阳春砂的结果率和产量，人工辅助授粉是增产的有效途径。生产上主要采用推拉法，操作时又分正推拉和反向推拉。正向推拉，是指花的唇瓣正对着操作人员时，以大拇指与食指（或中指）夹住雄蕊和唇瓣，拇指将雄蕊向下轻拉，不要松开，再顺势将雄蕊向上推，使黏附在唇瓣上的花粉擦在柱头上。反向推拉，是指花的唇瓣背向操作人员，方法与正向推拉法不同点是先推后拉。授粉时，拇指的着力点应放在花药上部，使花粉能更多落在柱头上，用力要适当，太轻授粉效果差，太重则伤害花朵。人工授粉最佳时期是盛花期。最佳时间一般在早上8~10时，即花药开裂撒粉最多时进行，具体情况，可灵活掌握。

预防落果　砂仁经授粉后 15 天，果实大小在 1cm 以下时会发生落果现象，持续时间可达 15 天。初花期形成的幼果较少脱落，盛花期、末花期幼果约脱落 50%。落果的主要原因是连续阴雨或大雨，日照强度小，土壤含水量增加，或天气干旱，空气相对湿度小于 80%，土壤含水量不足 23%。再者土壤肥力差，植株生长纤弱，幼果养分不足。另外一个原因可能与幼果在形成过程中生长素含量有关，生长素含量增加可以抑制离层的形成，避免落果或减少落果；反之，落果严重。鉴于以上原因，可采取以下措施防止落果：培育壮苗，开花期后，在幼果大量形成时，进行根外追肥，如 3% 过磷酸钙、0.1% 硫酸铵的浸出液等，可提高座果率 15% ~30%。若初花期前喷施磷酸二氢钾，盛花期后再喷施过磷酸钙、硫酸铵浸出液效果更好。喷施宜于阴天或傍晚进行，均匀地喷于叶面；除此之外，还可以喷施 10 ~20ppm 增产灵，能提高座果率 40% 左右。喷施时期，以大多数幼果横径 0.55 ~0.70cm 时效果佳。必要时，隔 7 ~10 天再喷 1 次。喷施时间为下午或阴天。喷施量以幼果湿润为度。喷施要结合根外追肥进行。

【化学成分】

砂仁主含挥发油，约 1.7% ~3%，其果皮和种子中均含有。挥发油中主要成分乙酸龙脑酯（bornyl acetate，约占挥发油 60% 以上，在果实中含量约为 0.9% 以上），樟脑（camphor），龙脑（borneol），柠檬烯（limonene），樟烯（camphene），月桂烯（myrcene），蒈烯 -3（3 - Carene）和 α - 松油醇（α - terpineol）等 50 多种化合物。另外，尚含有皂苷（约 0.69%），黄酮类（总黄酮含量约 0.3 ~0.66mg/g），香草酸（vanillicacid），硬脂酸（stearicacid），棕榈酸（palmitic acid），儿茶素（catechin），β - 谷甾醇（β - sitosterol）和一些无机成分如锌、锰、钴、镍、铜、磷、铁、钾、镁，其中锌和锰的含量最高，且其含量与砂仁质量呈正相关。砂仁叶中也含有挥发油，但与果实主要成分不同。

【采收与产地加工】

1. 采收

砂仁果实成熟期各地不同。一般于 8 月中下旬，当果实表面颜色由红紫变为红褐色，果肉呈荔枝肉状，种子红褐色，嚼之有浓烈辛辣味时采收。其成品生干比率可达 23% ~25%。采收时，山区自下而上进行，平原则分畦采摘。用小刀或剪刀剪下果穗，收果后再剪去过长的果序柄，将鲜果分 2 级，再进行加工。采收时注意：切勿手扯果穗，以防扯伤匍匐茎的表皮；不要压倒植株和踩伤匍匐茎。

2. 加工方法

（1）焙干法　分杀青、压实、复火 3 个加工工序。杀青，将鲜果放入焙筛约 10cm 厚，摊平，置于炉上，盖上湿麻袋，炉内加湿谷壳发烟烘熏 24h。压实，待果实收缩变软时，装入竹箩或麻袋中，轻压一夜，使果皮与种子贴紧。复火，压实的果实再放焙筛上摊平，置于炉上，用炭火烘焙，经常翻动。在 70℃ 以下，烘约 6h，晾干后包装。

（2）晒干法　分杀青和晒干 2 个工序。一般用木桶（称杀青木桶），每桶盛砂仁 50kg 左右。加工时，将杀青木桶，置于熏烟灶上，装入砂仁，用湿麻袋盖密桶口，升火熏烟，至砂仁"发汗"（即果皮布满小水珠）时，取出摊放在竹筛或晒场上晒干。此法较简单、灵活，可分散加工；但时间较长，效率低，成品果质量差。

砂仁经上述加工干燥后，用双层麻袋包装，每件35kg左右。贮于阴凉干燥处，商品安全水分10%～12%。

【质量规格】

阳春砂　呈椭圆形或卵圆形，有不明显的三棱。表面红棕色或棕褐色。密生刺状突起，种子成团，具白色隔膜，分成三室。子粒饱满，棕褐色。有细皱纹。果柄不超过2cm。间有瘦瘪果。无果枝、杂质、霉。气芳香而浓烈，味辛凉、微苦。商品有广东阳春产和云南产等品种，市场上主要为云南产阳春砂，质量较优，所含挥发油含量高于3%，乙酸龙脑酯的含量不少于0.9%，且随着贮藏年限、方式不同而变化。许多乙酸龙脑酯含量较低的药材大多为贮藏年限较长或贮藏方式不当引起的。

海南砂　呈三棱状的长圆形。表面棕褐色，有多数小柔刺。体质沉重。种子分三室集结成团，籽粒饱满。种子呈多角形，灰褐色。气芳香，味辛凉而辣。无空壳、果柄、杂质、霉变。挥发油含量低于阳春砂，质量稍次，所含挥发油为1%左右。

净砂、砂壳是指阳春砂、海南砂加工品，执行同一规格标准。

【开发利用】

《中华人民共和国药典》中收载含有砂仁的中成药有27种，如香砂六君子丸、香砂养胃丸等，除此之外，还有近百种含有砂仁的保健品，如开胃健脾丸、蜜制春砂仁、春砂仁酒、春砂仁糖、春砂仁蜜饯、调味品等；砂仁花还具有宽胸理气、化痰止咳的作用。砂仁叶、茎秆等均含有挥发油，可用于健胃的保健品或食品。另外，砂仁也是药食两用的材料。砂仁茎秆含有丰富的纤维素，生产纸胚，韧性大，质量好，是最佳的造纸原料；新鲜茎叶经加工后，可作猪、鸡等饲料，促进食欲。

【保护与更新】

阳春砂为多年生喜高温、阴湿环境的草本植物，目前商品来源主要靠人工栽培。其中云南西双版纳地区已有40多年的种植历史，对于在热带雨林中种植砂仁如何保护生物多样性以及如何保持砂仁的可持续发展，该区域在这方面积累了丰富的经验。简介如下：

1. 管理与更新

砂仁种植6～7年后开始衰退，分生植株逐渐纤弱矮小，不开花或少开花结果。必须在4～5月生长季节加强田间管理，增施肥料，使苗群恢复长势。同时隔带或隔年不断挖除老、弱、病、枯的植株，锄松空隙地，重施有机肥后，进行补种。幼笋大量萌发时，及时追施人粪尿及化肥，进行更新。对于土壤板结衰退严重者，整片铲除，全垦，经风化一段时间后，施以土杂肥或绿肥，进行改土，重新种植。

2. 轮竭种植

在与其他次生林间作套种的林间，砂仁种植7～8年后的老株可拔除，拔除老株后林下植物数量显著增加，土壤含水量及有机质含量有所提高，次生林间竭2年后，再种植阳春砂，可明显提高其产量。在云南采用的这用"斑块式"轮竭方式，有利于提高砂仁的产量。

贝 母 （Fritillariae Bulbus）

贝母为百合科贝母属多种植物的地下鳞茎。贝母之名，始载于《神农本草经》，被列为中品。《本草经集注》释其名谓，根"形似聚贝子，故名贝母"。后至《本草纲目拾遗》始将之分为"川贝"及"浙贝"两大类。现今，根据产地和基原植物的不同，分为"川贝"、"伊贝"、"平贝"、"浙贝"和"湖贝"五大类。

【资源植物】

贝母属（*Fritillaria* L.）是百合科（Liliaceae）中的一个大属，共约130种，分布于北半球的温带地区，尤以地中海北岸、伊朗、土耳其等地区分布的种类最为丰富。我国由于近年来发表了大量的新种及新变种，使国产贝母属种名达到80个，变种名称52个，变型名称6个。全属分为5组，中药贝母的基原植物主要来源于贝母组（Sect. Fritillaria）。《中国药典》收载的"川贝"来源于川贝母 *F. cirrhosa* D. Don、暗紫贝母 *F. unibracteata* Hsiao et K. C. Hsia、甘肃贝母 *F. przewalskii* Maxim.、梭砂贝母 *F. delavayi* Franch、太白贝母 *F. taipaiensis* P. Y. Li 等6种；"浙贝"来源于浙贝母 *F. thunbergii* Miq；"伊贝"来源于新疆贝母 *F. walujewii* Regel 和伊犁贝母 *F. pallidiflora* Schrenk；"平贝"来源于平贝母 *F. ussuriensis* Maxim.；"湖贝"来源于湖北贝母 *F. hupehensis* Hsiao et K. C. Hsia。

贝母资源植物检索表

1. 鳞茎卵圆形或近球形，由 2（~3）枚白粉质鳞片互抱而成（内中常含有 2~3 对小鳞片）；柱头裂片长不超过 5 毫米

  2. 茎无毛；花辐射对称；花药条形或矩圆形，长在 3 毫米以上（贝母组 Sect. Fritillaria）

   3. 茎生叶（连同叶片苞片）通常在 5 枚以上，较均匀地生于茎的中部至上部；在果期，花被片反折或脱落

    4. 花柱具乳突；顶端的花具 4~6 枚叶状苞片 ·················· 平贝母 *F. ussuriensis* Maxim.（黑、辽、吉）

    4. 花柱不具乳突；顶端的花通常具 1~3 枚叶状苞片，极少达 4~5 枚

     5. 外花被片明显比内花被片宽；叶常散生或以散生为主，至少在茎最下面的 2~3 枚叶如此（有时近对生，但绝不是真正的对生）·················· 伊贝母 *F. pallidiflora* Schrenk（新）

     5. 外花被片比内花被片狭或近等宽；叶一般对生或轮生，至少在茎最下面的叶如此（浙贝母 *F. thunbergii* 有时例外）

      6. 叶片苞状先端明显卷曲

       7. 柱头裂片很短，长约 1 毫米，极少达 2 毫米；叶片苞状 1 枚

       ·················· 甘肃贝母 *F. przewalskii* Maxim. Ex Batal.（甘、川、青）

       7. 柱头裂片较长，（1.5~）2~5 毫米，每花具叶状苞片 2~4 枚，罕为 1 枚

        8. 花淡黄色或有时稍带极浅的紫色，无斑点或斑点极不明显；通常每个植株具 2~6 朵花。

        ·················· 浙贝母 *F. thunbergii* Miq.（浙、苏、湘）

        8. 花紫红色或绿黄色而具斑点或小方格；通常每个植株只具单朵花，较少为 2~3 朵

         9. 蒴果棱上的翅很狭，宽 1~1.5 毫米；柱头裂片长 3~5 毫米；叶以对生为主

         ·················· 川贝母 *F. cirrhosa* D. Don（藏、云、川、甘、青、宁）

         9. 蒴果棱上的翅较宽，宽 3~7 毫米；柱头裂片长 2~3 毫米；叶长兼有轮生与对生，较少以对生

为主

　　10. 叶较宽大，宽 1～3 厘米 ………… 湖北贝母 *F. hupehensis* Hsiao et K. C. Hsia（鄂、川、湘）

　　10. 叶较狭，宽 2～9 毫米

　　　　11. 花被片长 3.5～4.5 厘米，蜜腺窝在背面明显凸出，几成直角；叶先端稍卷曲

　　　　　　…………………………………………………… 新疆贝母 *F. walujewii* Regel（新）

　　　　11. 花被片长约 3 厘米，蜜腺窝在背面稍凸出，但绝不成直角；叶除最下面一对外，先端明

　　　　　　显卷曲 ………………………………………… 乌恰贝母 *F. ferganensis* A. Los.（新）

　　6. 叶片苞状先端伸直或有时稍弯曲，但绝不卷曲成圈

　　　　12. 柱头裂片较长，约占花柱总长度的 1/3 ………… 阿尔泰贝母 *F. meleagris* L.（新）

　　　　12. 柱头裂片较短，约占花柱总长度 1/4～1/6 或更短

　　　　　　13. 柱头裂片长 2～5 毫米

　　　　　　　　14. 内花被片近匙形，基部蜜腺窝在背面不凸出或稍凸出，先端两侧边缘有紫褐色斑

　　　　　　　　　　带 …………………… 太白贝母 *F. taipaiensis* P. Y. Li.（鄂、陕、川、甘）

　　　　　　　　14. 内花被片其他形状，基部蜜腺窝在背面明显凸出，有紫色小方格或仅有少数纵条

　　　　　　　　　　纹和斑点

　　　　　　　　　　15. 叶宽 3～15 毫米；蒴果翅宽 1～1.5 毫米

　　　　　　　　　　　　…………………………………… 川贝母 *F. cirrhosa* D. Don（藏、云、川、宁）

　　　　　　　　　　15. 叶宽 15～45 毫米；蒴果翅宽 6～8 毫米

　　　　　　　　　　　　…………………………………… 天目贝母 *F. monantha* Migo（浙、豫）

　　　　　　13. 柱头近于不裂或稍 3 裂，裂片长约 1 毫米

　　　　　　　　16. 花被片浅黄色，有黑紫色斑点

　　　　　　　　　　………………………… 甘肃贝母 *F. przewalskii* Maxim. ex Batal.（甘、青、川）

　　　　　　　　16. 花被片深紫色，有黄褐色小方格

　　　　　　　　　　………………………… 暗紫贝母 *F. unibracteata* Hsiao et K. C. Hsia（四川、青海）

　　3. 茎生叶（连同叶状苞片）3～5 枚，较紧密地生于植株中部或上部 1/3 处；在果期，宿存花被常包住蒴果…

　　…………………………………………………… 梭砂贝母 *F. delavayi* Franch.（云、川、青、藏）

　2. 茎具乳突状毛；花梢两侧对称；花药近球形，长约 1.2 毫米；蒴果棱上无翅［多花组 Sect. Theresia（C. K och）

　　Benth. et Hook. f.］………………………………………… 砂贝母 *F. karelinii*（Fisch.）Baker（新）

1. 鳞茎由几枚或更多大小相似的白粉质鳞片（有时呈球形）组成，在周围还有许多米粒状小鳞片（有时脱落）；柱

　头裂片长 5～6.5 毫米［多鳞片组 Sect. liliorhiza（Kell.）Benth. et Hook. f.］

　　17. 茎的中部有 1～2 轮轮生叶，无基生叶；花被片上无小疣点；花药近基生

　　　　…………………………………………………… 轮叶贝母 *F. maximowiczii* Freyn（冀、黑、辽、吉）

　　17. 茎上无叶，只在靠近花的下面有 3～4 枚苞片，有基生叶；花被片上有许多小疣点；花药背生

　　　　…………………………………………………… 米贝母 *F. davidii* Franch.（川）

【分布与生境】

　　贝母属植物在我国除广东、广西、福建、台湾、香港等地未见收载外，其他省区均有分布，其中以四川、新疆、甘肃、云南、湖北、安徽等省区种类最为丰富。各种贝母的分布呈明显的垂直地带性分布特点（见表 9-7）。

　　川贝母 *F. cirrhosa*、暗紫贝母 *F. unibracteata*、甘肃贝母 *F. przewalskii* 主要产于我国西北部四川、青海、甘肃，它们在地理分布上有重叠，特别在横断山区中部及北部地区 3 个种同时出现，而且生长环境完全一致，均生长在海拔 2800～4700m 的高山灌丛或草地中。由于这 3 个种在鳞茎大小上也不易区分，因此商品是混在一起采挖和出售的。梭

砂贝母产自云南西北部、四川西部、青海南部及西藏，其鳞茎为商品"炉贝"的来源。

川贝母野生群落可分为：①窄叶鲜卑花 Sibiraea angustata 灌丛；②理塘杜鹃 Rhododendron litangense 灌丛；③硬叶柳 Salix sclerophylla 灌丛；④金露梅＋绣线菊 Dasiphora fruticosa＋Spiraea alpina＋S. myrtilloides 灌丛；⑤香柏 Sabina pingii var. wilsonii 灌丛；⑥珠芽蓼＋圆穗蓼 Polygonum viviparum＋P. sphaerostachyum 草甸等 6 种类型。梭砂贝母是横断山区另外一类比较常见的贝母，主要生长于海拔 3800～5600m 的砂石地或流砂岩石缝中。梭砂贝母野生分布群落可分为：①绣线菊–金缕梅群落；②珠芽蓼群落；③环腺柳群落；④窄叶鲜卑花群落；⑤毛蕊杜鹃群落；⑥鹅绒委陵菜–条叶银莲花群落；⑦康定委陵菜群落；⑧毛蕊杜鹃–粗茎棱子芹风毛菊群落；⑨金缕梅群落等 9 个类型。

浙贝母生于海拔较低（100～300m）的山丘阴蔽处或竹林下，主产于浙江宁波地区鄞州、余姚等地，近年来江苏南通、上海等地栽培面积较大，成为浙贝母第二产区，此外，湖南、安徽、福建亦有栽培。浙贝母栽培时可与玉米、大豆、花生、甘薯等作物轮作，忌连作。

新疆贝母和伊犁贝母均分布于新疆地区海拔 1300～2000m 的高山和亚高山区。伊犁贝母主要分布于新疆伊宁、霍城、察布查尔等地，因为以往掠夺式的采挖及生态环境的破坏，野生资源日趋枯竭，现新疆伊犁、塔城、博乐、昌吉、石河子和北京、河北、山东、甘肃、内蒙古、陕西、河南、吉林等省区都有引种栽培。

平贝母分布于东三省低海拔地区（500～1500m）的林下、草甸或河谷，在吉林的抚松、通化、临江等县以及黑龙江的伊春市有大面积栽培。平贝母栽培时可与玉米、高粱、大豆、绿豆等粮食、经济作物套种。

湖北贝母主产于湖北西南部、四川东部和湖南西北部，安徽、河南也有少量分布，现大量栽培于湖北恩施土家族苗族自治州建始县，已成为仅次于浙贝的第二大主流贝母商品。

表 9–7　贝母分布与生境

基原植物	主要分布地	海拔（m）	生境
川贝母 F. cirrhosa	四川、青海、西藏、云南	2800～4700	林下、草地
暗紫贝母 F. unibracteata	四川、青海、甘肃	3200～4200	草甸
甘肃贝母 F. przewalskii	甘肃、四川、青海	3200～4500	灌丛或草地
梭砂贝母 F. delavayi	云南、四川、青海、西藏	3800～5600	沙石滩、石缝
瓦布贝母 F. wabuemsis	四川	2500～3600	灌木林下、草丛
太白贝母 F. taipaiensis	陕西、重庆、湖北	2400～3000	山坡草丛
新疆贝母 F. walujewii	新疆	1300～2000	林下、草地
伊犁贝母 F. pallidiflora	新疆	1300～1700	灌木林下
平贝母 F. ussuriensis	黑龙江、吉林、辽宁	500～1500	林中、林缘
湖北贝母 F. hupehensis	湖北、湖南、重庆	1000～1700	林下
浙贝母 F. thunbergii	浙江、江苏	100～300	山坡草丛

【生物学特性】

贝母为多年生草本。从种子萌发到开花结果，一般需 4～5 年。在野生状态下，种群中包括营养繁殖和有性繁殖产生的个体，它们处于不同的发育阶段。以浙贝母为例，通常秋季种子下土后，次年春天发出一片针状叶，叶枯萎后地下留有一个直径 3～4mm 的鳞茎；第二年从小鳞茎发出 1～2 片披针形叶，鳞茎继续膨大，直径达 7～8mm；第三年一般能长出几片更大的基生叶，少数还有主茎，地下的鳞茎多为 1 个，少数为 2 个，直径可达 1.5～1.8cm；第四年一般都有主茎并具有花蕾或能开花，但不结果，地下鳞茎萎烂，重新生成 2 个新鳞茎；第五年则大多数都能开花结果，地下生成的两个新鳞茎都比较大，可供药用。完全长成的鳞茎，通常在次年能发出两个主茎，地上部分枯萎后旧鳞茎也逐渐萎烂，留下两个新鳞茎。这个生长周期的长短，不同的种类以及生境的不同，是有差异的，但大多数种类都大致如此。该类群植物的个体发育过程大致可归纳为：一根针（一年生），鸡舌头（二年生），一匹叶或双飘带（三年生），树儿子或灯笼花（四年生），灯笼花或八卦锤（五年生）。掌握这一生长规律对于判断地下鳞茎的大小，指导选择最佳采收时期有重要的现实意义。

采用无性繁殖（即鳞片繁殖）的个体，其生长周期受到繁殖时所用鳞片大小的直接影响，一般 2 年即可开花、结果，不经过有性繁殖的前两期。

【化学成分】

甾体生物碱是中药贝母的主要活性成分。迄今已从各种贝母中分离得到大约 120 多个甾体生物碱。它们的结构类型可分为两大类：异甾体类（isosteroidal alkaloids）和甾体类（steroidal alkaloids），前者又可分成瑟文型（cevanine group）、介藜芦型（jervine group）和藜芦胺型（veratramine group）；后者可分成茄碱型（solanidine group）和裂环茄碱型（secosolanidine group）。贝母中分出的甾体生物碱绝大多数为瑟文型（占所分离甾体生物碱的 80% 以上）。

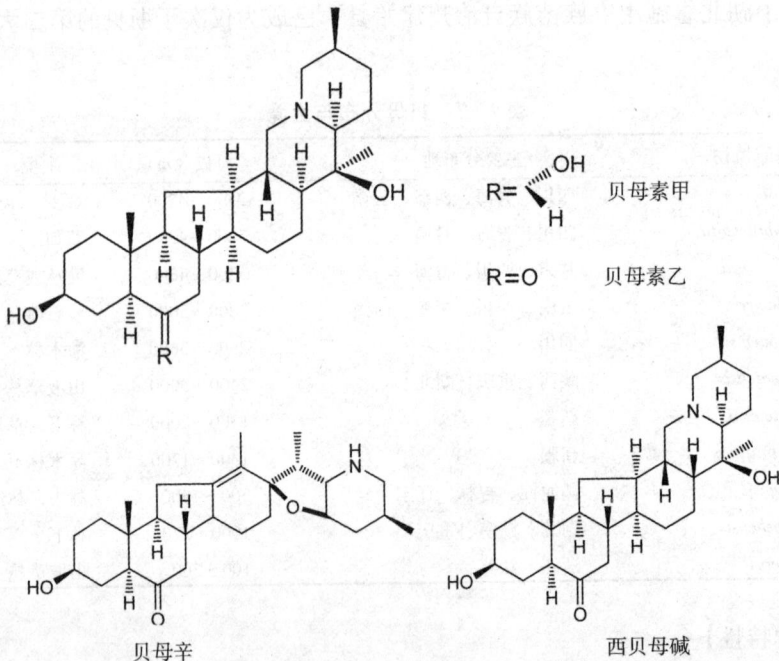

R= ⟨OH⟩ 贝母素甲

R=O 贝母素乙

贝母辛　　　　西贝母碱

川贝母主含川贝碱（fritimine）、西贝母碱（imperialine, sipeimine）、番茄次碱（demissidine）等；暗紫贝母主含贝母辛（peimisine）、松贝甲素（songbeinine）、松贝乙素（songbeinone）；梭砂贝母主含梭砂贝母碱（delavine）、梭砂贝母酮碱（delavinone）、梭砂贝母芬碱（delafrine）、川贝酮碱（chuanbeinone）、炉贝碱（fritiminine）、贝母辛、西贝母碱、川贝碱等；甘肃贝母主含岷贝碱甲（minpeimine）、岷贝碱乙（minpeiminine）、川贝酮碱、梭砂贝母酮碱、西贝母碱等。

浙贝母主含贝母素甲（verticine，即浙贝甲素 peimine）、贝母素乙（verticine，即浙贝乙素 peiminine）、贝母素甲氮氧化物（verticine N -oxide）、贝母素乙氮氧化物（verticinone N -oxide）、异贝母素甲（isoverticine）、贝母辛（peimisine）、浙贝宁（zhebeinine）、浙贝宁苷（zhebeininoside）、浙贝丙素（zhebeirine）、浙贝酮（zhebeinone）等。

伊贝母主含西贝素、西贝素 $-3\beta-D-$ 葡萄糖苷（imperialine $3\beta-D-$ glucoside）、伊贝碱苷甲（yibeinoside A）、伊贝碱苷乙（yibeinoside B）、伊贝碱苷丙（yibeinoside C）、伊贝辛（yibeisine）、贝母辛、西贝素 N -氧化物（imperialine N -oxide）、环贝母碱（cyclopamine）。

平贝母主含贝母素甲、贝母素乙、平贝碱甲（pingpeimine A）、平贝碱乙（pingpeimine B）、平贝碱丙（pingpeimine C）、平贝碱苷（pingpeininoside）、ussuriedine、ussuriedinone、pingbeinone、pingbeidinoside、pingbeinine、pingbeininoside 等。

湖北贝母主含贝母素甲、贝母素乙、异贝母素甲、湖贝甲素（hupehenine）、湖贝甲素苷（hupeheninoside）、湖贝嗪（hupehenizine）、湖贝乙素（hupehenirine）、湖贝苷（hupehemonoside）、湖贝辛（hupehenisine）、贝母辛等。

瑟文型生物碱根据 D 环与 E 环的稠合方式可分为顺式与反式两种类型，各种贝母中瑟文型生物碱的分布模式与海拔似乎存在一定相关性。如分布于低海拔地区的浙贝母类以富含 D 环/E 环反式稠合的瑟文型生物碱如贝母素甲及贝母素乙，同时不含有西贝母碱（D 环/E 环顺式稠合的瑟文型生物碱）为其特征；分布于高海拔地区的川贝母、伊贝母则与浙贝母相反，主含西贝母碱等 D 环/E 环顺式稠合的瑟文型生物碱；对平贝母来说，虽同时含有 D/E 反式的贝母素甲及贝母素乙类生物碱和 D/E 顺式的西贝母碱类生物碱，但含量均不高。生物碱成分的差异是否与中医将贝母分为"川贝"、"浙贝"以及它们在临床上的功效差异相关，值得深入研究。

除生物碱外，贝母中还含有贝壳杉烷型二萜类成分，如对映 -贝壳杉烷 $-16\alpha,17-$ 二醇、对映 -贝壳杉烷 $-16\beta,17-$ 二醇、贝壳杉烷 $-16\alpha-$ 甲氧基 $-17-$ 醇等。

【采收与产地加工】

贝母鳞茎的收获一般是待植株枯萎时即可采挖。对成龄（五年生）伊贝母不同物候期总生物碱及折干率的研究（表 9 -8）表明，枯萎期采收可达到优质高产。

表9-8 成龄伊贝母不同物候期总生物碱及折干率测定结果

物候期	测定株数	鳞茎鲜重（g）	鳞茎干重（g）	折干率（%）	总生物碱含量（%）
出苗期	30	189.54	27.71	14.62	0.124
展叶期	30	183.89	22.24	12.09	0.048
开花期	30	165.10	38.64	23.40	0.125
结果期	30	384.45	93.85	24.41	0.299
枯萎期	30	503.53	117.9	23.42	0.291

采收后的鳞茎最好当天就进行加工，因为鲜贝母鳞茎色白、皮嫩，容易加工，能确保商品贝母质量。若采挖后搁置过久才加工，皮干色黄，加工困难。

川贝母的加工方法通常是先除去残茎及泥土后，将鳞茎摊在木板或竹席上，其间垫以麻袋或棉毯，日光下摊晒至干。暴晒过程中忌翻动（鳞茎表皮发白上粉后方可翻动）、忌堆积发热，否则致泛油发黄。晒干后搓除残存泥沙。

浙贝母的加工步骤一般是：去泥──→挖心分档──→去皮加石灰──→干燥。即先将挖出的新鲜鳞茎洗净泥土，根据鳞茎大小进行分档（直径2cm以上者掰开鳞片，去心芽，加工成元宝贝，挖下的芯芽加工成贝芯，直径2cm以下者不去心芽，整个加工成珠贝），在鲜鳞茎中拌入适量石灰（25:1），放在"摇篮"中反复推摇拌匀后，再晒干或烘干。浙贝也可经切片脱水加工成浙贝片，即将洗净的鲜浙贝大小分开除去芯芽，用切片机切成1~2mm厚的片子，用水稍冲去浆液，在70℃~80℃下脱水至干即得浙贝片。

此外，产地加工尚有硫黄熏制法。即将鲜贝母除去泥土后装入网袋内，堆放在熏炉中，炉下放入硫黄，按每100kg贝母需硫黄2~4kg，开始熏蒸，一般需12~24小时。熏制后的贝母洗净泥土，晒干即得。熏硫成品外观色泽好，防霉防虫蛀。

【开发与利用】

研究表明，药用贝母的地上部分（花、叶及茎）所含成分与地下鳞茎类似。在栽培过程中，常常要摘去花茎（俗称"打顶"）以促进地下鳞茎的生长，而这些花茎可制成流浸膏作贝母制剂用，如由浙贝母花制成的贝母花流浸膏、贝母花片等制剂，可用于上呼吸道感染或慢性支气管炎等所引起的咳嗽的治疗。

药理研究表明，贝母中甾体生物碱除具有镇咳祛痰平喘等作用外，还发现某些生物碱具有降低血压、抑制胆碱酯酶等活性。如从王贝母 *F. imperialis* L. 中分离得到的甾体生物碱 impericine、forticine、imperiline、persicanidine、delavaine 对乙酰胆碱酯酶和丁酰胆碱酯酶均有抑制作用，但对丁酰胆碱酯酶选择性更高。从平贝母 *F. ussuriensis* 正丁醇部位分离得到的甾体生物碱 verticinone、verticine、peimisine 对血管紧张素转换酶 I 有抑制作用，并呈现剂量相关。因此，从不同结构类型贝母甾体生物碱中进行胆碱酯酶、血管紧张素转化酶等抑制剂的筛选，有可能从中发现具有良好发展前景的抗高血压或抗老年痴呆的先导化合物。

【保护与更新】

目前，浙贝母、平贝母、湖北贝母和伊贝母已有较为成熟的栽培种植技术以及较大规模的资源量，基本可以满足市场需求。这些贝母在生产上一般采用无性繁殖，而且为了降低鳞茎的用种量，提高无性繁殖系数（可至 10 倍以上），降低生产成本，各地逐步摸索出了鳞茎分瓣切块繁殖、芯芽繁殖、珠芽繁殖、鳞茎盘繁殖等技术。

川贝母自然繁殖率低（种子自然萌发和成苗率低）和采挖过度是造成种群衰退的主要因素，同时一些自然因素如灾害性天气、地质活动、病虫害以及动物啃食也是导致资源濒危的重要因素，如 2008 年汶川的地震对阿坝州汶川一带的山体和植被的影响相当严重，对当地川贝母资源破坏几乎是灭绝性的，也因其资源不断减少而被列为国家三级保护植物名单。面对这样的问题，各地都在不停地努力尝试川贝母的人工种植，但由于川贝母生长条件苛刻，生长缓慢，栽培时间长，成本高，技术上难于突破，因此目前还没有形成商品规模。值得庆幸的是，在四川松潘县进行的人工繁育实践，已表明暗紫贝母有性繁殖（种子繁殖）与无性繁殖（鳞茎繁殖）均有成功的可能。另一方面，一些研究人员基于更有利于保持川贝母药材的原有特性和品质考虑，突破传统的人工种植模式，在青藏高原山地实施了川贝母的野生抚育实践，现已在四川康定、炉霍等地开展对川贝母的人工抚育试验推广。此外，研究人员也开展了致力于扩大川贝母繁殖系数的组织培养方面的研究工作。早期的贝母组织培养工作大多是与栽培相结合，扩大繁殖系数以提供种苗，而后期大多是将贝母的鳞茎接种后再直接或间接地形成新的鳞茎，不经过育苗移栽入大田。据报道，目前已在川贝母、暗紫贝母、平贝母、伊贝母等诸多贝母上获得成功，但在如何提高次生代谢产物含量方面尚需突破。

【新资源寻找】

太白贝母、瓦布贝母在四川、重庆等地作为川贝母应用有较长历史，被收载于四川省中药材标准中，近年来在重庆地区的栽培规模也逐年增大。在开展植物分类学、毒理学、药效学、化学等一系列研究的基础上，《中国药典》2010 年版将它们作为川贝资源植物予以收载，以保证市场上川贝商品的稳定供应和使用。

鄂北贝母 *F. ebeiensis* G. D. Yu et G. Q. Ji 为在湖北资源调查时发现的新种，紫花鄂北贝母 *F. ebeiensis* var. *purpurea* G. D. Yu et P. Li 为鄂北贝母的新变种。这两种贝母不仅因其鳞茎的鳞片多（5～12 枚）而易于繁殖，而且加工成的商品外观性状较优，且生物碱含量高，镇咳祛痰作用明显，有较好的发展前景。

牛黄（Bovis Calculus）

中药牛黄为牛科动物牛 *Bos taurus domesticus* Gmelin 的干燥胆结石。始载于《神农本草经》，列为上品。主治惊痫寒热，热盛狂痉。

天然牛黄因来自个别病牛体，靠宰杀黄牛获取牛黄的概率只有 1‰－2‰，牛黄除来源于黄牛外，牛科动物的水牛 *Bubalus bubalis* L. 及牦牛 *Bos grunniens* L. 的牛黄亦可入药，但总体产量甚低，供不应求。为了满足医药工业生产和临床医疗的用药需求，我国采用多种手段寻求牛黄的代用品和提高天然牛黄的产量。我国药典记载有下列三种牛黄。

1. 人工牛黄（Calculus Bovis Artifactus）

根据天然牛黄分析得知的化学成分，勾兑制备而成。由胆红素、胆固醇、牛、羊胆酸、猪胆酸、无机盐的硫酸镁、硫酸亚铁、磷酸三钙及淀粉混合配制而成，其中各成分配比为胆红素 0.7%，胆固醇 2%，牛羊胆酸 12.5%，猪胆酸 15%，无机盐 5%（硫酸镁 1.5%，硫酸亚铁 0.5%，磷酸三钙 3%），其余为淀粉。

2. 体内培植牛黄（Cultural Calculus Bovis）（也称人工培植牛黄、体内培植牛黄）

利用活牛体，在胆囊或胆管内种植塑料核及接种致黄菌，经一年左右或更长时间，手术取出，阴干即得；同时植入第二个核，以便后期制取。

3. 体外培育牛黄（Calculus Bovis Sativus）

以牛科动物牛 *Bos taurus domesticus* Gmelin 的新鲜胆汁作母液，加入去氧胆酸、胆酸、复合胆红素钙等制成。

【化学成分】

天然牛黄主要含胆酸、胆红素等五大类成分。

1. 胆酸类

含胆酸（cholic acid）6%～11%、去氧胆酸（deoxycholic acid）2%、鹅去氧胆酸（chenodeoxycholic acid）0.6%～1.7%、甘氨酸胆酸（glycine acid）、石胆酸（lithocholic acid）、甾族胆酸（sterobile acid），还有牛黄胆汁酸盐及甘氨胆汁酸盐等。

2. 胆色素

含胆红素（bilirubin）72%～76%（其中胆红素及其钙盐占胆红素含量的 25%～70%），包括游离胆红素、胆红素钙、胆红素酯等，还有胆绿素（biliverdin）。

3. 醇和脂类

含胆固醇（cholesterol）类 1%～5%，如胆固醇酯、麦角甾醇等，脂肪酸 1.0%～2.1%、卵磷脂 0.17%～0.2%，还有维生素 D 以及胡萝卜素等。

4. 蛋白质、肽及氨基酸类

含黏蛋白（mucin）、酸性肽类成分（即平滑肌收缩物质 $SMC-S_2$ 和 $SMC-F$）和总氨基酸。其中牛磺酸占总游离氨基酸的 15.86%，甘氨酸占 34.61%，谷氨酸占 7.98%，而苏氨酸、缬氨酸、亮氨酸、异亮氨酸、赖氨酸、苯丙氨酸及甲硫氨酸占总量的 20.25%；此外，还有蛋氨酸、天冬氨酸、精氨酸、组氨酸、酪氨酸、胱氨酸、丙氨酸、脯氨酸及丝氨酸等。

5. 无机元素和无机盐类

含有钾、钙、钠、镁、铁、铜、锰、锌、磷、氮、硫酸盐、碳酸盐等。

人工牛黄是参照天然牛黄中所含胆红素、胆酸、无机盐等有效成分组合而成的，但不含甘氨酸胆酸，而且各化学成分含量与天然牛黄有差别，特别是胆红素含量较低。

培植牛黄与天然牛黄相比，胆红素类的含量较低，而且个体间差异较大；胆固醇含量总体上基本接近；氨基酸种类相同，但总氨基酸含量较高；无机成分相似，但钙、锌元素的含量高低与胆红素含量有平行的趋势。

【采收与产地加工】

经验证明有牛黄的牛大多数具有以下特征：一般在 4 岁以上，特别瘦弱，眼睛发赤，毛管发亮，夜间常吼叫，食欲减少，喜饮水，于宰牛时注意牛的胆囊、胆管及肝管中有无硬块，如有即为牛黄，应立即滤去胆汁，将牛黄取出（迟则为胆汁浸润而变黑）。除净外部薄膜，用灯心草、通草丝、棉花或纱布包好，置阴凉处，至半干时用线扎好，阴干。干燥时切忌风吹、日晒、火烘，以防破裂或变色。本品大多取于胆囊，形较圆，商品称为"胆黄"或"蛋黄"。取于胆管、肝管者，呈管状，称为"管黄"。全年均可收集。鲜牛黄折干率约 40% ~50%。

采集培植牛黄多在再植入核体等致黄因子作用后，采用外科手术的方法进行，核体从牛胆囊中取出后，先用吸水纸轻擦表面，除去胆汁黏液等，然后用硫黄熏蒸，最后烘干（温度控制在 50℃~60℃）或在通风处阴干即可。

【开发与利用】

体外培育牛黄为《中国药典》2005 年版一部开始收载的品种。其研究基于胆红素钙结石体内形成的原理，应用现代生物工程技术在体外牛胆囊胆汁内模拟体内胆结石形成的原理和生物化学过程，培育牛胆红素钙结石。其性状、结构、化学成分和主要成分含量与天然牛黄均无明显差异。

20 世纪 70 年代开始，华中科技大学附属同济医院科研人员在研究人类胆结石形成的原因和机理时，发现胆道细菌感染等原因对肝脏的损害以及细菌酶的作用，导致了胆汁理化性质改变，破坏了胆汁胶体平衡状态，从而形成成石胆汁。其主要成分是以牛磺酸的结合胆汁酸向二羟基去氧胆酸转化和三羟基胆酸向二羟基去氧胆酸转化而来的成分，如胆酸、胆固醇、胆红素等。并且在酸性条件下，无机盐和带有相反电荷的长链碳氢分子，可在疏水基因、亲脂基因相互作用和静电作用下形成静电稳定化簇集体（ES-Ag），经脱水、变硬，形成结石核心。核心活动中心通过静电吸引和线性有机高分子物质的吸附功能，使胆红素钙、胆红素脂等物质向核心呈网状层层附着，增大为胆红素钙结石。

其后，基于对胆红素型胆结石形成规律的认识，应用现代生物工程技术，模拟体内胆结石形成的原理和生物化学过程，进行了牛胆囊胆汁内培育牛胆结石的研究，并经过工艺放大，转化为工业化生产药用牛黄。经过相关的药学、药理毒理及临床试验研究，实验结果表明体外培育牛黄的质量完全符合《中国药典》中牛黄的技术标准，其疗效和性能非常接近甚至超过天然牛黄，并且主要药效成分比天然牛黄更为稳定，是天然牛黄的理想代用品。2003 年 9 月，国家药典委员会组织国内权威专家专程到生产现场考核认证，一致认为："体外培育牛黄工艺成熟，质量稳定，安全有效，与天然牛黄可以等同使用。"体外培育牛黄的研究成功让牛黄的产业化生产成为可能，从根本上解决了天然牛黄稀缺的现实难题，从而打破了传统中药原料药长期依赖天然形成的限制，为推动牛黄药材资源和牛黄药物研究开发的现代化和产业化提供了前提条件。

体外培育牛黄的具体制备工艺路线为：天然牛胆汁进行牛磺酸调节和细菌发酵，制得发酵牛胆汁，然后在发酵牛胆汁中加入澄清饱和钙盐溶液，搅拌、加热至沸，过滤得红棕色沉淀物，洗涤沉淀物，静置，滤去上清液，根据药用要求加入胆红素、胆酸、去氧胆酸、无机盐等药用有效成分，搅拌均匀，制取复合胆红素钙。再按适合比例定量取出发酵牛胆汁及复合胆红素钙，加水进行搅拌，用酸调 pH 值在 6.8 以下，对其进行偏轴定向旋转，待结石形成后静置培育，最后取出结石进行干燥处理而得。

通过对以上四种牛黄的性状、显微特征及化学成分多方面比较（见表 9 - 9），天然牛黄、培植牛黄与人工牛黄存在较大的差异。2004 年 1 月原国家食品药品监督管理局颁发了"关于牛黄及其代用品使用问题的通知"（国食药监注〔2004〕21 号），对牛黄及其代用品的使用进行了规定：对于国家药品标准处方中含牛黄的临床急重病症用药品种（如安宫牛黄丸、八宝玉枢丸等 42 个品种）和国家药品监督管理部门批准的含牛黄的新药，可以将处方中的牛黄以培植牛黄、体外培育牛黄替代牛黄等量投料使用，但不得以人工牛黄替代。其他含牛黄的品种可以将处方中的牛黄以培植牛黄、体外培育牛黄或人工牛黄替代牛黄等量投料使用。

表 9 - 9 四种牛黄的比较

项目	性状			显微		成分		
	外观	断面	气味	光镜	扫描电镜	胆红素	胆酸	去氧胆酸
牛黄（Bovis Calculus）	棕黄色球形、类球形，直径 0.5～3cm，质轻、松、脆	金黄色，有同心层纹结构	气香，味苦后甜	见絮状、团絮状棕色胆红素钙颗粒	呈网状结构，网孔 7～350μ	29%～40%	7%～20%	4%～10%
体外培育牛黄（Calculus Bovis Sativus）	棕黄色球形、类球形，直径 0.5～3cm，质轻、松、脆	金黄色，有同心层纹结构	气香，味苦后甜	见絮状、团絮状棕色胆红素钙颗粒	呈网状结构，网孔 7～350μ	35%～38%	12%～17%	5%～7%
人工牛黄（Calculus Bovis Artifactus）	淡黄色粉末	无	微腥，味苦	见大量淀粉颗粒，呈圆形、多面形		0.7%	12.5%	15%
体内培植牛黄（Cultural Bovis Calculus）	棕黄色粉末	无	味苦后甘	见絮状棕色胆红素钙颗粒		20%～28%	7%～20%	

目前，我国已注册的 4500 种中成药中，约有 650 种含有牛黄，其潜在的国内市场容量每年为 200～500 吨，而天然牛黄的年产量尚不足 1 吨，按体外培育牛黄现在的市场价格每千克 5 万元计算，其产值将超过 100 亿元人民币。据报道，现在体外培育牛黄年产量可达 5 吨，已开发生产有 10 多个中成药单方及复方制剂品种，并且开始出口到韩国等地。

体外培育牛黄的产业化不仅可以充分发挥牛黄的药用价值，改变天然牛黄资源稀缺的现状，而且可以改造牛黄产品的产业结构，为开发在国内外市场得到广泛认可的传统名贵中成药提供药源保障；同时可以减少或者停止天然牛黄的进口，为国家节约外汇；

降低含牛黄产品的生产成本，提高其经济效益。

在提高体外培育牛黄的规模化生产能力的同时，进一步降低生产成本和价格，从而为体外培育牛黄的综合开发使用提供更为广阔的市场空间。

斑蝥 （Mylabris）

中药斑蝥始载于《神农本草经》，原名斑猫，列为下品。基原动物为昆虫纲鞘翅目芫菁科（Meloidae Gyllenhal）昆虫南方大斑蝥（大斑芫菁）*Mylabris phalerata* Pallas 或黄黑小斑蝥（眼斑芫菁）*Mylabris cichorii* Linnaeus 干燥全体入药。味辛、热，有大毒。传统用于"癥瘕肿块，积年顽癣，瘰疬，赘疣，痈疽不溃，恶疮死肌"。

1810 年法国药物学家 Robiquit 从西班牙绿芫菁 *Lytta vesicatoria* L. 中首次提取出斑蝥素粗提物，1887 年 Piceard 确定了斑蝥素的分子式，1914 年 Gadamer 等证实了斑蝥素（cantharidin）的分子结构。近年来由于斑蝥、斑蝥素及其衍生物对治疗肿瘤效果明显，因而对药材的需求量日益增加。

【资源动物】

经本草考证，《本草纲目》记载的"斑蝥"、"葛上亭长"、"芫菁"和"地胆"分别来源于芫菁科斑芫菁属（*Mylabris*）、豆芫菁属（*Epicauta*）、绿芫菁属（*Lytta*）和短翅芫菁属（*Meloe*）的成虫，是我国药用斑蝥可利用资源的依据。现今在我国分布的主要种类有：斑芫菁属的南方大斑蝥、黄黑小斑蝥、苹斑芫菁、丽斑芫菁、草原斑芫菁、腋斑芫菁、西伯利亚斑芫菁、曲斑芫菁、蒙古斑芫菁等；豆芫菁属的中华豆芫菁、短翅豆芫菁、陷胸芫菁、凹角豆芫菁、存疑豆芫菁、广西豆芫菁、锯角豆芫菁、红头豆芫菁等；绿芫菁属的绿芫菁、西藏绿芫菁等；短翅芫菁属的耳节短翅芫菁、地胆、长地胆等。其中南方大斑蝥、黄黑小斑蝥、苹斑芫菁、丽斑芫菁、草原斑芫菁、腋斑芫菁、蒙古斑芫菁、中华豆芫菁、短翅豆芫菁、凹角豆芫菁和锯角豆芫菁等 11 种芫菁体内所含斑蝥素超过或接近 1%，超过 2010 年版《中国药典》中药材含斑蝥素 0.35% 的限量要求，故可为斑蝥素的资源。

我国斑蝥资源动物检索表

1. 身体翅具黄红斑纹
   2. 身体大，长 15～31mm ···
   ····················· 南方大斑蝥 *Mylabris phalerata* Pallas （贵、滇、豫、皖、苏、鄂、湘、赣、桂、粤、台）
   2. 身体小，长 10～15mm ···
   ········· 黄黑小斑蝥 *Mylabris cichorii* Linn. （北、黑、辽、川、贵、滇、冀、皖、苏、浙、鄂、闽、粤、桂、台）
1. 身体翅无黄红斑纹
   3. 头与体同色
      4. 虫体具鲜明的金属光泽，亮绿色；鞘翅与虫体等长·····西藏绿芫菁 *Lytta roborowskyi* Dokhtouroff （藏、甘）
      4. 虫体多幽暗；膜翅消失，鞘翅缩短·········· 耳节短翅芫菁（耳角地胆）*Meloe auriculautus* Marseul （川）
   3. 头与体不同色
      5. 头大部黑色或棕黄色
         6. 头大部黑色

7. 鞘翅及体的腹面为黑色 ················ 黑额芫菁（存疑豆芫菁）*Epicauta dubia* Fabricius（蒙）

7. 鞘翅黑色，但外缘及末端黄褐色 ················ 陷胸芫菁 *Epicauta tentusi* Kasgab（川、晋、冀、苏）

6. 头棕黄色，躯体、足和角褐色 ················ 毛胫豆芫菁 *Epicauta tibiatis* Waterhouse（川、桂、闽、粤、台）

5. 头红色，身黑色

8. 翅基端狭，末端很宽，基为端的1/2 ··········· 短翅豆芫菁 *Epicauta aptera* Kaszab（川、浙、闽、桂）

8. 翅基端略宽于末端

9. 唇基红色，较头部为淡 ················ 长毛芫菁 *Epicauta apicipennis* Tan.（川）

9. 唇基黑色

10. 触角基部有一对黑色的"瘤"

11. 触角11节，3~7节扁平，但不成栉齿状，各节上面的一侧各具有一条凹的纵沟；各腹节末端镶有灰白色毛 ················ 凹角豆芫菁 *Epicauta impressicornis* Pic.（滇、晋）

11. 触角11节，每节很多刺，中部各节扩大为锯齿状，第4节长大于宽的2倍多；胸腹面两侧有稀疏的灰白色毛 ················
西伯利亚豆芫菁（红头黑芫菁）*Epicauta sibirica* Pallas（黑、蒙、宁、青、豫、浙、鄂、赣、粤）

10. 触角基部有红色的"瘤"

12. 头暗红色，常具黑斑 ················ 广西豆芫菁 *Epicauta kwangsiensis* Tan.（桂）

12. 头红棕色及红色，没有黑斑

13. 头红色，触角丝状
················ 毛角豆芫菁 *Epicauta hirticirnis* Haag–Rutenberg.（滇、桂、台）

13. 头红棕色，触角各节长大于宽，第1节较大，第3节最长，几乎为4~6节之和
················ 红头豆芫菁 *Epicauta ruficeps* Illiger（川、湘、赣、闽、桂、粤）

【分布与生境】

南方大斑蝥分布于贵、云、豫、徽、苏、鄂、湘、赣、桂、粤、台等省区。多分布于海拔200~1500m的豆科作物生长区。以徽、豫、桂等地较多。

黄黑小斑蝥分布于京、黑、辽、川、贵、云、冀、徽、苏、浙、鄂、闽、桂、琼、粤、台等省区。

药材完全以野生品供应市场，全国大部分地区均有生产。斑蝥多生活在半山区、丘陵及荒漠草甸及各种蝗虫较多的区域。喜群集栖息和取食。复变态，幼虫共6龄，成虫4~5月开始危害植物的叶、芽及花等器官，7~8月最烈，南方大斑蝥成虫群集食害花生、大豆、芝麻、瓜类等叶子。黄黑小斑蝥成虫食害瓜类、豆类、苹果的花以及番茄、花生的叶子。

【生物学特性】

斑蝥常栖居于忍冬科和木犀科植物之上。虫体关节处能分泌一种气味辛辣的黄色液体斑蝥素。一般1年发生1代，具复变态，成虫产卵于土中越冬。斑蝥幼虫具捕食性或寄生性，主要捕食蝗虫卵，对于遏制蝗虫的发生有一定益处；斑蝥成虫主要以豆科等草本植物为食，是豆类、黄麻、马铃薯、花生、甜菜等农作物的常见害虫。其生活行为具有假死性、群集性、自卫性、夜食性和群迁性。

1. 斑蝥素在昆虫体内的生成与分布

当斑蝥成虫受到攻击时，会从腿节间放出黄色黏稠液体，用于防御，此液体就是含有斑蝥素的血淋巴液。幼虫期斑蝥素主要存在于斑蝥的唾液腺和消化道中，如遇惊扰就

会从嘴中吐出含斑蝥素的乳白色液体。雌雄成虫在初期都会产生斑蝥素，并随时间的增加而增加，但在隔离饲养到 60～90d 时，出现只有雄虫产生斑蝥素，而雌虫不产生斑蝥素的性二型现象（sexual dimorphism），此段时间雄虫可以产生大约 17mg 的斑蝥素，占其体重的 10%，主要储存在生殖腺和血淋巴内，通过交配雄虫把生殖腺内的斑蝥素转移到雌虫的受精囊中，产卵时斑蝥素又被转移到卵上，用来保护卵，有一些种类每个卵块上大约含斑蝥素几百毫克，且绝大多数来源于父系。

2. 性别不同对斑蝥素含量的影响

据分析，不同种芫菁雄性成虫体内斑蝥素含量均高于雌性，交尾高峰前后雌性成虫体内斑蝥素含量变化也较大；交尾高峰后含量均高于交尾高峰前的含量。表明雌性成虫交尾后可以增加斑蝥素含量。

3. 寄主对斑蝥素含量的影响

斑蝥取食不同寄主植物，对其体内的斑蝥素含量有影响。

【化学成分】

斑蝥含斑蝥素，亦称斑蝥酸酐（cantharidin，exo 型，1,2 顺式－二甲基 3,6－氧桥六氢化邻苯二甲酸酐，$C_{10}H_{12}O_4$），为一种白色片状结晶单萜类物质，虫体含量 1%～2%，对肝脏和癌细胞有亲和性，其氧桥为活性中心。主要存在于斑蝥的生殖腺、血液、内脏中，少部分以镁盐形式存在于软组织中，由足的关节处分泌。此外，南方大斑蝥还含有微量斑蝥胺（cantharimide）、羟基斑蝥胺（hydroxylcatharamine）（cantharimide dimer）酸酐类成分。尚含脂肪 12%、甲酸（formic acid）1%～2%、树脂及色素，以及 Fe、Al、Zn、Mn、P 等微量元素。南方大斑蝥胸腹部含量最高，可达 1.416%，头、足、翅膀含量甚微。

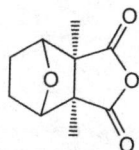

斑蝥素的结构

【采收与产地加工】

夏、秋二季于清晨露水未干，斑蝥翅湿不利于起飞时，戴橡胶手套捕捉，或用捕虫网捕捉。捕后放布袋（袋内放些植物枝条，以防互相咬伤）内带回，将其倒入容器中，用开水快速烫死，闷死或蒸死，晒干。本品为剧毒药，捕捉加工时须戴手套及口罩，以免刺激皮肤和黏膜。用时去头、足、翅，外用或与糯米同炒至黄黑色，去米后内服用，或研末入丸散。

【开发利用】

斑蝥及其斑蝥素主要用于抗肿瘤。斑蝥的水醇或丙酮提取物体外试验能抑制 Hela 细胞以及人体食道癌、贲门癌、胃癌、肝癌、肺癌、乳腺癌等细胞的代谢。目前斑蝥资源动物的开发利用有两个热点：一是通过斑蝥配伍补益中药提高抗肿瘤疗效，如中药成方制剂艾迪注射液；二是通过制备斑蝥素衍生物，降低毒副作用，提高药理活性和水溶性，如羟基斑蝥胺（N－hydroxycantharidimide）、斑蝥酸钠（sodium cantharidinate）等。

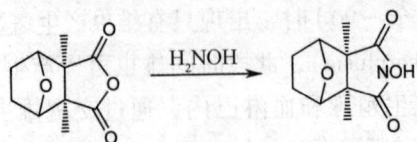

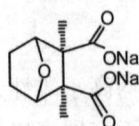

斑蝥素 　　　　　　　　　　　　　羟基斑蝥胺

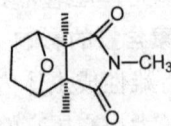

斑蝥酸钠 　　　　　　　　　　　　甲基斑蝥胺

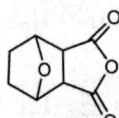

去甲斑蝥素 　　　　　　　　　　　去甲斑蝥酸钠

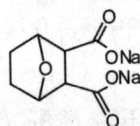

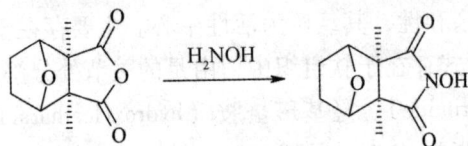

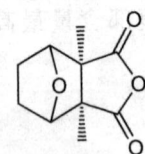

斑蝥素 　　　　　　　　　　　　　羟基斑蝥胺

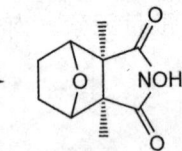

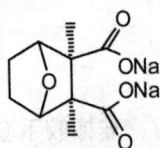

斑蝥酸钠 　　　　　　　　　　　　甲基斑蝥胺

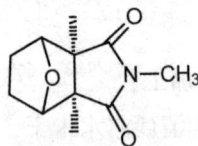

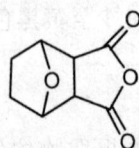

去甲斑蝥素 　　　　　　　　　　　去甲斑蝥酸钠

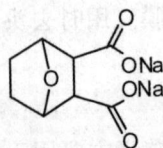

【保护与更新】

随着临床斑蝥类药物对肝癌及其他疾病治疗效果的发现，斑蝥的需求量急剧增加，斑蝥已被列为我国紧缺的动物药之一。斑蝥需求量呈逐年上升之势，而产区货源供应时有中断，缺口超过70%以上，近5年来价格攀升3倍。即从2006~2007年的175~185元/kg到2008年升至380~400元/kg，2010年继升至500~600元/kg。面对斑蝥天然资源紧缺的局面，应重点加强斑蝥野生生态环境保护研究和人工繁育科学研究。

1. 保护斑蝥野生生态环境

根据我国科技工作者对斑蝥产区种群变动的调查，认为人为活动引起生态条件的变化是斑蝥种群数量减少的主要因素之一。作物农药的使用和大量捕捉，使得野生斑蝥十分紧缺。主要表现在：①人工植被的变动，豆类作物品种减少，种植面积缩小，致使斑蝥喜食的食物缺乏。②农田耕作精细，周围的荒坪荒埂被开垦利用，致使在土壤里越冬的斑蝥幼虫无藏身之地。③过度施用农药直接毒杀了斑蝥以及斑蝥幼虫的主要食料蝗虫。针对上述原因，提出相应保护措施如下：①收购部门与产区群众订立收购合同做到不随意捕捉，有利于斑蝥产卵、繁殖。规定在8月中下旬开始捕捉。②采取保护措施，在产区一定范围内，有计划、有组织地建立保护点，少用或不用农药，以保护斑蝥与蝗虫生长的相对平衡。③利用斑蝥生活习性，通过"引殖法"诱捕斑蝥。有人通过观察研究发现，喜吃豆科香豆的野生斑蝥斑蝥素含量高，根据这一习性，大面积种植香豆植物，实施香豆种植与生长无害化的管理，诱捕斑蝥，获得成功。

2. 重视人工斑蝥繁育研究

由于斑蝥幼虫主要以蝗虫卵为食，1龄幼虫有很强烈的互相残食习性，所以人工饲养比较困难。国外对豆芫菁成虫试用过半人工的饲料，但对其幼虫仍采用蝗卵饲喂；国内有人利用天然饲料植物和蝗卵进行室内南方大斑蝥的饲养，尚无有关大规模人工养殖成功的例子。有报道，用改良玉米螟幼虫半人工饲料配方的半人工饲料喂养细纹豆芫菁 *Epicauta mannerheimi*（Maklin）成虫，其斑蝥素含量及卵的孵化率明显高于野生资源，但其幼虫仍需要饲喂蝗卵。有研究表明，南方大斑蝥卵的最适孵化温度为26℃~28℃，湿度70%~75%。南方大斑蝥500~1800对/m³饲养密度范围内，其交配率、产卵率和孵化率均随密度的增加而降低。亦有研究发现人工养殖的斑蝥人体皮肤接触无异样，表明人工养殖对刺激性斑蝥素的生成有影响，尚需进一步深入研究。

【新资源寻找】

《中国药典》（2010年版）规定药用的仅芫菁科斑芫菁属（*Mylabris*）昆虫南方大斑蝥和黄黑小斑蝥两种。据有关文献资料记载，我国芫菁科昆虫资源有15属130余种，其中7属45种昆虫的成体和幼虫体内含斑蝥素，已知含量达到国家药典标准（0.35%）的有20多种，大多已在我国民族医药中使用，可作为斑蝥药用新资源或斑蝥素原料资源加以开发利用研究，以缓解日益突出的斑蝥及其斑蝥素资源的供求矛盾。

哈蟆油（Ranae Oviductus）

哈蟆油习称哈士蟆油、田鸡油、哈什蟆油、蛤蟆油，主产于长白山区，为哈士蟆的干燥输卵管，明确记载哈士蟆油的文献资料为《辽海丛书·沈故篇》。哈士蟆油起初是在东北民间作为美味食品应用的，使用过程中发现具有明显的滋补强壮功效，达到"人所珍视"的程度，以致成为名贵药材与补品。《中华人民共和国药典》从 1985 年版开始以哈蟆油一名收载哈士蟆油，动物基原定为中国林蛙（*Rana temporaria chensinensis* David），其味甘、咸，性平。归肺、肾经，具补肾益精、养阴润肺之功效。此外，对改善肿瘤病人放化疗不良反应、抗衰防老、养颜美容、提高体力等方面亦有十分令人满意的作用。目前，哈蟆油原动物的人工养殖技术尚不成熟，采用的是人工辅助孵化、越冬结合天然放养的养殖技术。

【资源动物】

哈士蟆又称哈什蟆、哈什蚂、红肚田鸡、蛤蚂，田鸡，雪蛤，蛤蟆、吧拉蛙，"哈士蟆""哈士蟆油"为满语音译，《中华人民共和国药典》从 1985 年版起收载哈蟆油，动物基原定为中国林蛙（*Rana temporaria chensinensis* David）。

哈士蟆资源动物检索表

1. 背侧褶自眼后角直达胯部，该褶成直线或在鼓膜上方略弯曲 ·········· 长肢林蛙种组 R. longicrus group
   2. 指末端膨大呈小吸盘，眼后有"又"形斑，体背面后部有"∧"形峰斑 ·········· 峰斑林蛙 R. chevronta
   2. 指末端不膨大呈吸盘，眼后无"又"形斑，体背面后部无"∧"形峰斑
      3. 吻较短而钝圆；背侧褶略宽；蝌蚪唇齿式为 I : 2 + 2/1 + 1 : Ⅲ ············ 昭觉林蛙 R. chaochiaoensis
      3. 吻较长而钝尖；背侧褶细窄；蝌蚪唇齿式为 I : 2 + 2/1 + 1 : Ⅱ 或 I : 3 + 3/1 + 1 : Ⅲ
         4. 股部背面黑褐色横纹窄、整齐，股胫部各 9 条左右；无雄性线；蝌蚪唇齿式多为 I : 3 + 3/1 + 1 : Ⅲ 寒露林蛙 ·· R. hanluica
         4. 股部背面黑褐色横纹较宽，一般股胫部 4~7 条；有雄性线；蝌蚪唇齿式多为 I : 2 + 2/1 + 1 : Ⅱ
            5. 体较大，雄性体长 60.1（56.7~63.7）mm，雌性体长 66.7（61.7~70.3）mm；背侧褶在鼓膜上方平直；雄蛙婚垫白色，基部者明显分为两团；繁殖期在 8~9 月 ····· 峨眉林蛙 R. omeimontis
            5. 体相对较小，雄性体长 48（34~53）mm，雌性体长 54（43~67）mm；背侧褶在鼓膜上方略弯；雄蛙婚垫灰色，基部者不明显分为两团；繁殖期在 12-4 月
               6. 胫跗关节前伸超过吻端，后肢长为体长的 186%~191% ··············· 长肢林蛙种 R. longicrus
               6. 胫跗关节前伸达鼻孔前后，后肢长为体长的 181%~184% ········· 镇海林蛙种 R. zhenhaiensis
1. 背侧褶在颞褶部形成曲折状，先与颞褶相连，然后再达胯部，该褶不成直线。
   7. 雄蛙有内声囊 ··· 中国林蛙组 R. chensinensis group
      8. 颊部甚倾斜；体背部有两行较宽的断续深褐色斑；雄蛙掌部婚垫不明显分团 ····· 中亚林蛙 R. asiatica
      8. 颊部不甚倾斜；体背部无上述色斑；雄蛙掌部婚垫明显分成两团
         9. 体背面疣粒小而少；后肢长为体长的 183%~195%，胫跗关节前达鼻孔或吻端；雌蛙腹面黄白色或黄绿色 ·· 中国林蛙 R. chensinensis
         9. 体背面疣粒较大或较多；后肢长为体长的 150%~178%，胫跗关节前达鼓膜或眼鼻之间；雌蛙腹面棕红色
            10. 体背面粗糙，疣粒大而多；后肢长为体长的 150%~161%，胫跗关节前达鼓膜 ················ ·· 高原林蛙 R. kukunoris
            10. 体背面相对较光滑，疣大而少；后肢长为体长的 172%~178%，胫跗关节前达眼或鼻孔 ········ ··· 东北林蛙 R. dybowskii（黑、吉、辽、蒙等）
   7. 雄蛙无内声囊 ··· 黑龙江林蛙组 R. amurensis group
      11. 内蹠突大，略短于第一趾，游离端呈刃状；体背面长疣排成 4 行 ····· 阿尔泰林蛙 R. altaica

11. 内蹠突小，远短于第一趾，游离端不呈刃状；体背面疣粒不排成4行
12. 体和后肢背面及后腹部密布圆形大疣；咽、胸及腹部有朱红色与灰色花斑
    ·· 黑龙江林蛙 *R. amurensis*
12. 体背面疣小，后腹部皮肤光滑；咽、胸及腹部色浅，有灰色细斑点
13. 后肢有黑色横纹；趾间全蹼；咽、胸、腹部有灰黑色斑点；蝌蚪唇齿式多为Ⅰ:3+3或
    Ⅰ:2+2/1+1:Ⅲ ································· 桓仁林蛙 *R. huanrenensis*
13. 后肢无黑色横纹；趾间半蹼；后腹部有浅黄色痣粒；蝌蚪唇齿式多为Ⅰ:1+1/Ⅲ或1+
    1:Ⅱ ······································ 昆仑林蛙 *R. kunyuensis*

【分布与生境】

哈士蟆主要分布于我国的东北三省，此外，内蒙古（东北部）、俄罗斯（远东地区）、蒙古（东部）、朝鲜、日本（对马岛）也有分布。春季在山间的小水塘中交配、产卵、繁殖，然后进入森林生活，蝌蚪变态后亦进入林中生活。夏季栖息于植被条件较好的阔叶林或针阔混交林中，一般从进海滨的丘陵到海拔在1000米左右的山区均可见其踪迹。深秋进入山间的河流或小溪中冬眠，整个冬眠期近半年。

【生物学特性】

成体头部形状扁宽，略大于头长或相等，吻端钝圆而宽扁，略突出于下颚；吻棱较钝，颊部向外倾斜，颊面略凹陷；鼓膜为圆形，黑色，其直径为眼径的2/3；头侧眼后缘及鼓膜处有三角黑斑，鼻位于吻眼之间，鼻间距大于眼间距而与上眼睑等宽；眼大，凸出，眼后方鼓膜显著。皮肤上有很多细小的痣粒，体侧较多，背侧褶不平直，在鼓膜上方略斜向外侧，随即又折向中线，再向后延伸达跨部，在颞部形成曲折状，侧褶间有少数分散的疣粒，在肩部有一"Λ"形黑色条纹；背部及四肢背侧有显著的黑色横纹；腹面皮肤光滑，雌性黄色或红黄色，有褐色或红褐色斑点；雄性灰白色或红黄色，有褐色斑点，下颚部近乳白色。背部皮肤颜色及腹面皮肤颜色、斑点情况，因产地不同而有所差异。前肢短壮，四指、指端圆，指较细长略扁，指长顺序由长到短为3、1、4、2，指关节下瘤及内外掌突均较显著，雄性第一指内侧有两团灰色婚垫，近腕部的一团明显大于指部的一团。后肢长，为体长的175%左右，胫跗关节前达眼或略过之，蹠部有显著的长圆形的内蹠突起，外蹠突起消失；蹼发达，外侧3趾几乎为全蹼，蹼缘缺刻浅或几乎无缺刻；第四趾最长，第三、五趾等长，关节下瘤小而明显，内跖突窄长，外跖突小圆。无外声囊，雄蛙有一对咽下侧内声囊。雄性成蛙躯干较瘦，体长63mm左右；雌性成蛙躯干部肥圆，长67mm左右。卵群呈团状；卵径1.5~2.0mm，动物极黑褐色，植物极灰褐色或白色；卵粒外包两层胶质膜，外层较厚。蝌蚪体背和尾肌颜色为黑色或黑褐色，少数灰褐色或棕色；腹部颜色略浅，尾鳍半透明，布满灰褐色或灰棕色斑点。长出四肢后逐渐萎缩，变成圆锥形，最后消失，蝌蚪随之变成幼蛙；典型的唇齿式为Ⅰ3+3/1+1:Ⅲ，少数Ⅰ4+4/1+1:Ⅲ；角质颌适中。幼蛙体长一般在13~15mm，身长约为体长的1/3，体重在0.5g左右，背部及体侧呈褐色，侧褶、小疣明显；前肢和后肢浅褐色横纹清晰。哈士蟆的一年活动大体可分为以下几个时期。

繁殖期 每年3月末~5月初，春季到来，冰层融化，哈士蟆开始苏醒出蛰，并从冬眠的河流中出来，进入附近的小水塘、河湾、沼泽、稻田等静水域内（水深在10~

30cm，pH 值 5.5~7.0，温度在 8℃ 左右）寻找配偶，并以此作为产卵场。一般雄蛙先进入产卵场，并狂热鸣叫，雌性闻声而至，相会后便开始交配。排卵后，多在 5 分钟左右慢慢恢复体力后上岸进行生殖休眠。刚排出的卵团呈球形或橄榄形，直径 4~5cm，约 3 小时后膨胀变大，浮于水面之上，水面下部分呈半球形，水面上部分比较平整，直径在 15cm 左右，中间厚度在 5cm 左右。雌蛙每年产卵一次，每次一个卵团，两年生初次产卵的雌蛙所产卵团的卵粒数在 800 粒左右；三年生雌蛙在 1500 粒左右；四年以上生雌蛙可达 2000 粒左右。哈士蟆胚胎发育与外界温度关系密切，一般在 12~20 天；蝌蚪生长到 42 天前后进入变态期，变态期大约持续 7 天左右。一般刚变态的幼蛙在水边生活一周左右后，多在夜间或雨天登陆进入山林，这时尾部基本全部消失，完全陆栖生活。幼蛙在 5 月下旬左右就开始陆续进入山林中生活，一直会持续到 6 月中下旬左右，差不多有一个月左右的时间。

上山期 哈士蟆完成生殖经短暂的休眠后，在夜间陆续从休眠场所跳出，沿小溪、沟岔等处奔向山上森林，约 5~7 天完成上山期转入夏季森林生活期。

森林生活期 哈士蟆在该阶段选择阔叶林、针阔混交林作为栖息地，一般郁闭度在 0.6 以上，林下相对湿度在 80% 以上，并且林下有灌木、草本植物及枯枝落叶层。其活动范围基本在其冬眠和繁殖水域的 2000 米以内。该阶段是其最活跃的时期，哈士蟆的跳跃、爬行、攀登、钻行能力都很强，并且非常机警灵敏，在 4~5 米（甚至更远）即能发现敌人而迅速逃离或潜伏于草丛中及枯枝落叶下不动。多在上午 10 时之前和下午 15 时以后捕食，中午多潜伏在草丛中及落叶下，很少活动，夜间也很少活动。其食性很广（主要是以昆虫为食），据胃检，发现在其胃中检出的食物种类达 6 纲 13 目近 60 种，其中以昆虫纲为主，其次为蚯蚓、软体类和蜘蛛等；食量也很大，可达体重的 16.3% 以上，无饮水习惯，水的补充是通过体表渗透来实现的，这也要求它生活在阴暗潮湿的林下。

下山期 一般在 9 月下旬~10 月中旬，最低气温下降至 10℃ 以下，出现霜冻，哈士蟆便开始从山上向山下移动，准备入河冬眠。在雨中、雨后会集中大批下山，一般在夜间进行，从傍晚开始，一直到深夜。

冬眠期 哈士蟆主要是在河中水下冬眠，少部分在山中潜伏在林下枯枝落叶层或钻入土壤中地下冬眠。入河后开始分散栖居于河流各处，潜藏在河底的各种掩盖物里（如沙砾里、石块下、淤泥里和水草间、树根里），活动能力较强，游动迅速。待河流结冻，哈士蟆便向深水中集中，转入长时间、深沉的群居冬眠。基本上是选择水量充足、水深在 1 米以上的深水湾、暖水泉和泥洞等处作为最后冬眠地点，多数钻入河底石块下面，沙砾及水草中，但有时也钻入水湾周围伸入水中的树根里冬眠，大量聚集，小群的有十几只、几十只，大群的可达近千只。

哈士蟆的生长发育：刚变态的幼蛙体长一般在 13~15mm，体重在 0.5g 左右，攀登能力较强，不耐日晒及干燥（日晒 10~30 分钟即能脱水致死），通常在夜间或雨天登陆进入山林生活。

一年生雄蛙身长 2~4cm，体重 3~5g；雌蛙身长 3~6cm，体重 4~8g。

二年生雄蛙身长 5.1～5.6cm，体重 15～18g；雌蛙身长 6.3～6.8cm，体重 25～30g。

三年生雄蛙身长 5.9～6.5cm，体重 20～22g；雌蛙身长 7.1～7.5cm，体重 35～45g。

四年生雄蛙身长 6.6～6.8cm，体重 24～28g；雌蛙身长 7.1～8.6cm，体重 45～55g。

3～4 年生的哈士蟆处在青壮年时期，身体健壮、性情活跃、动作灵活、繁殖能力强。5 年以上的体形肥大，皮肤呈黑褐色，生有许多细小疣突，腹部两侧为多；行动迟缓，逃避天敌能力减弱，这也是衰老的表现。成蛙中，4 年以上生的个体数量一般在5% 以下。

【化学成分】

关于哈蟆油化学成分的研究文献最早见于 20 世纪 30 年代，迄今已从哈蟆油中发现的成分有蛋白质（含量超过 50%，水解可得到 18 种氨基酸）、脂肪酸（有 30 余种，不饱和脂肪酸超过 20 种）、维生素（维生素 A、D、E，胡萝卜素等）、激素（雌二醇、孕酮、雌酮、睾酮等）、磷脂类成分、甾体类成分、碳水化合物、无机元素（K、Na、Mg、Ca、Fe、Mn、Se、Zn、Cu、Co、Sr、Mo、P 等二十余种）等。

【采收与产地加工】

商品哈士蟆的捕捉是在其入河后开始冬眠时进行的。商品蛙要求体重 25g 以上、体长 15cm 以上、发育正常、健康无伤。捕捉时间在 9 月下旬～10 月下旬，捕捉后暂存于贮蛙池内。

哈蟆油的产地加工方法有鲜剥法和干剥法。鲜剥法是将商品蛙用 70℃～80℃热水烫死后，直接剖开腹部取出输卵管，干燥，加工成哈蟆油；干剥法是将商品蛙用绳或细铁丝自头部穿起，整体进行干燥，再经软化后剥取输卵管，加工成哈蟆油。鲜剥法加工哈蟆油时，外观较差，已极少采用。现市场上的哈蟆油药材基本都是采用干剥法加工的。传统的哈蟆油药材产地加工方法十分残忍，污染较严重，成品质量不稳定。规范的产地加工方法为：商品蛙以 80℃热水烫死，用适宜粗细的铁线从双目串起，在 15℃～25℃，相对湿度 50% 以下进行干燥；采用蒸汽软化，条件为温度 50℃～70℃、相对湿度 90% 以上，时间 3～4 小时；在避菌条件下进行剥制；剥出的哈蟆油进一步除去杂质后，在 40℃～50℃条件下干燥，控制在含水量 12%～15%；成品采用真空包装。

【保护与更新】

20 世纪中期以前，哈士蟆资源在我国是十分丰富的，但不同年份的产量有时也会有较大差别，造成这一现象的原因是其生活的外界自然条件。20 世纪 60 年代后，人们对其需求量也日益增大，而人口的增加、人类活动范围的扩大，使其自然栖息地面积减小，同时也遭到破坏，使得其野生数量锐减，如林业生产中的采伐、清林；农药的使用；修建水库，截留水源；工业污染；过量、甚至是灭绝性的捕捉等。这种情况一直持续到 20 世纪 80 年代，80 年代中期资源普查显示，吉林省野生中国林蛙不足 4 千万只，达历史最低点，被列为二级保护动物。

哈士蟆人工养殖,我国东北早在七十多年前就已开始尝试,新中国成立后,不少学者继续进行哈士蟆的养殖研究并进行生产尝试,南方的一些省份和地区,如河北省白洋淀地区、上海市南汇县,还有山东、北京等地,也尝试从东北引种并在当地养殖中国林蛙。1975年吉林药材公司在蛟河县以人工孵化自然放养方式养殖获得成功。以上养殖技术实际上是人工辅助孵化、越冬结合天然放养的养殖技术(在其栖息地修建相应设施,在其繁殖、冬眠等阶段进行人工管理,其他阶段仍自然活动),即仿生态养殖,俗称"半人工养殖"或"封沟放养",回捕率较自然放养有较大幅度提高。该成果被迅速推广到东北各哈士蟆产区,并在实践中得到逐步提高和完善,经济效益、生态效益显著。在此期间,在哈士蟆的全人工养殖(包括哈士蟆饵料的生产)方面也进行了大量的相应研究工作,并取得了一定成果,但距广泛用于生产,还有相当的距离。由于其雌蛙经济价值高,在其性别控制方面也做了研究和探索。

主要参考文献

［1］周荣汉．中药资源学．北京：中国医药科技出版社，1993．

［2］石玉林．资源科学．北京：科学出版社，2004．

［3］中国自然资源学会．学科发展报告．北京：科学技术出版社，2006．

［4］沈长江．资源科学的学科体系．自然资源学报，2001．

［5］陈士林，肖培根．中药资源可持续利用导论．北京：中国医药科技出版社，2006．

［6］黄璐琦，郭兰萍．中药资源生态学研究．上海：上海科学技术出版社，2007．

［7］万德光，王文全．中药资源学专论．北京：人民卫生出版社，2009．

［8］王宝山．逆境植物生物学．北京：高等教育出版社，2010．

［9］李隆云，钟国跃，卫莹芳等．中国中药种质资源的保存与评价研究，中国中药杂志，2002，27
（9）：641．

［10］彭勇，陈士林，肖培根．中药资源与生态现代化，中国中药杂志，2007，32（12）：1125．

［11］段金廒，严辉，宿树兰等．药材适宜采收期综合评价模式的建立与实践．中草药，2010，41
（11）：1755．

［12］李振吉．中医药现代化发展战略研究．北京：人民卫生出版社，2009．

［13］陈士林．中药农业与中药资源可持续发展．世界科学技术——中医药现代化，2007，9（12）：
1～6．

［14］国际植物保护联盟物种存续委员会药用植物专家组．野生药用和芳香植物可持续采集国际标准
（1.0版），2007．

［15］刘成武，黄利民．资源科学概论．北京：科学出版社，2004．

［16］中国药材公司．中国中药区划．北京：科学出版社，1995．

［17］朱连奇，赵秉栋．自然资源开发利用的理论与实践．北京：科学出版社，2004．

［18］易思荣，黄娅，李娟等．我国中药资源保护现状及对策研究．中国民族民间医药，2009，18
（16）：21．

［19］戈惠明，谭仁祥．共生菌——新活性天然产物的重要来源．化学进展，2009，21（1）：30．

［20］张清照．综合开发与利用中药资源的研究—中药制剂生产中废弃物开发利用的研究．山东医药
工业，1990，93）：27．

［21］万兵．药用植物资源利用中的废料再资源化．资源开发与保护，1991，7（4）：273．

［22］艾春波．鞣质的研究近况．国外医学·药学分册1989，（3）：156．

［23］翁新愚．加拿大《天然健康产品管理办法》简要分析．国外医学·中医中药分册，2005，27
（2）：67．

[24] 张中朋，岩泽，信夫等．中药保健品输日特点及日本健康产品市场简介．中国现代中药，2007，9 (10)：44.

[25] 孟庆杰，王光全，江涛等．植物性农药的开发研究与发展．河南农业科学，2003，(12)：33.

[26] 徐汉虹，张志祥．我国植物性农药的产业化现状及问题与建议（上）．新农药，2005，(5)：11.

[27] 刘慎谔．动态地植物学．北京：科学出版社，1986.

[28] 周秀佳．中药资源学．上海：上海科学技术文献出版社，2007.

[29] 陈士林，中药材野生抚育的理论与实践探讨．中国中药杂志，2004，29 (12)：1123~1126.

[30] 郭兰萍，黄璐琦，蒋有绪．"3S" 技术在中药资源可持续利用中的应用，中国中药杂志，2005，30 (18)：1397~1400.

[31] 周应群，陈士林，张本刚等．中药资源调查方法研究．世界科学技术—中医药现代化，2005，7 (6)：130~136.

[32] 陈士林，张本刚，杨智等．全国中药资源普查方案设计．中国中药杂志，2005，30 (16)：1229~1232，1289.

[33] 中华人民共和国环境保护部．《全国植物物种资源调查技术规定（试行）》第五部分：药用植物物种资源调查，2010.

[34] 谢云，符素华，邱扬等．自然资源评价教程．北京：北京师范大学出版社，2009.

[35] 李金昌，姜文来，靳乐山等．生态价值论．重庆：重庆大学出版社，1999.

[36] 张永利，杨锋伟，王兵等．中国森林生态系统服务功能研究．北京：科学出版社，2010.

[37] 刘鸣远，王栋，都晓伟．根类药材植物生物学．北京：中国农业科技出版社，1996.

[38] 刘明智，努尔巴衣·阿不都沙力克，潘晓玲．新疆芦苇资源多用化初探．新疆农业科技，2005，1：41

[39] 国家药典委员会．中国药典（一部）．北京：中国医药科技出版社，2010：106.

[40] 中国科学院西北高原生物所．中国虫草．西安：陕西科学技术出版社，2008.

[41] 陈仕江，钟国跃，马开森．珍稀名贵中药材冬虫夏草资源可持续利用的思考与建议．重庆中草药研究，2006，(2)：8~10.

[42] 农业部草原监理中心保护处编印．冬虫夏草资源与环境研讨会会议材料．青海西宁，2009.9.

[43] 中国科学院中国孢子植物志编写委员会．中国真菌志（第三十二卷虫草属）．北京：科学出版社，2007.

[44] Noriko Kinjo, Mu Zang. Morphological and phylogenetic studies on Cordyceps sinensis distributed in southwestern China, Mycoscience 42：567~574，2001.

[45] Chandra S Negi, Prithvi Raj Koranga and Hira Singh Ghinga, YartsaGumba (Cordyceps sinensis). A call for its sustainable exploitation. International Journalof Sustainable Development & World Ecology 13 (2006) 165~172.

[46] 周铜水，周荣汉，徐国钧．骨碎补类专题研究．福州：福建科技出版社，1997.

[47] 孙金请，何伟涛，刘康．骨碎补总黄酮与骨质疏松症的研究．中国骨质疏松杂志，14 (10)：763~766，2008.

[48] Chang EJ, Lee WJ, Cho SH, et al. Proliferative effects of favan −3−ols and propelargonidins from rhizomes of Drynaria fortunei on MCF −7 and osteoblastic cells. Arch. Pharm. Res. 26：620~630, 2003.

[49] Wang XL, WANG NL, ZHANG Y. et al. Effects of eleven flavonoids from the osteopro−tective fraction of Drynaria fortunei (Kunze) J. SM. on osteoblastic proliferation using an osteoblast−like cell line.

Chem. Pharm. Bull. 56：46～51，2008.

[50] 王峻，潘胜利，顺庆生等. 老年痴呆克星石杉碱甲暨中国石杉科药用植物. 上海科学技术文献出版社，2008.

[51] Ma X Q, Tan CH H, Zhu D Y, et al. Is There a Better Source of Huperzine A than Huperzia serrata? Huperzine A Content of Huperziaceae Species in China. Journal of Agricultural and Food Chemistry, 2005, 53：1393～1398.

[52] 黎万奎，胡之璧，周吉燕等. 蛇足石杉内生真菌及其应用. 中国专利，101195804 B，2011 - 02 - 09.

[53] 蔡少青，李胜华. 常用中药材品种整理和质量研究. 北京：北京医科大学出版社，2001：1～54.

[54] 幺厉，程惠珍，杨智. 中药材规范化种植（养殖）技术指南. 北京：中国农业出版社，2006.05：1232～1241

[55] 梁文皓. 化州橘红志. 广州：广东科技出版社，1993.

[56] 清·赵学敏. 《本草纲目拾遗·卷七》. 北京：中国中医药出版社，2003.

[57] 林励，黄兰珍，欧剑锋等. 化橘红原植物化州柚生长过程中黄酮类成分的变化规律研究. 广州中医药大学学报，2006，26（3）：256～261.

[58] WHO. 青蒿种植和采收质量管理规范.2005.

[59] 钟国跃，周华蓉，凌云等. 黄花蒿优质种质资源的研究. 中草药，1998，29（4）：264.

[60] 王三根，梁颖. 中药青蒿的生态生理及其综合利用. 中国野生植物资源，2003，22（4）：47～50.

[61] 李隆云，钟国跃，吴叶宽等. 青蒿栽培关键技术. 北京：中国三峡出版社，2006.

[62] 赵立新. 杂草对重金属的生物积累特性的研究. 环境保护科学，2004，30（125）：45.

[63] 刘鸣远. 根类药材植物生物学. 北京：中国农业科技出版社.1988.

[64] 胡志厚. 甘草酸类药物的研制及应用. 药学学报，1998，23（7）：553～560.

[65] 赵则海，祖元刚. 乌拉甘草生活史型研究. 北京：科学出版社，2005，3.

[66] 沈观冕，李学禹等. 新疆植物志（第三卷）. 新疆：新疆科学技术出版社，2011.

[67] 鲁长征，山永凯，杨莉华等. 沙棘的研究及其开发应用. 中国食物与营养，2010，（3）：26～28.

[68] 吴香杰. 蒙药沙棘及其药理研究概况. 中国民族医药杂志，1998，4：106.

[69] 贺秀霞，戴灵超，张晓玲等. 不同种质及生长年限关黄柏中生物碱含量变化规律的研究. 中国农学通报，2010，26（13）：114～117.

[70] 于俊林，张昭，张本刚等. 长白山黄柏基本情况调查及保护. 中草药，2006，37（3）：461～463.

[71] 秦彦杰，王洋，阎秀峰. 中国黄柏资源现状及可持续利用对策. 中草药，2006，37（7）：1104～1107.

[72] 张煊，崔征，周海燕等. 高效液相色谱法测定关黄柏不同采收期及黄柏不同部位的小檗碱、巴马汀含量. 沈阳药科大学学报，2003，20（3）：1194～1197.

[73] 张楠. 地道药材关黄柏的资源与质量标准研究. 沈阳药科大学硕士学位论文. 沈阳.2007.

[74] 徐炳声. 中药金银花原植物的研究，药学学报，1979，14（1）：23～33.

[75] 张重义，李萍，齐辉等. 金银花道地与非道地产区地质背景及土壤理化状况分析. 中国中药杂志，2003，28（2）：114～117.

［76］ Yu Chen, Xu Feng, Ming Wang, et al. Triterpene Glycosides from Lonicera II. Isolation and Structural Determination of Glycosides from Flower Buds of Lonicera macranthoides. Chemistry of Natural Compounds, 2009, 45（4）: 514～518.

［77］ Jun Chen, Yue Song, Ping Li. Capillary high－performance liquid chromatography with mass spectrometry for simultaneous determination of major avonoids, iridoid glucosides and saponins in Flos Lonicerae. Journal of Chromatography A 2007, 1157: 217～226.

［78］ Jia Wang, Xing－Zeng Zhao, Qi Qi, et al. Macranthoside B, a hederagenin saponin extracted from Lonicera macranthoides and its anti－tumor activities in vitro and in vivo. Food and Chemical Toxicology, 2009, 47: 1716～1721.

［79］ 罗天诰, 王兴文, 马治安等. 云南引种阳春砂仁的质量与生态环境关系的探讨. 云南医学院学报, 1992, 15（4）: 4～6.

［80］ 丁平, 曾元儿, 何智健等. 不同产地阳春砂挥发油气相色谱指纹图谱研究. 中国药学杂志, 2004, 39（6）: 418～420.

［81］ 丁平, 杜景峰, 魏刚等. 砂仁与长序砂仁挥发油化学成分的研究. 中国药学杂志, 2001, 39（4）: 235～237.

［82］ 丁平, 方琴, 张丹雁. 云南引种阳春砂与阳春砂药理活性对比研究. 中国中药杂志, 2004, 39（5）: 342～346.

［83］ 郭本森, 陈耀武, 汪婉芳. 绿壳砂仁和阳春砂仁开花结实生物学特性的初步研究. 云南植物研究, 1980, 2（4）: 459.

［84］ 王修竹, 陈炎平, 高向东等. 对砂仁理想授粉蜂类昆虫的筛选. 中药材科技, 1983,（2）: 4～5.

［85］ 段春元. 砂仁授粉蜂类昆虫资源调查初报. 云南热作科技, 1985,（2）: 39.

［86］ 朱涛, 朱纯, 江开交等. 砂仁的一种传粉昆虫. 中药材, 1989, 12（1）: 13.

［87］ 李荣英, 彭建明, 高微微. 阳春砂植株新株萌发与叶枯病发生的关系. 中国中药杂志, 2009, 34（12）: 1588～1590.

［88］ 彭建明, 李春阳, 许朝阳等. 基诺山阳春砂仁衰老株群的更新试验再报. 云南热作科技, 1996, 19（1）: 19～21.

［89］ 高雷, 刘宏. 西双版纳热带雨林下砂仁拔除后的生态恢复研究. 植物生态学报, 2003, 27（3）: 366～368

［90］ 何振兴, 胡延松, 卫锡锦. 广西砂仁昆虫传粉的研究, 中国中药杂志, 1992, 17（5）: 273～274.

［91］ 李萍, 徐国钧. 中药贝母类的资源利用研究. 植物资源与环境, 1993, 2（3）: 12～17.

［92］ 魏云洁, 刘兴权, 孔祥义等. 成龄伊贝母不同物候期总生物碱含量及折干率测定. 中国林副特产, 1998,（1）: 12.

［93］ Atta－ur－Rahman, Akhtar M. N., Choudhary M. I., et al. New steroidal alkaloids from *Fritillaria imperialis* and their cholinesterase inhibiting activities, Chem. Pharm. Bull., 2002, 50（2）, 1013～1016.

［94］ Oh H., Kang D. G., Lee S. Y., et al. Angiotensin converting enzyme（ACE）inhibitory Alkaloids from *Fritillaria ussuriensis*. Planta Med, 2003, 69, 564～565.

［95］ 陈士林, 贾敏如, 王瑀等. 川贝母野生抚育之群落生态研究. 中国中药杂志, 2003, 28（5）: 398～402.

［96］ Li H J, Jiang Y, Li P. Chemistry. Bioactivitity and geographical diversity of steroidal alkaloids from the Liliaceae family. Nat. Prod. Rep., 2006, 23: 735～752.

［97］ 刘潮, 饶富民, 王曙等. 暗紫贝母人工繁育中应注意的技术问题, 四川农业科技, 2006, (7): 35.

［98］ 肖培根, 姜艳, 李萍等. 中药贝母的基原植物和药用亲缘学的研究. 植物分类学报, 2007, 45 (4): 473～487.

［99］ 刘辉, 陈士林, 姚辉等. 川贝母的资源学研究进展. 中国中药杂志, 2008, 33 (14): 1645～1648.

［100］ 张保国, 张大禄. 动物药. 北京: 中国医药科技出版社, 2003.

［101］ 蔡红娇, 裘法祖. 胆红素钙结石形成的机制研究. 中华实验外科杂志, 2006, 23 (11): 1319～1321.

［102］ Shi－Kai YAN, Yan－Wen WU, Run－Hui LIU, et al. Comparative Study on Major Bioactive Components in Natural, Artificial and in－Vitro Cultured Calculus Bovis. Chem. Pharm. Bull. 2007, 55 (1) 128～132.

［103］ 蔡红娇. 利用天然牛胆汁在动物牛体外培育药用牛胆结石的方法. CN1164276C, 2004－9－1.

［104］ 谭娟杰, 章有为, 王书永. 中国药用甲虫—芫菁科资源的考察与利用. 昆虫学报, 1995, 38 (3): 324.

［105］《中国药用动物志》协作组. 中国药用动物志（第一册）. 天津: 天津科学技术出版社, 1979: 98～102.

［106］ Carrel J E, McCairel M H, Slagl A J, et al. Cantharidin production in a blister beetle. Experientia, 1993, 49 (2): 171～174.

［107］ 张建辉, 陈建伟, 李祥. 斑蝥及其近缘种属药用资源研究进展. 中国中药杂志, 2009, 34 (5): 5～8.

［108］ 方宇凌, 谭娟杰, 马文珍等. 芫菁科不同种类成虫体内斑蝥素的含量. 昆虫学报, 2001, 44 (2): 192－196.

［109］ 邓明鲁. 中国动物药. 长春: 吉林人民出版社, 1981.

［110］ 费梁, 胡淑琴等. 中国动物志两栖纲（下卷）. 北京: 科学出版社, 2009.

［111］ 李宜平. 哈蟆油生产技术. 北京: 中国农业出版社, 2004.

［112］ 姜大成. 中国林蛙与哈蟆油. 长春: 吉林科学技术出版社, 2006.

［113］ 马常夫, 于春林. 哈什蟆的生态观察和养殖问题的讨论. 动物学杂志, 1960, (1): 18.

［114］ 李宜平. 张晋纲, 刘淼等. 哈蟆油动物基原问题探讨. 中国中药杂志, 2003, 28 (1): 15～16.

［115］ 赵文英, 侯振荣, 孙国忱. 哈蟆油的研究进展. 沈阳药科大学学报, 1996, 13 (1): 68～72.

［116］ 李学兰, 肖培根. 绿药觅踪. 北京: 中国医药科技出版社, 2011.

［117］ 任德权, 周荣汉.《中药材生产质量管理规范（GAP)》实施指南. 北京: 中国农业出版社, 2003.

附

彩　　图

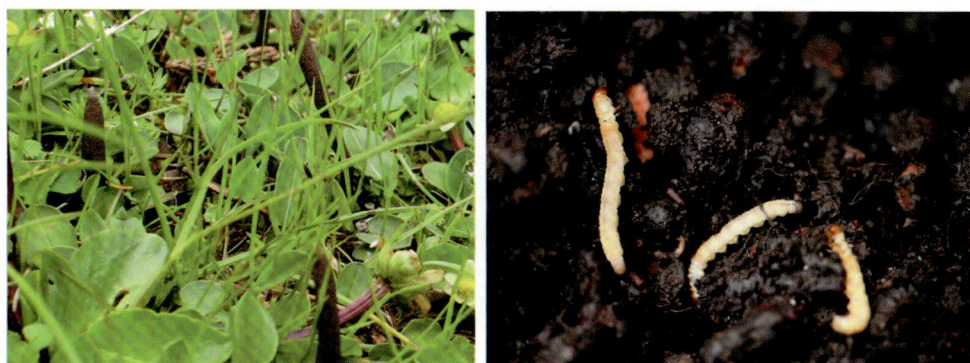

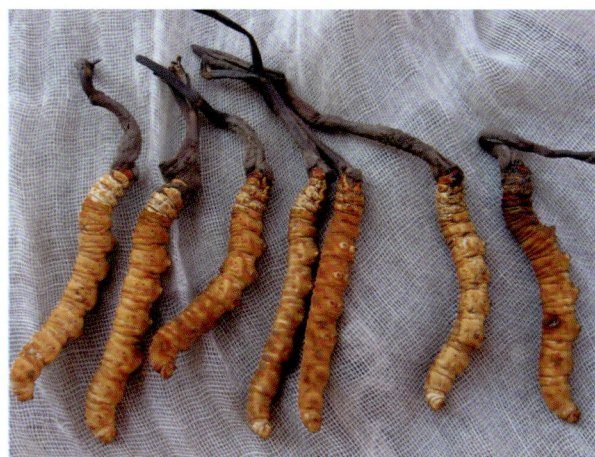

彩图1　冬虫夏草

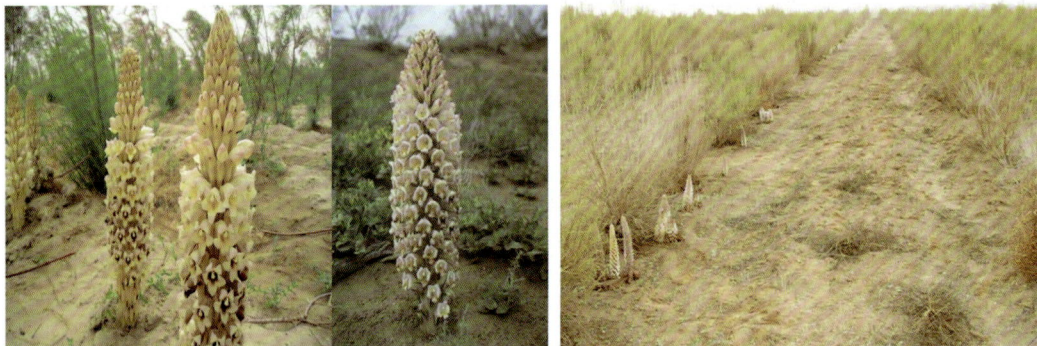

彩图 **2** 肉苁蓉植物栽培生态及景观图

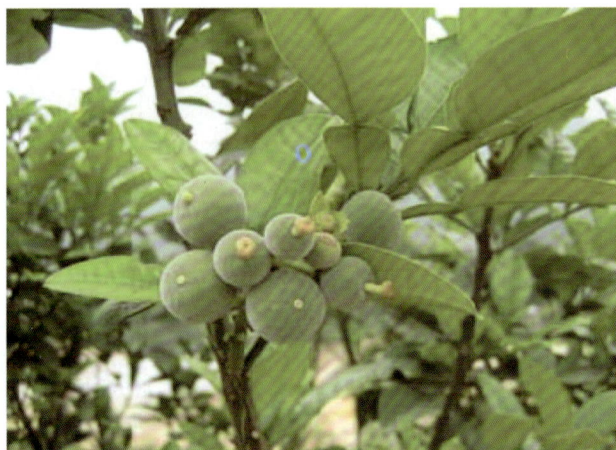

彩图 **3** 化橘红基地种植及植物形态图

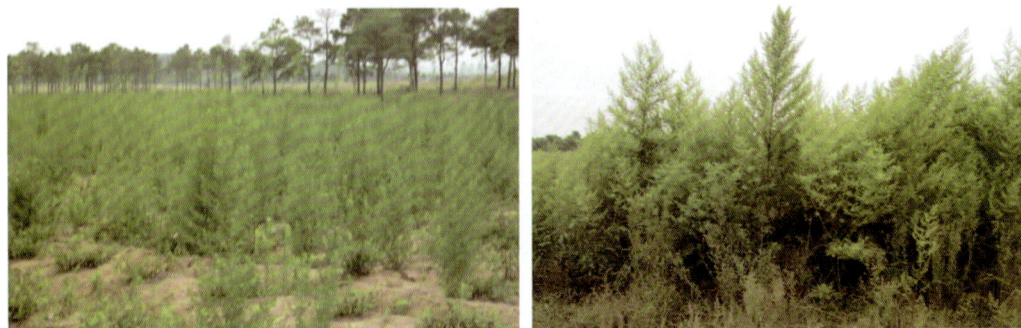

彩图 **4** 青蒿规范化种植基地生境局部图

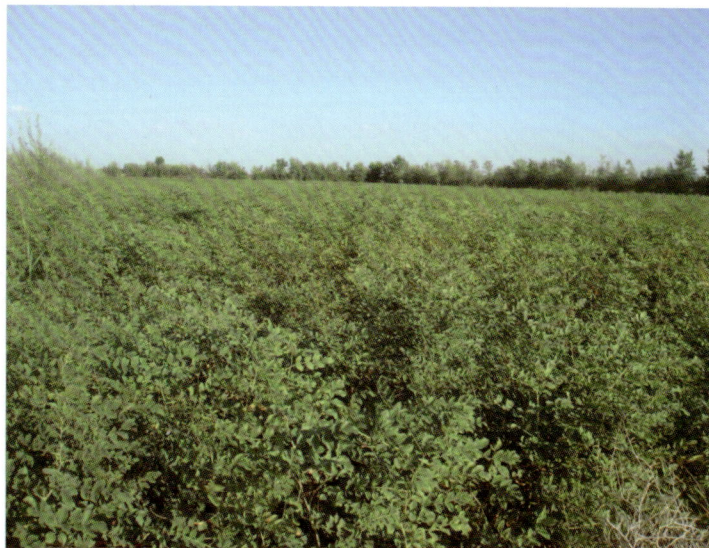

a

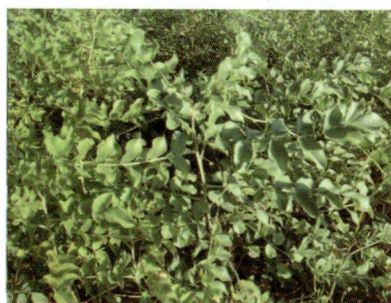

b

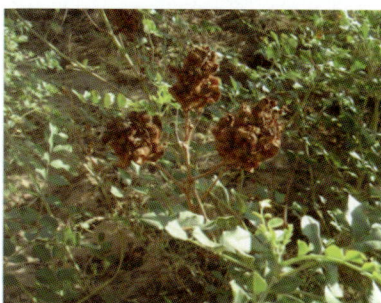

c

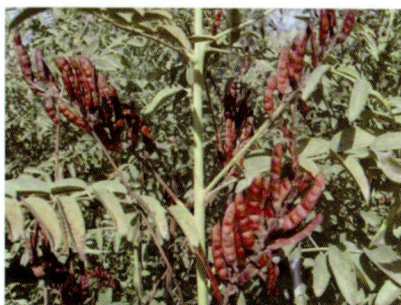

d

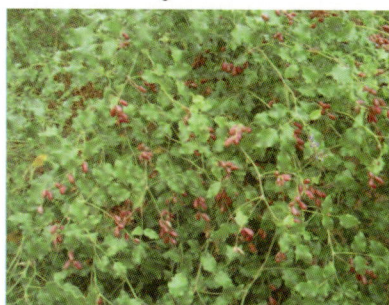

e

彩图 5 甘草规范化种植基地局部生境（a）及植物形态图（b）；

（c）甘草（乌拉尔甘草）*Glycyrrhiza uralensis*；

（d）光果甘草 *G. glabra*；（e）胀果甘草 *G. Inflata*

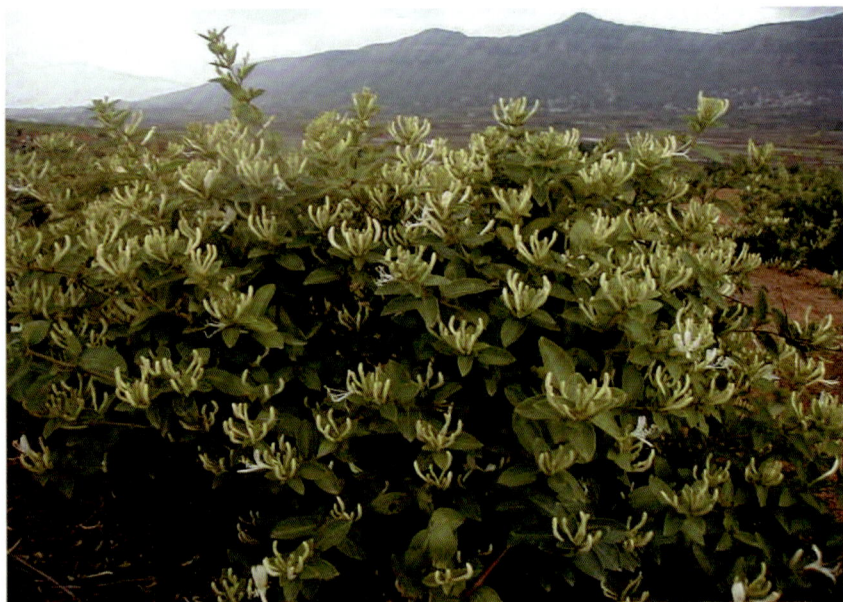

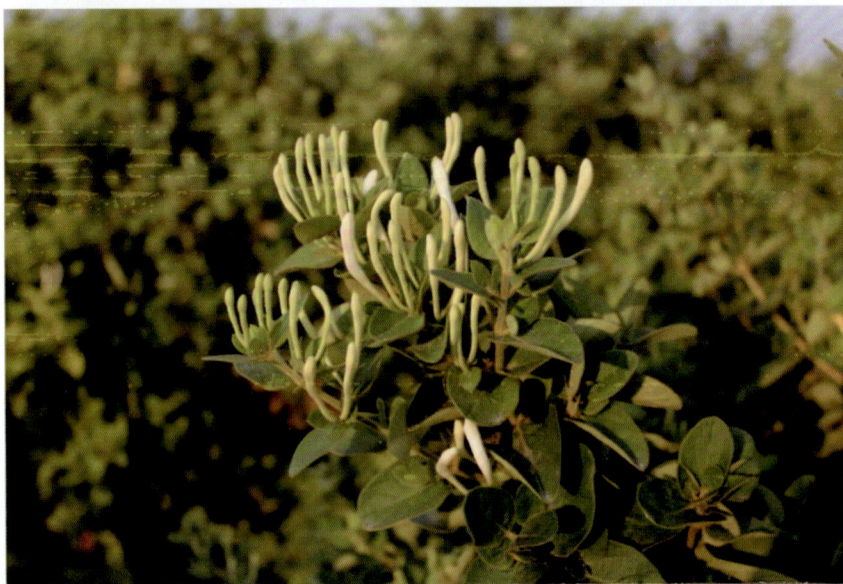

彩图 6　金银花生境及植物形态图